Über dieses Buch

Die Aufregung, die sich vor allem in den emotional aufgeladenen Sensationsberichten der Massenmedien über die »Drogenwelle« in der Bundesrepublik niederschlug, hat sich inzwischen etwas gelegt. Das Drogenproblem selbst ist jedoch keineswegs ausgestanden. Hinzu kommt noch die Beobachtung, daß die Zahl der Alkoholiker und Tablettensüchtigen ständig weiter zunimmt.
Dieses Sachbuch behandelt in alphabetischer Reihenfolge die einzelnen Drogen, ihre Geschichte, physische und psychische Wirkung und die heutige Situation, d. h. wie begehrt die jeweilige Droge z. Z. ist, wie groß die Heilungschancen für Süchtige sind. Anschließend an jedes Stichwort folgt eine umfangreiche Literaturangabe.
Ein zweiter Teil befaßt sich mit den soziologischen und psychologischen Aspekten der Entstehung der Drogensucht und der psychopharmakologischen Seite.

Die Autoren

Wolfgang Schmidbauer, geb. 1941, studierte Psychologie, Anthropologie und Soziologie. Promotion 1968 über »Mythos und Psychologie«, Ausbildung in Psychoanalyse. Veröffentlichungen: *»Psychotherapie – ihr Weg von der Magie zur Wissenschaft«* und *»Seele als Patient«* (1971); *»Jäger und Sammler«* und *»Die sogenannte Aggression«* (1972); *»Verwundbare Kindheit«* und *»Biologie und Ideologie«* (1973).
Jürgen vom Scheidt, geb. 1940, studierte Psychologie sowie Philosophie, Soziologie und Psychopathologie. 1970/71 Mitarbeit beim Aufbau der ersten Münchner Drogenberatungsstelle. Promotion 1975 mit »Der falsche Weg zum Selbst – Studien zur Drogenkarriere«. Veröffentlichungen: *»Drogenabhängigkeit«* (Hrsg., 1972); *»Innenwelt-Verschmutzung«* und *»Freud und das Kokain«* (1973); *»Die Behandlung Drogenabhängiger«* und *»Der unbekannte Freud«* (Hrsg., 1974), *»Rätsel Mensch«* und *»Psychoanalyse – Selbstdarstellung einer Wissenschaft«* (Hrsg., 1975); *»Yoga für Europäer«* (1976), außerdem belletristische Bücher.

Dr. Wolfgang Schmidbauer
Dr. Jürgen vom Scheidt

Handbuch der Rauschdrogen

Fischer
Taschenbuch
Verlag

Fischer Taschenbuch Verlag
1.–17. Tausend: September 1976
18.–22. Tausend: Dezember 1977
23.–27. Tausend: August 1978
28.–35. Tausend: April 1979
36.–42. Tausend: Januar 1980
43.–52. Tausend: Juni 1980
53.–62. Tausend: März 1981
Für den Fischer Taschenbuch Verlag überarbeitete Ausgabe
Umschlagentwurf: Jan Buchholz/Reni Hinsch
Fischer Taschenbuch Verlag GmbH, Frankfurt am Main
Lizenzausgabe mit freundlicher Genehmigung der
Nymphenburger Verlagshandlung GmbH, München

Satz: Otto Gutfreund & Sohn, Darmstadt
Druck und Einband: Clausen & Bosse, Leck
Printed in Germany
780-ISBN 3-596-21710-5

Inhaltsübersicht

Einleitung 11

Erster Teil
Von Alkohol bis Weckamine 15

Zweiter Teil
Aspekte der Rauschdrogen:
I Soziologie 145
II Psychologie 170
III Medizin und Psychopharmakologie 202

Namenregister 223

Sachregister 227

»Die Wachenden haben eine einzige
und gemeinsame Welt, von den
Schlafenden aber wendet sich ein jeder
seiner eigenen zu.«

Heraklit

»Was Freud an der Kokapflanze fesselte*,
war offensichtlich ihr Ruf, sie steigere
ohne schädliche Nachwirkungen
die körperliche und geistige Leistungs-
fähigkeit. Nun steigert jedoch Kokain
die Leistungsfähigkeit nur dann,
wenn sie vorher herabgesetzt worden ist;
ein wirklich normaler Mensch
braucht keinen Stimulus.«

Ernest Jones

* Siehe dazu den Bericht über Sigmund Freud und das Kokain auf S. 67 f.

Vorbemerkung zur völlig überarbeiteten Taschenbuchausgabe

Als dieses Buch vor sechs Jahren erstmals aufgelegt wurde, hatte die »Drogenwelle« in der Bundesrepublik gerade ihren Höhepunkt erreicht. Die Aufregung, die sich vor allem in den emotional aufgeladenen Sensationsberichten der Massenmedien niederschlug, ist inzwischen etwas abgeklungen. Ist die »Drogenwelle« selbst auch entsprechend zurückgegangen?

Die Behörden rechnen derzeit mit etwa 40 000 Abhängigen als »festem Kern« der Drogenszene, darunter 10 000 Fixer; wie groß die »weiche Schale« der Gelegenheitskonsumenten und Fast-Abhängigen ist, läßt sich kaum schätzen. Jedenfalls bleibt Grund genug zu der Annahme, daß das Drogenproblem noch lange nicht ausgestanden ist. Besorgnis muß auch weiterhin, und zusätzlich, die Beobachtung erregen, daß sowohl die Zahl der Alkoholiker wie der Tablettensüchtigen ständig weiter zunimmt, gerade bei den jüngeren Jahrgängen.

Information über Rauschdrogen und die durch sie aufgeworfenen Probleme ist also auch weiterhin nötig. Wir haben uns bemüht, das Buch auf den neuesten Stand zu bringen. Korrekturen und Ergänzungen wurden vor allem bei den Stichworten »Cannabis« und »Kokain« vorgenommen, wo die Forschung noch immer in vollem Gang ist; aber auch an vielen anderen Stellen wurde entsprechend verbessert. Es sei an dieser Stelle den Rezensenten und Fachleuten für ihre wertvollen Hinweise gedankt, die uns aufgrund der ersten fünf Auflagen erreicht haben.

Wer sein Wissen um die hier im Handbuch notgedrungen knapp beantworteten Fragen vertiefen möchte, für den sind zwei Sammelbände mit Aufsätzen führender Wissenschaftler zur Drogenproblematik, nicht zuletzt auch zu Behandlungsmöglichkeiten, gedacht:

J. vom Scheidt, (Hrsg.): »Drogenabhängigkeit« (zehn Aufsätze zur Psychologie und Therapie, sowie ein Fragebogen: »Bin ich drogenabhängig?«), 225 S., München 1972.

ders. (Hrsg.): »Die Behandlung Drogenabhängiger« (zwölf Beiträge, speziell zu therapeutischen Aspekten), 294 S., München 1974.

Einer von uns hat inzwischen mit zwei Studien die Drogenproblematik intensiver weiter erforscht*.

Unter der Fülle der Drogenliteratur, die in der jüngsten Zeit erschienen ist, ragt besonders die »Dokumentarerzählung« der Münchner Psychologin Ursula Dechêne hervor, in der sie anhand von authentischem Material den letzten Lebenstagen eines jungen Morphinisten nachgeht: »Der lange Tod des Fixers P.« (München 1974, Piper Verlag).

Wichtige neue Erkenntnisse zum Drogenproblem und seiner Behandlung hat der Psychoanalytiker Heinz Kohut in seinem Buch »Narzißmus« vorgetragen (Frankfurt a. M. 1973).

* J. vom Scheidt, »Freud und das Kokain: Die Selbstversuche als Anstoß zur ›Traumdeutung‹«, München 1973; ders.: Der falsche Weg zum Selbst – Studien zur Drogenkarriere, München 1976.

Wir möchten diese Zeilen auch nützen, um kurz den neuesten Stand der Cannabis-Forschung zu referieren. Dabei beziehen wir uns auf zwei Arbeiten im amerikanischen Wissenschaftsmagazin »Science« (23. bzw. 30. August 1974). Das Gesamtresultat läßt sich etwa so zusammenfassen: Marihuana (in entsprechend stärkerem Maße natürlich das konzentriertere Haschisch) ist wesentlich gefährlicher als man bislang auch nur geahnt hat. Es kann sicher nicht mehr die Rede davon sein, daß die Cannabis-Droge »harmloser als Alkohol« ist. Das betrifft weniger die gelegentlichen Neugier-Konsumenten als die Dauerkonsumenten, die sie über Jahre hinweg mißbrauchen. Die Studien, die – zum Teil mit freiwilligen Versuchspersonen – an amerikanischen Kliniken vorgenommen wurden, ergaben sechs verschiedene körperliche bzw. seelische Gefahrenmomente:

1. Chromosomen werden geschädigt (Chromosomenbrüche).
2. Der Hormonhaushalt kommt durcheinander (Möglichkeit der Impotenz, vorübergehender Sterilität und Ausbildung von weiblichen Brüsten bei Männern).
3. Der Stoffwechsel der Zellen wird gestört (Beeinträchtigung der DNS-Synthese und der Immunitätsabwehr).
4. Lungen und Atmungswege werden geschädigt (nicht zuletzt, weil der Teergehalt von Cannabis-Zigaretten, den *joints,* um die Hälfte höher ist als bei normalen Zigaretten).
5. Anhaltende (organische) Schäden im Gehirn werden für möglich gehalten.
6. Am problematischsten erscheint, daß die Persönlichkeitsstruktur der Hascher massiv verändert wird, was bis zum psychischen Verfall ehemals geistig gesunder Menschen reicht.

In diesem Zusammenhang sei auch auf die Untersuchungen des Nobelpreisträgers Julius Axelrod und seines Teams verwiesen, wonach der Cannabis-Wirkstoff (THC) noch bis zu acht Tage nach dem Rauchen im Körper des Konsumenten nachweisbar ist (s. auch S. 37). Dies könnte erklären, daß – wie die Haschisch-Freunde behaupten – die Dosierung nicht erhöht werden muß, um eine vergleichbare Rauschwirkung zu erzielen: weil nämlich der Wirkstoff allmählich im Gehirn gespeichert wird. Schon gar nicht kann, den oben zitierten neuen Untersuchungen zufolge, von einer »umgekehrten Toleranz« die Rede sein, also die Behauptung zutreffen, man müsse immer weniger Cannabis rauchen bei gleichen Effekten.

Auf welch schwankendem Boden wir uns bei jeglicher Art von solchen biochemischen Eingriffen in den psycho-physischen Haushalt des Menschen bewegen, zeigen neueste Studien über die Wirkung der bislang als völlig harmlos geltenden Tranquilizer. Englische Ärzte (Model und Berry) warnten Ende 1974 in der Fachzeitschrift »The Lancet« (S. 869), daß Librium bereits bei der üblichen Dosierung (zwei Kapseln à zehn Milligramm täglich) den Steuerungsmechanismus der Atmung im Gehirn stark beeinträchtigt. Noch nicht veröffentlichte Arbeiten derselben Forscher deuten darauf hin, daß auch Valium und Nobrium, die zur gleichen Gruppe von Medikamenten gehören, dieselben Nebeneffekte nach sich ziehen.

Über die schädigenden Wirkungen von Alkohol (auch in den als üblich angesehenen »normalen« Mengen) und Nikotin hier noch Worte zu verlieren, ist müßig. Es sei aber der Hinweis erlaubt, daß die eigentlichen Gefahren all der Substanzen, von denen in diesem Buch die Rede ist, mehr noch als im körperlichen Bereich im Seelenleben, und damit indirekt auch im sozialen Leben, gesehen werden müssen. Allzuleicht gewöhnt man sich an, Frustrationen mit Hilfe solcher Mittel zu überbrücken, anstatt die Persönlichkeit zu stärken. Letzteres erfordert einen gewissen Einsatz des einzelnen. Aber dieser Einsatz macht sich leicht bezahlt, weil dadurch – und nur dadurch – Probleme wirklich gelöst werden können. Alkohol, Haschisch, LSD, Morphium, Nikotin und wie immer die Drogen heißen mögen, derer man sich so gerne in Konfliktsituationen bedient, um innere Spannungen zu dämpfen, um Angst zu unterdrücken – sie alle bringen nur zusätzliche Probleme statt die alten zu lösen. Sie werden zu Fetischen. Und da diese Fetische auf fatale Weise ein Eigenleben entwickeln, wird man sie noch weniger los als etwa ein Schuh-Fetischist seine Fixierung auf das tote Objekt.

Ein Drogenabhängiger ist wie ein Mensch mit einem gesunden Herzen, der sich – weil es gerade mal nicht so recht klappt mit dem Kreislauf – ein künstliches Herz einsetzen läßt. Und der diesen Motor dann nicht mehr los wird.

München, im März 1976 Die Autoren

Einleitung

Noch vor anderthalb Jahrzehnten war das Problem der Rauschdrogen weitgehend eine rein medizinische Frage, die nur einen kleinen Kreis von Spezialisten – Psychiater, Pharmakologen, Psychologen – interessierte. In den vergangenen Jahren hat sich die Lage erheblich geändert.
Der Konsum von bewußtseinsverändernden Substanzen wie Haschisch und LSD ist sprunghaft gestiegen. Aber mehr als das: Die gesellschaftliche und psychische Bedeutung der Drogen schlechthin hat sich geändert. Der Frage ist mit einer rein medizinischen Betrachtungsweise nicht mehr beizukommen. Der typische Drogenkonsument ist heute nicht mehr

- der Kriegsverletzte, der seine unerträglichen Schmerzen mit einem Opiat bekämpft und schließlich süchtig wird,
- der Arzt, der sich den Versuchungen des Morphiums nicht entziehen kann,
- der chinesische Lastenträger, der im Opiumrausch sein Elend betäubt.

Es ist der neugierige Jugendliche, der Künstler, der Anhänger einer Subkultur, welcher sich durch vermeintlich bewußtseins-erweiternde Mittel von den Bindungen an eine Gesellschaft lossagen möchte, die ihm fragwürdig geworden ist.
1969 starben in New York 224 Teenager durch Heroin; 55 von ihnen waren erst 16 Jahre alt oder noch jünger. 1970 starben in dieser Stadt 950 Menschen an dieser Droge – mehr als im Vorjahr in Vietnam gefallen sind.
Gute Gründe sprechen für die Annahme, daß ein schwerwiegender Mangel an Informationen diese Katastrophe verschuldete. Die Jugendlichen wußten aus Erfahrung, daß Marihuana, das sie vor dem Heroin benutzt hatten, vergleichsweise ›harmlos‹ ist. Als die rigorosen Maßnahmen der amerikanischen Regierung die mexikanischen Marihuana-Quellen versiegen ließen, sorgten die Mafia und andere Gangster-Syndikate für Drogennachschub. Allerdings lieferten sie nicht das gewohnte Marihuana, sondern das ungleich gefährlichere Heroin. Nachdem beide Drogen mit unsachlichen und undifferenzierten Behauptungen gleichermaßen verteufelt worden waren, durften die Teenager annehmen, Heroin sei ebenfalls ein ›harmloses‹ Spielzeug. Und damit nahm die Katastrophe ihren Lauf.
Wir wollen damit nicht dem Marihuana oder der anderen Cannabis-Droge Haschisch Harmlosigkeit bescheinigen – der Artikel Cannabis zeigt in differenzierter Weise unsere Bedenken, soweit sie nach dem heutigen Stand der Wissenschaft angebracht sind. Das New Yorker Beispiel soll nur belegen, wie wichtig eine sachliche Information über Drogen ist.
Jeder Erzieher, jeder Polizist, jeder Richter oder Sozialarbeiter befindet sich in einem großen und zudem gefährlichen Irrtum, wenn er glaubt, er könne die Jugendlichen – und sie werden in erster Linie von dem heutigen Drogen-Problem betroffen – mit Einschüchterungen oder irgendwelchen, oft wissenschaftlich völlig unbewiesenen Argumenten vor den Drogen bewahren. Die Vorfälle in New York zeigen deutlich, wohin das führen kann.

Nach den USA, England und den skandinavischen Ländern hat die Rauschdrogenwelle auch Deutschland überrollt. Alle Anzeichen sprechen dafür, daß wir zur Zeit erst mit der Spitze des ›Eisbergs‹ Rauschdroge konfrontiert werden. Wie bedrohlich allerdings heute schon die Situation geworden ist, demonstriert exemplarisch eine Prognose der Frankfurter Drogen-Expertin Lilo Süllwold: Sie rechnet in den kommenden Jahren mit 60 000 Frührentnern durch Rauschdrogen in der Bundesrepublik.
Jeder, der selbst einmal Marihuana oder Haschisch geraucht hat, wird erkannt haben, daß zunächst keine bedrohlichen Folgen auftreten. Die wissenschaftlichen Untersuchungen bestätigen diesen persönlichen Eindruck. Der Jugendliche, der einmal ›gekifft‹ hat, wird deshalb Warnungen vor Marihuana oder Haschisch in den Wind schlagen, wenn sie nicht sehr detailliert und wahrheitsgemäß vorgetragen werden. Auf gefühlsmäßige Argumente reagiert er ohnehin allergisch.
Vor allem wird der Jugendliche dann annehmen, daß die Warnung vor anderen Drogen wie Heroin oder LSD ebenfalls nicht fundiert ist. Und er wird nicht glauben, daß extrem häufiger Drogengenuß zu anderen Folgen führt als gelegentlicher Genuß, wenn man es ihm nicht detailliert beweist.
Angesichts dieser Situation genügt die herkömmliche, medizinisch-informierende Literatur über Rauschdrogen nicht mehr. Es reicht einfach nicht mehr aus, das Gespenst des ausgezehrten Opiatsüchtigen oder des krakeelenden Alkoholikers möglichst dramatisch darzustellen. Medizinische und pharmakologische Informationen sind zwar keineswegs überflüssig geworden: ihnen wird in diesem Handbuch der gebührende Platz eingeräumt. Doch diese beiden Aspekte versagen, wenn man das ganze Drogen-Problem in den Griff bekommen will.
Psychologische, soziologische, pädagogische und literarische Aspekte des Rauschmittelkonsums müssen gleichfalls einbezogen werden, will man zu einer kritischen und gültigen Aussage kommen. Vorschnelle Urteile in positiver wie in negativer Hinsicht sind gefährlich und irreführend. Besonders die Rahmenartikel im zweiten Teil sollen demonstrieren, daß sich auch die für den normalen Bürger so schwer einfühlbaren Wünsche, Phantasien und Verhaltensweisen Drogenabhängiger durchaus verstehen lassen. Erst auf dieser Grundlage ist es möglich, ein abgewogenes Urteil zu fällen.
Wer wie manche Kriminologen geneigt ist, so verschieden wirkende Drogen wie Haschisch und Heroin über denselben Kamm zu scheren, wird der gegenwärtigen Situation ebensowenig gerecht wie die Extremisten der anderen Richtung, welche der Menschheit goldene Zeiten voraussagen, sobald nur jeder gründliche Erfahrungen mit den *trips,* den Reisen in eine andere Welt mit Hilfe der Drogen, gesammelt habe. Während die Vertreter des einen Extrems am liebsten jeden Gammler mit einem Gramm Haschisch in der Hosentasche hinter Schloß und Riegel bringen wollen, übersehen die ›Haschisch-Freunde‹ oft, daß die Wirkung einer Rauschdroge nie konstant ist.
Man kann einem naturgemäß unreifen, wenig gefestigten Jugendlichen nicht deshalb den Drogengenuß erlauben (was genausoviel ist, wie ihn zu empfehlen), weil ein hochintelligenter, in den verschlungenen Windungen seines Innenlebens gut orientierter Schriftsteller (vielleicht!) keine nachteiligen Wirkungen von diesem Genuß verspürt hat.
Aber dieses Handbuch wurde nicht nur für Jugendliche und ihre Erzieher ge-

schrieben. Studenten und ältere Erwachsene, die das Neue, Geheimnisvolle reizt, das die Drogen umgibt, benötigen ebenfalls fundierte Informationen, ehe sie sich entschließen, auf einen *trip* zu gehen. Wer sich ans Steuer eines Rennwagens setzt, tut ja auch gut daran, sich vorher über technische Details, Straßenverkehrsordnung und den eigenen psychisch-physischen Gesundheitszustand zu informieren.

Obwohl einige Rauschdrogen der Menschheit seit Jahrtausenden bekannt sind, geht die Wissenschaft erst heute daran, sie systematisch zu erforschen. Wir haben in diesem Buch versucht, den derzeitigen Stand der Wissenschaft darzustellen – aber so, daß auch der Laie sie verstehen kann. Für den wissenschaftlich stärker interessierten Leser geben wir jeweils unsere Quellen und weiterführende Literatur an.

Darüber hinaus soll dieses Handbuch der Rauschdrogen nicht nur ein Nachschlagewerk sein, sondern auch ein Lesebuch über jene faszinierenden Wechselwirkungen von Bewußtsein und Materie, von Droge, Psyche und Gesellschaft, aus denen ebenso Unheil entspringen kann wie Inspiration.

Wer sich für eine einzelne Droge interessiert, muß im alphabetischen Stichwortteil nachschlagen. Findet er sie dort nicht, hilft ein Blick ins Namen- und Sachregister weiter. Dem Stichwortteil folgen drei umfangreiche Rahmenartikel (RA), in denen die wichtigsten Aspekte des Rauschdrogenproblems erörtert werden:

RA I: Soziologie
RA II: Psychologie
RA III: Medizin und Psychopharmakologie

Zum Fragenkreis ›Drogen und Gesellschaft‹ (RA I) gehört auch eine kulturgeschichtliche Skizze des Rausches. Der psychologische Rahmenartikel konzentriert sich auf die innere Situation eines heute typischen Drogenkonsumenten, nämlich des Jugendlichen. Der dritte Rahmenartikel hingegen erläutert grundlegende Fragen der psycho-physischen Wirkung, der Gewöhnung, Abhängigkeit und Sucht.

Unsere Zusammenarbeit ist harmonisch verlaufen. Beide sind wir über Selbstversuche dazu gekommen, uns wissenschaftlich mit den Problemen des Drogenkonsums und des Rausches zu befassen. Und beide sind wir heute davon überzeugt, daß ein guter (und vielleicht der beste) Weg, das Drogenerlebnis in den Alltag einzubauen, darin besteht, auf weitere Versuche zu verzichten. Auch derart intensive Erlebnisse können durch zu häufige Wiederholung leer und entwertet werden.

Die Drogen öffnen eine Tür, die aus dem Gehäuse der Identität herausführt; wer diese Tür aber zu oft durchschreitet, gelangt nur in ein anderes Gehäuse, das leicht zum Gefängnis werden kann.

Einer von uns (J. v. Sch.) möchte dem Stadtjugendamt München dafür danken, daß er als Mitarbeiter der ›Drogenberatungsstelle‹ eine Fülle praktischer Erfahrungen im Gespräch mit Drogenkonsumenten und mit Kollegen gewinnen konnte, die diesem Handbuch der Rauschdrogen gewiß zugute gekommen sind.

Dr. Jürgen vom Scheidt, Dipl.-Psychologe
Dr. Wolfgang Schmidbauer, Dipl.-Psychologe

Erster Teil

Von Alkohol bis Weckamine

A

Alkohol *(Äthylalkohol, Äthanol)*

Geschichte

Offensichtlich hat der Mensch schon in prähistorischer Zeit entdeckt, daß kohlehydrathaltige Flüssigkeiten durch einen Gärungsprozeß in berauschende Getränke verwandelt werden können – Honigwasser in Met, Getreideabkochungen in Bier, Traubensaft in Wein. Ist ein bestimmter Alkoholgrad erreicht (10 bis 15 Vol.-%), vergiftet der Alkohol jene Hefepilze, denen er seine Existenz verdankt. Weder Naturwein noch Bier noch irgendein anderes durch natürliche Gärung entstandenes Getränk können also einen Alkoholgehalt haben, der dieses Maß übersteigt.
Die ersten geschichtlichen Hinweise auf alkoholische Getränke kommen aus dem Zweistromland. Offensichtlich haben schon die Sumerer vor 4000 Jahren Bier gebraut. Die Ägypter übernahmen dieses Gewerbe von dort. Der Wein wird ebenfalls seit mythischer Zeit kultiviert. Die hebräische (Noe) und die griechische Mythologie (Dionysos) schildern seine Effekte ebenso wie seinen Siegeszug durch alle Länder, in denen die Rebe gedeihen konnte. In der »Odyssee« und der »Ilias« Homers werden Zechgelage geschildert; Wein, mit Mehl und geriebenem Käse vermischt, erhielt der Besucher in den Zeiten der Achäer vor Troja.
Als erste entdeckten die Araber im Mittelalter, daß der berauschende Stoff im Wein destilliert und dadurch konzentriert werden konnte. Sie nannten ihn Alkohol, ›das Feinste von etwas‹. Wein und Brot waren die gebräuchlichsten Nahrungsmittel des Menschen im Mittelmeerraum; im Christentum sind sie zu Sakramenten erhoben worden, wobei man anmerken muß, daß die frühen Christen keineswegs jene Mäßigkeit walten ließen, welche später ihren deutlichsten Ausdruck in der Kommunion unter nur einer Gestalt (der des Brotes) fand. Paulus mußte gegen regelmäßige Weinfeste einschreiten, in denen man sich, wie in den meisten Mysterien, vom Rausch eine Vorwegnahme der Unsterblichkeit erwartete (1. Korr. 11, 21, Eph. 5, 18).
Auch in den Dionysos-Mysterien galt Wein als das Blut des Gottes. Wenn heute der Alkoholrausch durchweg profan geworden ist, sollten uns doch diese wenigen Hinweise erinnern, daß es nicht notwendig so war. Der älteste Ritus des Christentums war die Wiederholung des Abendmahls – ein einfaches Gastmahl, in dem man brüderlich zusammen Wein trank und Brot aß.
Die Alkoholmengen, welche lange Zeit in vielen Ländern üblich waren und es teilweise noch sind, belegen die Beliebtheit und die außerordentlich große ›therapeutische Breite‹ des Alkohols. Es gibt nur wenige Chemikalien und keine andere Rauschdroge, die ein Mensch in einer Konzentration von bis zu fünf Promille in seinem Körper toleriert. Wenn die Berichte auch übertrieben sein mögen, wonach in der Renaissance die königlichen Hofdamen in England pro

Tag einen Liter Branntwein tranken und adlige Klosterfrauen sich sechs bis zehn Liter Bier genehmigten, so hat sich die Ansicht, Alkohol sei unentbehrlicher Bestandteil der täglichen Nahrung, sehr lange gehalten. Bis vor kurzem erhielt noch jeder Gemeine in der englischen Marine täglich 100 bis 125 Gramm starken Rum (traditionsgemäß vor elf Uhr vormittags). Manche Ausfahrer der bayerischen Brauereien sollen jeden Tag mindestens 20 Liter Bier konsumiert haben, ehe der schneller werdende Straßenverkehr solche Trinkleistungen noch lebensgefährlicher machte, als sie es ohnedies schon sind.
Statistiken reden eine für die heutige Zeit verbindliche Sprache. In Frankreich trinkt jeder Erwachsene, Männer wie Frauen, jeden Tag durchschnittlich 64 Gramm reinen Alkohol – das sind rund sechs Gläser Wein. Es folgen Italien (41 g), die Schweiz (34 g), Belgien (24 g), Großbritannien (16 g) und Deutschland* (13 g). In Frankreich wie in Italien trinkt man Wein zu den Mahlzeiten; wenn in Frankreich dennoch erheblich mehr konsumiert wird, so liegt es an den zweieinhalb Millionen *bouilleurs de cru,* den staatlich lizenzierten Schnapsbrennern, die wegen ihrer Bedeutung für die Wahlen auf dem Land bisher Protektion genossen haben. Daran sieht man die Zusammenhänge von Drogen und Gesellschaft (→RA I).

Chemie und Effekt

Die moderne Forschung hat gezeigt, daß der berauschende Alkohol in Wein und Bier nur ein Glied einer großen chemischen Familie ist, in der zwei Kohlenstoffatome (C_2) mit fünf Wasserstoffatomen (H_5) und einer Hydroxylgruppe (OH) verbunden sind. Äthylalkohol, den man heute häufig auch Äthanol nennt, ist *der* Alkohol schlechthin. Seine nächsten chemischen Verwandten, der einfachere Methylalkohol (CH_3OH) und der Prophylalkohol (C_3H_7OH), werden manchmal mit ihm verwechselt. Beide wirken ebenfalls, wenn auch schwächer, berauschend. Doch ist vor allem der Methylalkohol (Methanol), den man auch Holzsprit nennt, viel giftiger. Er führt in hohen Dosen zum Tod, in geringeren zu Blindheit, da er ein viel gefährlicheres Nervengift ist als Äthanol. Schon 30 bis 50 Gramm können tödlich sein.
Bier enthält durchschnittlich zwei bis vier Prozent Alkohol, Exportbier vier bis fünf Prozent, englischer Porter und Doppelbockbier bis zu acht Prozent. Wein enthält in der Regel acht bis zehn, schwere Rotweine wie Burgunder zwölf bis vierzehn Prozent. Süßweinen (Portwein, Sherry) ist reiner Alkohol hinzugefügt (18 bis 20 %). Whisky, Rum, Gin und Kognak enthalten in der Regel 35 bis 45 Prozent Äthanol.
Will der Gerichtsmediziner ermitteln, wieviel reinen Alkohol jemand getrunken hat, so fragt er einfach nach der Zahl der ›Gläser‹. Dieser alte Wirtshausbegriff hat seinen guten Sinn, da die Größe des Glases wohl rein empirisch dem Alkoholgehalt der Getränke angeglichen wurde. Jedes ›Glas‹ enthält dabei rund zehn bis elf Gramm reines Äthanol. Der Kohlensäuregehalt von Bier und vor allem von Champagner beschleunigt den Übertritt von Alkohol ins Blut. In manchen schlechten Branntweinen sind flüchtige Öle (Fuselöle) ent-

* Diese Zahlen sind etwa zehn Jahre alt. Neueste Erhebungen (Frühjahr 1976) haben ergeben, daß fast jeder zweite der über 16jährigen Bundesbürger inzwischen täglich etwa 80 Gramm reinen Alkohols konsumiert!

halten, die unabhängig von der Giftigkeit des Alkohols Leber und Gehirn schädigen.

Physiologie

Alkohol wirkt beim Menschen vorwiegend auf das Nervensystem, und zwar weniger auf niedere, vegetative Funktionen als auf die höheren, das Bewußtsein und die Emotionen steuernde Zentren. Wie stark und wie lange dieser Effekt ist, hängt von der Alkoholkonzentration im Organismus ab, den man anhand der Promille im Blutserum ermittelt. Oberste Grenze sind fünf Promille; bei diesem Blutalkoholspiegel ist das Leben des Berauschten bedroht.
Der Organismus verbrennt jede Stunde einen bestimmten Bruchteil des aufgenommenen Alkohols, worauf die sogenannte Rückrechnung in der Gerichtsmedizin beruht. Beispiel: Ein Autofahrer verschuldet einen Unfall. Um 18 Uhr wird ihm eine Blutprobe entnommen. Sie ergibt 1,25 Promille. Der Fahrer behauptet, er habe um zwölf Uhr zwei Schnäpse getrunken, das wären nach der Gläser-Rechnung 44 Gramm Alkohol, die – wenn man zugrundelegt, daß sie sich in nur 50 Prozent seines Körpergewichts verteilen – höchstens ein Promille Alkohol unmittelbar nach der Einnahme ergeben. Inzwischen sind aber sechs Stunden vergangen. Der Blutalkoholspiegel müßte um 0,1 Promille pro Stunde gefallen sein, insgesamt um 0,6 Promille. Wenn der Fahrer nun statt 0,4 Promille deren 1,25 hat, muß er erheblich mehr getrunken haben, als er vorgibt.
Wenn Alkohol verbrannt wird, entwickelt er wie andere Nahrungsmittel Energie. Ein Glas Schnaps nährt soviel wie ein Ei. Bei chronischen Trinkern oder Süchtigen (Alkoholikern) tritt früher oder später ein Vitaminmangelzustand auf, weil sie einen großen Teil ihrer Nahrung in Form von Alkohol zu sich nehmen, der selbst keine Vitamine enthält, zu dessen Verbrennung aber Vitamine erforderlich sind.

Psychologische Effekte

Bei keiner anderen Rauschdroge ist das Wirkungsbild so gut erforscht wie beim Alkohol, weiß man so gut über die schädlichen Effekte und die Suchtgefahr Bescheid. Jeder ist wohl schon Menschen begegnet, die über eine Leistungssteigerung durch Alkohol berichteten. Man kann solchen Behauptungen, auf welches Gebiet sie sich auch beziehen mögen, bei Alkohol wie bei fast jeder Rauschdroge eine Feststellung entgegensetzen, die sich in wissenschaftlichen Experimenten immer wieder bestätigt hat: Nicht die Leistung steigt, sondern die Selbstkritik nimmt ab, und damit wird die Kritik der eigenen Leistung vermindert.
Alkohol wirkt narkotisch, und wie bei anderen Narkosemitteln – Äther, Chloroform, Lachgas – erlebt der Berauschte ein sogenanntes Erregungs(Exzitations)-Stadium, ehe die betäubende Wirkung einsetzt. Diese Erregung läßt sich allerdings ebenfalls eher negativ – durch das Fortfallen von Hemmungen – definieren als positiv, etwa als tatsächlich gesteigerter Antrieb. Während die grobe Muskelkraft (sie wird am Ergographen gemessen, der Häufigkeit und Stärke der Kontraktion einzelner Muskelgruppen festhalten kann) nach geringen Mengen Alkohol eher ansteigt, da das Müdigkeitsgefühl während des Erregungsstadiums herabgesetzt ist, wird die Leistungsfähigkeit für komplizierte Aufgaben – etwa Perleneinfädeln oder Autofahren – schon durch kleine

Gaben merklich verschlechtert. Sie führen dazu, daß zum Beispiel eine geübte Stenotypistin langsamer schreibt und mehr Fehler macht.
Die psychische Enthemmung, verbunden mit der Herabsetzung der muskulären Koordination, der Reaktionsgeschwindigkeit und der Beherrschung komplexer Leistungen, macht den Alkohol im Straßenverkehr so gefährlich. Nicht nur die Leistungsfähigkeit wird verringert, sondern die Fähigkeit, die eigene Leistung zu bewerten. Ein tüchtiger und routinierter Autofahrer mag selbst mit einer alkoholbedingten Verminderung seiner Reaktionsgeschwindigkeit und Koordinationstüchtigkeit um 25 Prozent noch besser fahren als der frischgebackene Führerscheinbesitzer. Aber weil er nicht merkt, daß er schlechter fährt als sonst, sondern im Gegenteil glaubt, er fahre erheblich besser, wird er zu einer Gefahr für sich selbst und seine Mitmenschen.
Verminderte Selbstkritik ist nur eine der Folgen, die man als typisch für den Alkoholgenuß ansprechen kann. In einem mittleren Wirkungsbereich, den man im allgemeinen mit ›Schwips‹ umschreibt, obschon er (je nach der Persönlichkeit des Trinkers) die verschiedensten Namen und Wirkungsbilder hat, beherrscht die Enthemmung das Bild. Erziehung und Wissen um die Reaktion der Mitmenschen auf bestimmte Worte oder Taten führen bei jedem Menschen dazu, daß er ständig ein bestimmtes Maß an Hemmungen aufrechterhält und zahlreiche Triebimpulse unterdrückt, die ihm in der Regel gar nicht bewußt werden. Schon kleine Alkoholdosen schwächen diese Kontrolle ab. Hemmungen schwinden, das ›Über-Ich‹, wie Sigmund Freud die sozialen Vorschriften nannte, die sich der einzelne zu eigen gemacht hat, verliert teilweise seine Macht. Man ist zufriedener mit sich selbst. »Wer Sorgen hat, hat auch Likör«, sagte Busch dazu.
Die Enthemmung ist nur selten vollständig (Volltrunkenheit, wobei Unzurechnungsfähigkeit angenommen wird). Glücklicherweise führen Alkoholkonzentrationen, die vollständig enthemmen und unkontrolliertes Ausleben aggressiver Impulse erlauben würden, in der Regel zu einer so weitgehenden Betäubung, daß der Betreffende nicht mehr imstande ist, zu tun, woran ihn nichts mehr hindern würde. Eine eingebaute Sicherung im Alkoholrausch also, welche in der Regel gut funktioniert und viel dazu beigetragen hat, daß Äthanol die einzige, in vielen Ländern sozial anerkannte Rauschdroge ist.
Man hat früher geglaubt, daß Alkohol in kleinen Dosen anregend und erst in großen lähmend wirkt (Louis Lewin, dem sich noch Erich Hesse anschließt). Skandinavische Forscher wie Erik Jacobsen betonen hingegen, daß Alkohol auch in kleinen Dosen ausschließlich lähmend wirkt. Man kann die geistigen Funktionen des menschlichen Gehirns mit einem Orchester vergleichen: Wenn man die Streicher ausschaltet, hört man die Bläser deutlicher; dennoch ist das Orchester als Ganzes beeinträchtigt worden.
Auch die, wie man sagt, anregende Wirkung des Alkohols auf Stimmungen und Gefühle erklärt sich durch Enthemmung, verbunden mit sozialer Suggestion. Wie viele Rauschdrogen erhöht auch Alkohol die Suggestibilität. Da er die Selbstkritik vermindert, sieht der Berauschte von ihm erfüllt, was er von ihm erwartete: Erwartet er Munterkeit, so wird er munterer; erwartet er Ruhe, so wird er ruhiger. Bei Alkoholversuchen im Laboratorium fehlen solche Zeichen einer anregenden Wirkung meist völlig; in der Regel – so Jacobsen – sind die Versuchspersonen während des Alkoholeinflusses übler Laune.
Besonders deutlich wird die Labilität der Stimmungen und die große Suggesti-

bilität beim Betrunkenen: Er kann bald heiter lärmen, bald in Tränen zerfließen und sein verpfuschtes Leben bereuen. Der Alkohol erheitert oder bedrückt ihn nicht, sondern er setzt nur die regulierenden Mechanismen außer Kraft, welche normalerweise die Schwankungen des Gefühlslebens ausgleichen. Zuerst fallen diese Hemmungen fort; dann die Fähigkeit zu geistiger und körperlicher Präzisionsarbeit; schließlich wird auch die gröbere Muskelarbeit (wie Gehen und Sprechen) beeinflußt; gleichzeitig trübt sich das Bewußtsein immer mehr. In sehr hohen Gaben bewirkt Alkohol eine vom normalen Schlaf deutlich unterschiedene Narkose, aus der der Berauschte kaum erweckt werden kann (daher seine einstmalige Verwendung vor chirurgischen Eingriffen, ehe man wirksamere Narkotika wie →Äther entdeckte). Noch höher dosiert, ist Alkohol ein tödliches Gift. Da die Dosis pro Kilogramm Körpergewicht bemessen werden muß, kann für ein Kind eine halbe Flasche Kognak tödlich sein. Der Tod erfolgt durch zentralnervöse Störungen: Das Atemzentrum im Gehirn wird gelähmt, Herz und Kreislauf versagen. Andere Organe werden durch Alkohol erheblich schwächer beeinflußt. Das Herz schlägt etwas rascher, der Blutdruck steigt; beide Effekte sind aber zu schwach, als daß man Alkohol wirklich als Therapeutikum gegen niedrigen Blutdruck verordnen könnte. Ausgeprägt ist die Alkoholwirkung auf die Blutgefäße, die erweitert werden (›rote‹ Augen, blühendes Aussehen). Gleichzeitig werden aber die Blutgefäße im Körperinneren kontrahiert, um den Blutdruck konstant zu erhalten. Da das Blut an der Körperoberfläche rascher auskühlt, beschleunigt Alkohol die Wärmeabgabe. Gleichzeitig lähmt er das Wärmezentrum im Gehirn, welches die Körpertemperatur reguliert.
Diesem komplexen Mechanismus sind schon viele Alkoholiker zum Opfer gefallen, die im Freien übernachten wollten und erfroren. Man muß zwischen dem subjektiven Wärmegefühl im Magen, wie es höher konzentrierte Alkoholika hervorrufen (es beruht auf Irritation der Magenschleimhaut), und dem objektiven Wärmeverlust durch die vermehrte Durchblutung der Haut sorgfältig unterscheiden. Die Bernhardinerhunde, welche mit dem Rumfäßchen um den Hals im Schnee Verirrte suchen, können Todesengel sein, wenn der Betreffende zu zechen anfängt, ohne eine schützende Behausung zu erreichen. Ist er einmal dort, kann er ruhig trinken, ja es handelt sich hier um die einzige ›echte Indikation‹ für Alkohol vom medizinischen Standpunkt aus. Weil die Blutgefäße der Haut erweitert werden, kommt die Zirkulation dort rascher in Gang; Erfrierungen werden auf ein Minimum beschränkt.
Wenn bei Infektionskrankheiten – etwa einer beginnenden Erkältung – Alkohol empfohlen wird, so muß man dazu sagen, daß hier allenfalls eine Suggestion wirksam werden kann, nicht aber die Droge. Die Bakterien werden durch die minimalen Alkoholkonzentrationen im Organismus nicht abgetötet; Experimente haben erwiesen, daß die körpereigene Abwehr (Immunisierung) durch Alkohol eher beeinträchtigt als gefördert wird.

Pathologischer (abnormer) Rausch

Wie alle Rauschdrogen kann auch Alkohol, je nach der körperlichen und seelischen Situation des Menschen, der ihn trinkt, ganz unterschiedliche Wirkungen haben. So vertragen lang aufgeschossene, magere Menschen (›Leptosome‹ nach Ernst Kretschmer, ›Ektomorphe‹ nach William Sheldon) in der Regel Alkohol schlechter als dickliche oder vierschrötige ›Pykniker‹ (bzw. ›Meso‹-

und ›Endomorphe‹ nach Sheldon). Alkohol reizt sie und macht sie nervös, während er die Pykniker entspannt. Allerdings läßt sich dieser konstitutionelle Einfluß schlecht vom rein seelischen trennen. Es kann sein, daß ein Mensch auf die alkoholbedingte Enthemmung mit überschießender Triebkontrolle und Angst reagiert, während ein anderer nur ihre angenehmen Seiten auskostet. Die große Unbekannte in allen Drogen-Wirkungs-Gleichungen ist immer das Individuum.

Ein von der gewöhnlichen Alkoholwirkung stark abweichendes, durch besonders schwerwiegende Folgen für den Trinker und seine Umwelt charakteristisches Bild nennt man einen ›pathologischen Rausch‹. Er kann schon nach geringen Dosen bei entsprechend vorbelasteten Menschen auftreten, und zwar sowohl bei chronischen Alkoholikern als auch bei Individuen, die bisher immer nüchtern blieben. Besonders oft findet man ihn bei Hirnverletzten und Epileptikern; aber auch äußerlich völlig normal wirkende Menschen mit unbewußten, starken Spannungen können von ihm betroffen werden.

Die abnormen Symptome treten oft schon nach dem Konsum einer kleinen Menge und ganz plötzlich auf. Der Betroffene weist deshalb nicht die gewöhnlichen, leicht erkennbaren Zeichen des Betrunkenen auf (den schwankenden Gang, die lallende Sprache), doch ist sein Bewußtsein stark getrübt. In diesem Zustand, der oft nicht leicht erkannt werden kann (der Betroffene scheint gefaßt, er spricht normal, ist aber geistesabwesend wie ein Schlafwandler), kann ein bisher unbescholtener Bürger sinnlose Delikte vom Diebstahl und der Sachbeschädigung bis zum Mord begehen; er kann eine Frau, die er zufällig sieht, vergewaltigen oder in sinnloser Wut seine Wohnungseinrichtung zertrümmern.

Wie er begonnen hat, endet der pathologische Rausch plötzlich. Der Betroffene ›erwacht‹, meist ohne Erinnerung an das, was mit ihm geschehen ist. Manchmal schließt sich ein epileptischer Anfall an, wie überhaupt das psychopathologische Bild des abnormen Rausches eng mit dem einer psychomotorischen Epilepsie verwandt ist. Diese Form der Epilepsie äußert sich nicht in Krampfanfällen, sondern in sinnlosen, oft aggressiven Akten, die in einem Zustand verminderter Bewußtseinsklarheit vollbracht werden. José Delgado und seine Mitarbeiter haben solche Anfälle durch in das ›Limbische System‹* implantierte Elektroden experimentell auslösen können.

Das Hirnstrombild (*E*lektro*E*nzephalo*G*ramm = EEG) muß nicht immer die abnormen elektrischen Impulse des Epileptikers aufweisen, da neuere Experimente zeigen konnten, daß man sie oft erst durch Tiefenelektroden (die durch die Schädeldecke in das Stammhirn geführt werden) registrieren kann.

Alkoholismus

Man rechnet damit, daß es zur Zeit auf der ganzen Welt über 20 Millionen behandlungsbedürftige Alkoholiker gibt. In den Vereinigten Staaten sind es allein sechs Millionen, in Westdeutschland anderthalb Millionen. Während selbst täglicher Konsum geringer Alkoholmengen zu keinen nachweisbaren Schäden führt, ist die Alkoholsucht eine echte Krankheit, welche nicht nur das Leben des Betroffenen, sondern auch das seiner Familie zerstört. Die Einsicht, daß

* Das ›Limbische System‹ ist eine für die affektive Steuerung unentbehrliche Struktur des Hirnstamms.

Alkoholismus eine Krankheit ist, erfreut sich leider keiner weiten Verbreitung. Der Trinker glaubt nicht daran, seine Angehörigen glauben nicht daran, und vor allem die vielen ›guten Freunde‹, die den ›trockenen‹ Alkoholiker wieder zu »nur einem einzigen Gläschen« verführen wollen, glauben auch nicht daran. Kaum eine Grenze wird sorgfältiger verschleiert als jene zwischen dem ›sozialen Trinken‹, das als alltäglich und normal gilt, und dem beginnenden Alkoholismus. Im Auftrag der Weltgesundheitsorganisation hat der ungarische Psychiater E. M. Jellinek den Alkoholismus je nach Schweregrad in Stadien unterteilt und auch einen Fragebogen für die Selbstdiagnose zusammengestellt. Jellinek teilt die Trinker in fünf Stadien ein, die er mit griechischen Buchstaben bezeichnet:

Alpha-Trinker schauen bei guter Gelegenheit gern tief ins Glas, weil sie sich leicht berauscht sehr wohl fühlen. Sie können aber mit dem Trinken aufhören, sobald sie wollen (Wirkungs- und Erleichterungstrinken ohne Sucht).

Beta-Trinker trinken häufig, viel und regelmäßig, etwa beim Stammtisch, vor dem Fernsehapparat, bei der Arbeit. Sie sind nicht süchtig, können also aufhören, wann sie wollen; doch wegen des hohen Alkoholverbrauchs bekommen sie organische Alkoholschäden (Leberzirrhose, diffuse Fettleber, Pankreatitis, Herzverfettung und Myokardnekrose). Alpha- und Beta-Alkoholismus können jederzeit in einen süchtigen Gamma- beziehungsweise Delta-Alkoholismus übergehen, wobei beim Beta-Alkoholismus die Gefahr etwas geringer ist. Beim Gamma-Alkoholiker paßt sich der Stoffwechsel an die chronische Alkoholzufuhr an. Trinkt der Alkoholiker nicht mehr, dann leidet er an Entziehungssymptomen und verlangt dranghaft nach Alkohol (körperliche Abhängigkeit). Andererseits verliert er schon durch kleinste Mengen Alkohol völlig die Kontrolle über sein eigenes Trinken (daher die Gefahr der ›guten Freunde‹, die »nur ein Gläschen« vorschlagen). Er muß weitertrinken, bis er am Boden liegt.

Der Delta-Alkoholiker schließlich wird völlig unfähig, Widerstand zu leisten. Um den Abstinenzsymptomen zu widerstehen, muß er ständig einen bestimmten Alkoholspiegel aufrechterhalten. Er denkt nur noch daran, wie er sich genügend Alkohol verschaffen kann.

Der Epsilon-Trinker setzt diese Kette nicht fort, sondern bildet einen Typus sui generis. Es handelt sich um den sogenannten Dipsomanen oder ›Quartalsäufer‹, der in periodischen Abständen – etwa jeden Monat oder jedes Quartal (Vierteljahr) plötzlich rastlos und gespannt wird, weder arbeiten noch schlafen kann. Nicht selten konsumiert er zuerst alkoholfreie Getränke, um einen quälenden Durst zu stillen. Schließlich aber trinkt er massenhaft, oft über mehrere Tage hin, gibt meist große Summen aus und setzt das Zechen fort, bis er entweder betäubt ist oder kein Geld mehr hat. Ist der Anfall überstanden, kann aus ihm wieder ein nüchterner und ruhiger Mensch werden. Während die Intervalle zunächst Monate, ja Jahre dauern können, häufen sie sich vielfach nach und nach: Dipsomanie geht in chronischen Alkoholismus über.

Der Dipsomane benützt Alkohol quasi als Medikament (Psychopharmakon) gegen periodisch auftretende Spannungszustände und Depressionen. Oft bezeichnen sich chronische Trinker, die gelegentlich mehr trinken als sonst und dann wieder für einige Zeit mäßiger sind (aber immer noch trinken), als Dipsomane, weil es besser klingt. Die kürzeren Intervalle und die Fortdauer alkoholbedingter Symptome in den angeblich ›freien‹ Zeiten erweist dem genauen Beobachter die richtige Diagnose. »Warum trinkst du?« fragt der kleine Prinz

Sind Sie Alkoholiker?

Nach einem Bericht der WHO von Prof. E. M. Jellinek

Vorstadium

1. Leiden Sie an Gedächtnislücken nach starkem Trinken?
2. Trinken Sie heimlich?
3. Denken Sie häufig an Alkohol?
4. Trinken Sie die ersten Gläser hastig?
5. Haben Sie wegen Ihres Trinkens Schuldgefühle?
6. Vermeiden Sie in Gesprächen Anspielungen auf Alkohol?

Kritische Phase

7. Haben Sie nach den ersten Gläsern ein unwiderstehliches Verlangen, weiterzutrinken?
8. Gebrauchen Sie Ausreden, warum Sie trinken?
9. Zeigen Sie ein besonders aggressives Benehmen gegen die Umwelt?
10. Neigen Sie zu innerer Zerknirschung und dauerndem Schuldgefühl wegen des Trinkens?
11. Versuchten Sie periodenweise, völlig abstinent zu leben?
12. Haben Sie ein Trinksystem versucht (z. B. nicht vor bestimmten Zeiten zu trinken)?
13. Haben Sie häufiger den Arbeitsplatz gewechselt?
14. Richten Sie Ihre Arbeit und Ihren Lebensstil auf den Alkohol ein?
15. Haben Sie einen Interesse-Verlust an anderen Dingen als an Alkohol bemerkt?
16. Zeigen Sie auffallendes Selbstmitleid?
17. Haben sich Änderungen im Familienleben ergeben?
18. Neigen Sie dazu, sich einen Vorrat an Alkohol zu sichern?
19. Vernachlässigen Sie Ihre Ernährung?
20. Wurden Sie wegen des Alkohol-Mißbrauchs aufgenommen?
21. Trinken Sie regelmäßig am Morgen?

Chronische Phase

22. Haben Sie mitunter tagelang hintereinander getrunken?
23. Beobachten Sie einen moralischen Abbau an sich selbst?
24. Wurde Ihr Denkvermögen beeinträchtigt?
25. Trinken Sie mit Personen, die weit unter Ihrem Niveau stehen?
26. Trinken Sie gelegentlich technische Alkoholprodukte (Haarwasser oder Brennspiritus)?
27. Wurde die Verträglichkeit für Alkohol geringer?
28. Beobachten Sie morgendliches Zittern?
29. Wurde das Trinken zum Zwang?
30. Hatten Sie bereits ein Alkoholdelir?

Bestimmen Sie selbst, in welcher Phase des Alkoholismus Sie sich befinden!

in Saint-Exupérys gleichnamigem Buch den Alkoholiker. »Weil ich mich schäme!« – »Und warum schämst du dich?« – »Weil ich trinke!«
Hier ist der Teufelskreis klar formuliert, in den der Alkoholiker immer unauflöslicher verstrickt wird. Der Alkohol spendet Trost, statt die Probleme zu lösen; als Tröster unentbehrlich, wird er bald zum größten Problem des Trinkers. Dieser wird erst behandlungsbereit, wenn er seinen persönlichen Tiefpunkt erreicht hat – zerrüttete Familie, Verlust der Arbeit, Konflikt mit dem Gesetz. Die Begegnung des Trinkers mit seinen Mitmenschen ist selten von viel Ehrlichkeit getragen. Der Kranke verspricht viel, verkleinert sein Problem – er trinkt ja kaum etwas, die paar Gläser sind nicht der Rede wert, außerdem hat er schon aufgehört, er wird nie wieder trinken. Halten kann er diese Versprechen nicht. Selbst für den Arzt liegt die Versuchung nahe, in ihm einen demoralisierten Charakterschwächling zu sehen.
Damit verkennt er aber nicht nur das Wesen der Sucht, sondern verbaut sich auch den Weg zu einer Therapie. Vertrauen ist unerläßlich; Moralisieren ist schädlich (der Kranke trinkt »erst recht«). Man kann auch nicht den Alkohol wegnehmen, ohne die emotionale und soziale Situation des Trinkers entscheidend zu verändern, denn sonst tritt mit fast absoluter Sicherheit ein Rückfall ein.
Verbindliche Aussagen über die seelische Struktur des zum Alkoholismus disponierten Menschen fehlen. Emotionale Unreife, eine Neigung, die Lösung schwieriger Probleme eher passiv abzuwarten als aktiv anzustreben, und ähnliche Züge findet man praktisch bei allen Süchtigen. Oft handelt es sich um selbstunsichere, neurotisch gespannte Menschen, die anfänglich durch Alkohol eine angenehme Entspannung und erhöhte Leistungsfähigkeit (durch den Wegfall von Hemmungen) spüren. Später wird das Trinken dann zu einem Schlüssel, der alle Probleme lösen soll. Die erlernte Verbindung zwischen Spannungszustand und spannungslösendem Alkoholkonsum wird auf alle Lebenssituationen verallgemeinert.

Alkoholpsychosen

Neben sehr vielfältigen körperlichen Schäden (Nervensystem: Polyneuritis, Pachymeningitis, Hirn- und Kleinhirnatrophie, Krämpfe / Magen-Darm-Trakt: Gastritis, Durchfälle, Magengeschwüre, Oberbauchbeschwerden / Leber: Zirrhose, Fettleber / Herz: Myokardverfettung / Bauchspeicheldrüse: Pankreatitis) führt der Alkoholismus zu einer Reihe krankhafter seelischer Veränderungen, in denen die neurotische Problematik des Kranken und die alkoholbedingte Schädigung des Gehirns zusammenwirken:
1. Delirium tremens: Während man im Volksmund gern über dieses Leiden scherzt, in dem die vielbelachten ›weißen Mäuse‹ erscheinen, handelt es sich tatsächlich um ein recht gefährliches Syndrom. Es tritt nach jahrelangem Genuß meist hochprozentiger Alkoholika auf, wahrscheinlich auch deshalb, weil dann Alkohol einen großen Teil der täglichen Nahrung stellt und der Vitaminstoffwechsel aus dem Gleichgewicht gerät. Unmittelbarer Anlaß ist dann entweder exzessives Trinken oder körperlicher Streß (etwa eine Grippeinfektion).
Der Kranke weiß nicht mehr, wo er ist, er wird von Stimmen verfolgt, die ihn ängstigen, verkennt seine Umwelt und hat Halluzinationen. In der Regel sind es eingebildete kleine Tiere, Spinnen, Flöhe, Mäuse oder Eidechsen, die sich unaufhörlich bewegen, ihm über den Weg laufen und ihn erschrecken. Un-

behandelt dauert ein Delirium tremens rund fünf Tage. Früher war es oft tödlich; dank eines neuen, zentral dämpfenden Medikaments (Chlorethiazol = Distraneurin, Hemineurin) ist die Sterblichkeit sehr stark gesunken.
2. *Korsakowsche Krankheit:* Der russische Psychiater Korsakow hat eine Form der chronischen Geisteskrankheit beschrieben, die sich nach jahrelangem Alkoholmißbrauch entwickeln kann. Der Korsakow-Kranke ist verwirrt und desorientiert, weil seine Merkfähigkeit, vor allem das Frischgedächtnis, stark geschwächt ist. Der Patient vergißt alles, was er täglich erlebt, was er gehört hat und was er sah. Deshalb weiß er nicht, wo er ist und was er gestern getan hat; da er diesen Mangel (der ihn ängstigt) nicht eingestehen will, erfindet er alle möglichen und unmöglichen Geschichten, er ›konfabuliert‹, wobei er von Hinweisen seiner Umgebung – etwa einer zufällig hingeworfenen Bemerkung – ausgeht und sie weiterspinnt. Im Gegensatz zum Delirium ist die Korsakowsche Krankheit recht langwierig zu behandeln. Nach völliger Abstinenz sind aber vielfach entscheidende Besserungen beobachtet worden.
3. *Alkoholwahn:* Eine weitere mögliche Folge chronischen Alkoholkonsums, wohl verbunden mit einer entsprechenden (ererbten oder lebensgeschichtlich bedingten) Veranlagung ist die Alkoholparanoia, die meist als Eifersuchtswahn auftritt. Anlaß geben vielfach sexuelle Schwierigkeiten, die entweder in der Impotenz, zu der chronischer Alkoholismus führen kann, wurzeln oder in einer Weigerung der Frau, sich dem betrunkenen Mann hinzugeben. Der Alkoholparanoiker sieht darin einen Beweis, daß die Frau Verbindungen zu anderen Männern hat, und sammelt weitere, sein krankhaftes Mißtrauen erregende ›Zeugnisse‹ – ein zerknülltes Sofakissen, sonderbare Blicke, Unähnlichkeit seiner Kinder. Der Alkoholparanoiker kann zornig und erregt werden, wüste Drohungen ausstoßen (manchmal kommte es sogar zum Mord aus wahnhafter Eifersucht), er kann seine Frau heimlich belauern und ihr Fallen stellen. Durch Abstinenz verschwinden die paranoischen Symptome in der Regel; bei erneutem Konsum flackern sie wieder auf.
4. *Alkoholhalluzinose:* Eine letzte Form der Alkoholpsychosen schließlich manifestiert sich in ausschließlich akustischen Halluzinationen, die den Kranken erheblich länger verfolgen als die ähnlichen Symptome des Delirium tremens. Die Halluzinose (durch Wahnvorstellungen gekennzeichnete Geisteskrankheit) kann plötzlich auftreten, oft nach längerer Schlaflosigkeit. Was der Alkoholiker zu hören glaubt, ist selten erfreulich: Man beschimpft ihn grob, nennt ihn einen Säufer, ein Schwein, das von der Polizei festgenommen, geprügelt oder erschlagen gehört. Man kann solche Stimmen psychodynamisch als Äußerungen des ›Über-Ich‹, gewissermaßen als ein in die Außenwelt verlegtes (weil innerlich unerträgliches →RA II) ›schlechtes Gewissen‹ verstehen.

Alkohol und Gesellschaft

»Jedermann setzt zuerst den guten Wein auf, und erst wenn die Gäste trunken sind, den geringeren. Du hast den guten bis jetzt aufbewahrt!« Dieser Kommentar des Speisemeisters zur wunderbaren Verwandlung des Wassers in Wein bei der Hochzeit zu Kana zeigt, daß es schon in biblischer Zeit bei bestimmten Gelegenheiten zur guten Sitte gehörte, gegen Ende eines Festes betrunken zu sein. Die Tatsache, daß Alkohol eine derart ›soziale‹ Rauschdroge ist, erschwert die Therapie des Alkoholikers (der nicht als Kranker erkannt, sondern als Saufkumpan gefeiert wird) ebenso, wie sie bisher jeden Versuch

vereitelt hat, die Rauschdroge Alkohol wie andere Suchtgifte gesetzlich zu kontrollieren.
Immerhin hat man schon früh die verheerenden sozialen Folgen des Alkoholismus erkannt und ihn – freilich oft mit ungeeigneten Mitteln – zu bekämpfen gesucht. Die Geschichte der Prohibition in den Vereinigten Staaten ist geradezu ein Lehrbeispiel. Die erste Temperenz-Vereinigung der USA wurde 1809 in Saratoga gegründet, mußte aber bald wieder schließen. Erfolg hatte erst die 1826 in Boston begründete ›American Temperence Society‹, die das Schlagwort prägte: »Mäßige Trinkerei ist der kürzeste Weg zur Trunksucht.« In wenigen Jahren zählte diese Gesellschaft eine Million Mitglieder.
Die Abstinenzbewegung dehnte sich auf viele Länder aus. In Irland hatte sie großartige Erfolge: In vier Jahren (1839 bis 1844) ging der Whisky-Verbrauch von 56 auf 25 Millionen Liter, die Zahl der Morde von 247 auf 105, die der Raubmorde von 725 auf 257 zurück. Ähnlich günstige Wirkungen auf die Häufigkeit alkohol-mitbedingter Delikte und Krankheiten hatten die drastischen Preiserhöhungen, welche man in vielen europäischen Ländern durch eine Alkoholsteuer erreichte. Dadurch ging in vielen Ländern der Alkoholkonsum stark zurück – in Schweden auf die Hälfte, in Dänemark sogar auf ein Viertel. Gleichzeitig verminderte sich auch die Zahl der chronischen Alkoholiker und der Patienten mit Delirium tremens sehr stark (in Dänemark von rund 40 pro 100 000 Einwohner im Jahr 1910 auf zwei im Jahre 1935). Man kann drei behördliche Maßnahmen gegen den Alkoholismus unterscheiden: das Totalverbot, die Monopolisierung und Rationierung sowie hohe Steuern. Die einschneidendste Maßnahme, das vollständige Verbot des Alkohols, hat sich dabei als am wenigsten wirksam erwiesen. Das erste europäische Land, das ein Totalverbot beschloß, war Finnland. Schon 1907 faßte der Landtag einen entsprechenden Beschluß, den aber der Zar – damals Großherzog der Finnen – nicht unterschrieb. Er wurde erst 1919 zum Gesetz, und das Gesetz wurde 1931 nach einem völligen Mißerfolg wieder aufgehoben. Den Alkoholismus hatte es nicht verringert, vielmehr verdoppelte sich bis 1930 der vor dem Verbot mit einem Liter pro Kopf und Jahr sehr geringe Alkoholverbrauch, da ungeheuere Mengen über Estland und per Schiff eingeschmuggelt wurden. In Helsingfors, dem heutigen Helsinki, wurden jährlich 25 000 Menschen wegen Trunkenheit arretiert – ein Drittel der erwachsenen Männer. 40 Prozent aller Unfälle ließen auf eine Mitbeteiligung von Alkohol als Ursache schließen; 25 Prozent davon waren Messerstechereien. Die Alkoholiker stellten vor dem Verbot acht, bei seiner Aufhebung 28 Prozent der Insassen in den Nervenkrankenhäusern.
In den USA waren die Folgen der Prohibition ähnlich. Als die Temperenzler 1917 das Verbot durchsetzten, organisierte sich sehr rasch der Schmuggel; in der Folge entstanden die großen, bis heute mächtigen Gangs. Die Zahl der Todesfälle infolge Alkoholismus nahm zu, auch deshalb, weil sehr schlechte Gemische, oft mit hohem Gehalt an Methylalkohol, fabriziert und verkauft wurden. Als das Verbot (1933) aufgehoben wurde, sank etwa in New York die Zahl der Alkohol-Toten von 794 (1931) auf 509 (1935). Offensichtlich hat ein Totalverbot nur dann Sinn, wenn wirklich die überwiegende Mehrheit der Bevölkerung bereit ist, sich daran zu halten. Jedenfalls haben sich Rationierung und vor allem hohe Steuern als sehr viel wirksamere Mittel erwiesen.
In der Bundesrepublik macht man sich große Sorgen um den rapide ansteigenden Anteil der jugendlichen Alkoholiker. Man schätzt bei der Hauptstelle

gegen die Suchtgefahren in Hamm, daß 1975 etwa eineinhalb Millionen Bundesbürger als behandlungsbedürftige Alkoholiker zu bezeichnen waren, darunter rund 150 000 Jugendliche. Zum Vergleich: 1960 rechnete man mit einer halben Million Trinker, davon 25 000 Jugendliche.
Wurden in Hamburg, um nur ein Beispiel zu nennen, 1970 nur 70 Jugendliche in angetrunkenem oder volltrunkenem Zustand von der Polizei aufgegriffen und in Ausnüchterungszellen oder nach Hause gebracht, so zählte man 1974, also nur vier Jahre später, bereits knapp 1000 derartige Fälle!
Das enorme Anwachsen des Alkoholkonsums schlägt sich auch in den Folgekrankheiten nieder. So teilte die Barmer Ersatzkasse im Februar 1976 mit, daß in absehbarer Zeit jeder zweite Bundesbürger über 16 Jahre Gefahr läuft, sich infolge übermäßigen Alkoholgenusses eine Trinkerleber zuzuziehen. Man hat ausgerechnet, daß fast 50 Prozent der über 16jährigen Bundesbürger täglich mehr als 80 Gramm reinen Alkohols konsumieren, eine Menge, die nach Ansicht von Fachleuten allmählich einen Leberschaden hervorrufen muß. (Als kritischer Grenzwert gelten 50 Gramm pro Tag.)
In derselben Studie des Freiburger Wissenschaftlers Volker Faust wird festgestellt, daß der heutige Jugendliche seinen ersten Alkoholrausch etwa vier bis sechs Jahre früher erlebt als sein Großvater. W. S.

Literatur

Idris, E., »Alkoholismus ist eine Krankheit«, in: *Selecta* 11, 1969, S. 2159
Jacobsen, E., »Physiologie und Pharmakologie des Alkohols«, in: Møller, K. (Hrsg.), *Rauschgifte und Genußmittel,* Basel 1951, S. 160–199
Kuschinsky, G., und H. Lüllmann, *Pharmakologie,* Stuttgart 1966
Laubenthal, F. (Hrsg.), *Sucht und Mißbrauch,* Stuttgart 1964
Smith, J. Chr., »Alkoholismus«, in: Møller K., a.a.O., S. 200–230 (s. Jacobsen)

Alraun → Mandragora

Amphetamine → Weckamine

Aphrodisiaka (Liebesdrogen) → Alkohol, → Cannabis, → LSD, →Opiate, → Rote Bohnen

Arsenik

Das Metall Arsen (chemische Bezeichnung As) verbindet sich mit Sauerstoff (O) zu Arsenigsäure-Anhydrid (As_2O_3), das man auch Arsentrioxyd, weißes Arsen, Weißglas oder Hüttenrauch (nach seiner Gewinnung aus dem ›Rauch‹ von Arsenerzen in den sogenannten Gifthütten) nannte. In der Regel meint man dieses Anhydrid der Arsenigsäure, wenn man von Arsenik spricht. Es ist ein berüchtigtes Gift, das zum Beispiel von den Borgia-Päpsten verwendet wurde, um reiche Kardinäle zu töten und anschließend zu beerben.
In sehr geringer Dosis von etwa 0,002 Gramm genommen, erregt Arsenik ein Wärmegeühl in der Magengegend (indem es, ähnlich wie Alkohol, die Schleimhaut reizt), steigert den Appetit und das Wohlbefinden. Diese Effekte haben in manchen Gegenden – in Österreich vor allem in der Steiermark und in Tirol, in den USA in den Südstaaten, wo man die Arsenikesser *dippers* nannte – zu

regelmäßigem Arsenikgenuß geführt. Arsenik ist wohl das einzige Rauschgift der anorganischen Chemie. Durch bisher noch nicht völlig geklärte physiologische Vorgänge (geringere Aufnahme des Giftes im Darm?) erwirbt der Arsenikophage die sogenannte Arsenikfestigkeit. Er verträgt Dosen, die für nicht an das Gift gewöhnte Menschen tödlich sind, ohne weitere Reaktion, ja gedeiht besonders gut dabei, sieht blühend aus und nimmt an Gewicht zu (was die Roßtäuscher darauf brachte, magere und müde Pferde mit kleinen Arsenikdosen zu rascher Gewichtszunahme anzuregen). Die Giftfestigkeit des Arsenikessers schützt ihn gleichzeitig vor Giftmord, was dem Konsum dieser Droge vor allem in der Antike zu einiger Beliebtheit verholfen haben mag (Mithridates, König von Pontos, soll sich auf diese Weise geschützt haben).
Plötzlicher Entzug des Arseniks führt bei dem Süchtigen zu nicht unbedenklichen Abstinenzsymptomen, nämlich Müdigkeit, Unfähigkeit, sich zu konzentrieren, und Abgespanntheit.
Es sind Arsenikesser beschrieben worden, die täglich 0,3 Gramm des Giftes aßen, eine Menge, die sonst tödlich wirkt. Arsenik schädigt in toxischer Dosis vor allem die feinen Blutgefäße (Kapillaren). An nicht durchbluteten Körperteilen werden auch hohe Dosen gut vertragen, wie auf der Hornhaut des Auges. Die Arsenikvergiftung beruht ebenfalls auf der kapillarlähmenden Wirkung des Giftes. Der Vergiftete leidet an schweren Leibschmerzen und erbricht; durch reiswasserähnlichen Stuhlgang verliert sein Körper rasch lebensnotwendige Mineralstoffe. Bleiben die Symptome unbehandelt, kommt es im Anschluß an die Durchfälle zu Bluteindickung und Kreislaufkollaps. Nur in sehr hohen Dosen wirkt Arsenik direkt auf das Gehirn (Schwächegefühl, Bewußtlosigkeit, Koma und Tod). Bei der chronischen Vergiftung findet man eine verdickte Hornschicht der Haut; außerdem verschwinden Falten, das Kopfhaar wird fülliger und glänzender. Werden toxische Dosen erreicht, entzünden sich die Mund- und Augenschleimhäute; chronische Durchfälle, Magenbeschwerden und Nervenentzündungen treten auf.
Arsenik als Suchtgift wird heute nirgends mehr verwendet. In Österreich soll sich die Sitte bis zum Zweiten Weltkrieg gehalten haben. W. S.

Literatur

Buchanan, W. D., *The toxicity of arsenic compounds,* Amsterdam 1962
Hesse, H., *Rausch-, Schlaf- und Genußgifte,* Stuttgart 1966

Asthmazigaretten → Nachtschatten-Drogen

Äther

Geschichte

Wahrscheinlich haben die Alchimisten zum erstenmal Äther hergestellt. Ende des 14. Jahrhunderts gewann ihn der Mönch Basilius Valentinus, indem er Alkohol und Schwefelsäure destillierte; er nannte die Verbindung ›gelindertes Vitriolöl‹. Wie man Äther produziert, wurde 1734 von Grosse und Duhamel veröffentlicht; die Formel ermittelte Gay-Lussac. Während Äther heute nur noch selten als Rauschgift verwendet wird und auch seine medizinische Bedeutung als Narkosemittel zurückgeht, ist er bereits lange vor der Entdeckung seiner narkotischen Wirkung als Droge verwendet worden. Um 1830 wurden

›Ätherparties‹ in Boston und Philadelphia veranstaltet. Als unter dem Einfluß der ersten Temperenzler der Kampf gegen →Alkohol einsetzte, gingen manche Befürworter der Mäßigkeit – darunter auch Pastoren – so weit, Äther als Alkoholersatz zu empfehlen. In Irland begannen nach der Prohibitionskampagne von 1840 die Wirte Äther auszuschenken. Manche Iren sollen bis zu 40 Gläser mit je acht bis 15 Gramm Äther am Tag konsumiert haben; in Draperstown und Cookstone konnte man vor Ätherdämpfen in den Kneipen kaum atmen. Nach den Markttagen scheuten sich die Bauern, ihre Pfeifen im Abteil anzuzünden, weil sie Angst hatten, eine Explosion auszulösen. Ende des 19. Jahrhunderts griff das Äthertrinken auf Norwegen und Deutschland über. Louis Lewin berichtet, daß 1897 in der Stadt Memel 8580 Liter Äther verkauft worden seien; berauschte Bauern peitschten ihre Pferde heimwärts, während ihren Wagen ein starker Äthergeruch nachwehte.
Sobald Äther in den Apotheken nicht mehr ohne Kontrolle abgegeben wurde, wichen manche Konsumenten auf Hoffmannstropfen aus. Es handelt sich um eine von dem Arzt Friedrich Hoffmann (1660 bis 1742) zuerst empfohlene Mischung von drei Teilen Äther und einem Teil Alkohol (15 Tropfen auf Zucker), die Ohnmächtige wiederbeleben sollte. Jean-Luc Bellanger zitiert den Fall einer süchtigen Frau, die in wenigen Jahren 30 000 Goldmark für Hoffmannstropfen ausgab.

Chemie und Wirkung

Äthyläther ($C_2H_5 \cdot O \cdot C_2H_5$) ist eine klare, farblose, leicht bewegliche und charakteristisch riechende Flüssigkeit, die bei 35° C verdampft und sich sehr leicht entzündet. Man kann sie im Verhältnis eins zu zehn mit Wasser und in jedem Verhältnis mit Alkohol mischen. Medizinisch wendet man hochgereinigten Äther (heute oft mit anderen Narkotika kombiniert) in einer Konzentration von drei bis vier Volumprozent in der Atemluft an.
Äther betäubt zunächst die Gehirnrinde, das ›Organ des Bewußtseins‹, er schaltet die Schmerzempfindung aus und hemmt die Reflexe der Muskulatur (was bei chirurgischen Operationen sehr günstig ist). Erst sehr hohe Dosen lähmen das Atemzentrum und führen dadurch zum Tod.
Diese Wirkung ›von oben nach unten‹, von der Gehirnrinde zu den lebenswichtigen Steuerzentren im Hirnstamm, kennzeichnet alle medizinischen Narkosemittel. Andrerseits macht die in betäubenden Dosen atemlähmende Wirkung beispielsweise das Morphium (→Opiate) als Narkosemittel völlig ungeeignet: Das Bewußtsein erlischt zusammen mit der Atemfunktion. Kreislauf und Herz werden durch Äther nur wenig beeinflußt; die Schleimhäute reizt er ziemlich stark. Nach einer Äthernarkose tritt oft ein Kater mit Übelkeit und Erbrechen auf.
Das Wirkungsbild des Äthers gleicht dem des Alkohols, doch setzt der betäubende Effekt viel rascher ein. Da auch Äther zunächst (über eine Unterdrückung der hemmenden Einflüsse der Großhirnrinde) erregend zu wirken scheint und zugleich die Selbstkritik stark einschränkt, führt er oft zu einer Euphorie, in der die eigene geistige Leistungsfähigkeit weit überschätzt wird. Guy de Maupassant schildert den Ätherrausch:
»Das war nicht Traum wie mit Haschisch, das waren nicht die ein wenig krankhaften Visionen wie mit Opium, es war eine wunderbare Schärfe des Verstandes, eine neue Art zu sehen, zu urteilen, die Dinge des Lebens einzuschätzen,

und die Gewißheit, das absolute Bewußtsein, daß diese Art zu leben die wahre sei.«

Mißbrauch und Sucht

Äthermißbrauch führt zunächst zu quälenden körperlichen Symptomen. Die Nasen- und Rachenschleimhaut wird chronisch gereizt, wenn man den Äther inhaliert. Trinkt ihn der Konsument, dann leidet er bald an einer schweren Gastritis mit Appetitlosigkeit und Magenschmerzen. Wegen dieser schweren lokalen Reizerscheinungen gehört die Äthersucht auch zu den seltenen Formen der Toxikomanie. Immerhin sind vereinzelt Fälle beschrieben worden, in denen Süchtige die Dosis steigerten und schließlich auf einen Tagesverbrauch von 100 Gramm kamen. Joël hat in den zwanziger Jahren noch vier Fälle von Äthersucht in Berlin beschrieben. Einer der Kranken trieb sich, das getränkte Taschentuch vor dem Mund, in halbdelirantem Zustand in der Stadt herum und tätigte Einkäufe, an die er sich später nicht erinnern konnte. Die Äthersüchtigen waren sehr heruntergekommen und an die Betäubung durch das Narkotikum stark fixiert. Entziehungssymptome scheinen aber nicht aufzutreten.

W. S.

Literatur

Bellanger, J.-L., *La stupéfiante Histoire de la Drogue dans le Monde,* Paris 1963
Joël, E., *Die Behandlung der Giftsuchten,* Leipzig 1923
Kilian, H., und H. Weese, *Die Narkose,* Stuttgart 1954

Ayahuaska → Banisteriopsis caapi

B

Banisteriopsis caapi (Ayahuaska, Caapi, Banisteria, Yajé, Yagé)

Schon früh haben Reisende im Amazonasgebiet berichtet, wie die Angehörigen zahlreicher Indianerstämme dort aus der Liane *Banisteriopsis caapi* ein Getränk zubereiteten, dem zahlreiche magische Effekte zugeschrieben werden: Es soll sie befähigen, Kontakt mit der Geisterwelt aufzunehmen, verlorene Gegenstände wiederzufinden, entlaufene Tiere aufzuspüren oder militärische Aktionen eines Gegners vorauszusehen. Der Trank – in der Regel eine eingedickte Abkochung – hat bei den Stämmen viele verschiedene Namen: Caapi, Ayahuaska, Yajé, Yagé. Er wird aus Stengeln, Blättern und Wurzeln der Liane zubereitet.

Chemie und Wirkung

Man hat dem wichtigsten Alkaloid, das man aus Banisteriopsis isolieren konnte, verschiedene Namen gegeben: Telepathin, Yagein und Harmin. Durchgesetzt hat sich heute die Bezeichnung Harmin. Das Alkaloid enthält ebenso wie die eng verwandten Stoffe Harman und Harmalin einen Indolring (→RA III). Man findet Harmin neben Banisteriopsis auch in der Steppenraute, *Peganum harmala,* die von Südeuropa (Balkanländer) bis nach Tibet gedeiht, aber – soviel man weiß – bisher noch nicht als Rauschdroge benutzt worden ist. Ihre Samen werden in der Volksmedizin als Mittel gegen Würmer und zur Blutreinigung benutzt.

Harmin bildet farblose, seidenglänzende Prismen, löst sich in Alkohol und Äther, nicht in Wasser, schmilzt bei 256° C, wobei es sich zersetzt, und färbt reine, konzentrierte Schwefelsäure rosa. Bei Tieren steigert es die Erregbarkeit der Reflexe; so macht es Hunde beißlustiger. Warmblüter beginnen heftig zu zittern und können sich nur mit Mühe aufrecht halten. Das Benehmen der Hunde, an denen man Harmin (= Banisterin) erprobte, war so auffällig, daß man annehmen mußte, die Tiere hätten Sinnestäuschungen; so bellte eines ohne Grund eine Tür an.
Beim Menschen ist reines Harmin ein wirksames Halluzinogen, wirkt also ebenso wie →Meskalin und →LSD. Der Ethnologe Koch-Grünberg hat die von den Indianern aus Banisteriopsis caapi zubereitete Rauschdroge konsumiert, in der wahrscheinlich noch eine Reihe weiterer, in der Struktur nicht erforschter Alkaloide enthalten ist. Er sah rote Flammen vor seinen Augen huschen und ein grellfarbiges Flimmern. Andere Selbstversuche ergaben die charakteristischen Visionen nach Halluzinogen-Konsum: schöne landschaftliche Bilder, farbige Schmetterlinge, kaleidoskopartige, bunte Ornamente.
Bereits im vorigen Jahrhundert hat der spanische Geograph Villavicendo wiederholt Ayahuaska (›Liane der Geister‹ in der peruanischen Quechua-Sprache) genommen: »Jedesmal ... empfand ich Schwindel; manchmal machte ich eine Luftreise, während welcher ich mich erinnere, die bezauberndsten Ausblicke gehabt zu haben, große Städte, hohe Türme, prachtvolle Parks und andere herrliche Objekte. Manchmal habe ich mir auch eingebildet, ich befände mich allein in einem Walde, von wilden Tieren angefallen, gegen die ich mich verteidigte« – also zum Teil ein *bad trip* in der Sprache des heutigen Konsumenten von Halluzinogenen. Der Rausch endete jeweils mit starkem Schlafbedürfnis; am Morgen erwachte Villavicendo mit Kopfschmerzen und Übelkeit.
Harmin wurde früher auch medizinisch verwendet, vor allem um die Nachsymptome von Enzephalitikern und Parkinson-Kranken zu erleichtern. Es mildert allerdings nur kurzfristig muskuläre Verspannungen und den überstarken Speichelfluß dieser Kranken. W. S.

Literatur
Efron, D. H. (Hrsg.), *Ethnopharmacologic Search for Psychoactive Drugs,* Washington 1967
Hesse, H., *Rausch-, Schlaf- und Genußgifte,* Stuttgart 1966
Reinburg, P., »Contribution à l'étude des boissons toxiques des Indiens du nordouest de l'Amazone«, in: *Journal de la Société des Américanistes de Paris* Bd. 13, Paris 1921
Villavicendo, *Geographia de la Republica del Ecuador,* New York 1858

Barbiturate → Schlafmittel

Bilsenkraut → Nachtschatten-Drogen

C

Cannabis

Die Rauschdroge Cannabis wird in zwei Variationen gebraucht: in Amerika als Marihuana, in Asien und Afrika als Haschisch. Beide Male handelt es sich um Verarbeitungen der Hanfpflanze. Unter Marihuana versteht man dabei ein

tabakartiges Gemisch aus den getrockneten Blättern und Blüten der weiblichen Exemplare, während Haschisch das reine, unveränderte Harz aus deren Blütenspitzen ist.
Das stärkste Hanfgewächs ist der in Südindien heimische *Cannabis sativa var. indica.* Je weiter nördlich er wächst – je schwächer also die Sonnenbestrahlung ist –, um so geringer ist der Anteil an Cannabinolen (so nennt man die berauschenden Wirkstoffe) und um so milder ist der Rausch.
Auch in unseren nördlichen Breiten kann man den ein bis zwei Meter hohen Hanfstauden begegnen; man sieht sie gelegentlich in Vorgärten, wo sie mit ihren fingerförmig gefiederten Blättern und den dicken Blattbüscheln im oberen Sproßbereich ins Auge fallen. Inzwischen hat sich herumgesprochen, daß in heißen Sommern auch der europäische Hanf halluzinogene Substanzen entwickelt. Weil jedoch in unserem Klima selten die nötige hohe mittlere Tagestemperatur erreicht wird, müssen Haschisch und Marihuana eingeführt werden – aufgrund der herrschenden Gesetze illegal.
Haschisch stammt, in Form gepreßter Harzplatten, aus dem Vorderen Orient (Türkei, Libanon), Afghanistan, Nepal, Indien, Pakistan, Vietnam oder Nord- und Zentralafrika, während das schwächere Marihuana manchmal aus Mexiko kommt. Je nach Anbaugebiet, das der Kenner meist schon der Farbe entnehmen kann – sofern das Haschisch rein ist –, unterscheidet man zwischen ›Grüner Türke‹, ›Roter Libanese‹ (zwei mildere Sorten), ›Schwarzer Afghan‹ und ›Dunkelbrauner Pakistani‹ (zwei starke Sorten). Es gibt Marihuana-Sorten (›Kongo-Gras‹, ›Kenia-Gras‹), die kräftigem Haschisch an Wirkung kaum nachstehen, während andere (›Acapulco Gold‹) wesentlich milder sind. Ein Fachmann wie C. W. Waller weist darauf hin, daß die berauschende Potenz von Hanfpflanzen, die er im US-Staat Mississippi analysierte, zwischen den schwächsten und den stärksten Exemplaren schon um den Faktor 70 differierte; bei einem Vergleich auf internationaler Ebene dürften noch ganz andere Stärkeunterschiede zutagetreten.
In Indien, das die Hanfdroge seit Urzeiten kennt, haben sich drei Namen eingebürgert, die für verschiedene Stärkegrade stehen:

- ›Bhang‹ ist ein Getränk, in dem sich neben den Blattspitzen der weiblichen Pflanze noch Gewürze und Fruchtextrakte befinden. Das Gemisch kann auch geraucht werden.
- ›Ganja‹ ist zwei- bis dreimal stärker. Es wird aus besonders gezüchteten Pflanzen gewonnen.
- ›Charas‹ entspricht dem üblichen Haschisch. Es handelt sich dabei um das reine Harz der weiblichen Blüten, das durch Auspressen und Auskochen gewonnen wird.

Das begehrte Harz stammt aus den mikroskopisch kleinen Drüsenköpfchen der oberen Laubblätter. »Wenn diese durch den vorhandenen Überdruck platzen, fließt das Harz aus und überzieht die Blättchen mit einem klebrigen Film. Seine Gewinnung ist einfach. Die (Bauern) gehen zur Blütezeit mit Lederschürzen oder Lederhosen durch die Hanffelder. Dabei bleibt das Harz am Leder kleben und kann mit dem Messer wieder abgeschabt werden. Für den illegalen Handel wird es anschließend zu größeren Stücken geknetet und in Leinen eingenäht« (Wagner). Für den Genuß müssen Stückchen der harten Haschisch-Platte, am besten in einem Metallöffel über einer Kerzenflamme, erwärmt und zerbröselt werden. Ungefähr ein Gramm dieser Krümel vermengt

man dann mit etwas feingeschnittenem Tabak und dreht die Mixtur wie eine gewöhnliche Zigarette *(joint)* oder raucht die Haschischkrümel auch pur in einer Spezialpfeife mit kleinem Tonkopf und langem Holzstiel, in der komplizierten Wasserpfeife oder aus einer kleinen Glaspfeife.
Weitere Genußmöglichkeiten sind, das Harz mit Wein oder anderen Flüssigkeiten vermengt zu trinken, es dem Essen beizumischen oder es in Plätzchen zu verbacken (Kochrezepte finden sich bei Hans Georg Behr 1970).

Geschichte

Abgesehen vom Alkohol gibt es keine Rauschdroge, die so weit verbreitet ist und die Menschheit schon so lange begleitet wie die Cannabis-Produkte. Man schätzt die Zahl ihrer Konsumenten aufgrund einer Untersuchung der Vereinten Nationen im Jahr 1950 auf weit über 200 Millionen*, die vor allem in Asien und Afrika leben (Grinspoon). Entsprechend gilt, was der Basler Psychiater Thomas A. Haenel im März 1970 schreibt: »Die Tatsache, daß fast jedes Land seine eigene Geschichte über dieses Rauschmittel aufweist, sowie das Wissen, daß Hanf schon seit Jahrhunderten existiert, bedingen eine lückenhafte und unvollkommene Betrachtung.«
Vor fast 5000 Jahren wurde Cannabis erstmals in der Literatur erwähnt: in dem Arzneimittel-Buch des chinesischen Kaisers Shen-Nung. Er empfahl bereits 2737 v. Chr.** die Droge gegen Verstopfung, Rheuma, Malaria und andere Beschwerden. Es ist deshalb merkwürdig, daß Cannabis in China nie eine wichtige Rolle spielte – ganz im Gegensatz zum anders wirkenden Opium. Im »Rhy-ay«, einem chinesischen Botanikbuch aus dem 15. vorchristlichen Jahrhundert, wurden die berauschenden Eigenschaften der Hanfpflanze nicht einmal erwähnt.
Um 800 v. Chr. tauchte die Droge in der indischen Literatur auf. Es wird angezweifelt, ob das vielzitierte Soma mit dem Haschisch identisch ist (→Fliegenpilz). In der indischen (ayurvedischen) Medizin wurde Cannabis gegen eine Vielzahl von Krankheiten eingesetzt. Erstaunlich modern mutet an, daß man es häufig verwendete, um psychosomatische Leiden (Schlaflosigkeit, Migräne u. a.) zu bessern, denen man ja auch in unserer Epoche gelegentlich mit Halluzinogenen in der Psychotherapie beizukommen sucht. Auch im religiösen Bereich war die Droge fest integriert. Im Gegensatz zum Alkohol ist den Brahmanen der Genuß von Haschisch nicht verboten (Carstairs). Es ist jedoch sicher unzutreffend, daß die erstaunlichen Leistungen der indischen Kultur dem Cannabis zu verdanken sind, wie manche Haschisch-Freunde meinen (→RA II).
Bei großen Feiern, so dem Vishnu-Fest, gab man jungen Priesterinnen Haschisch; im Rausch sahen sie das Gesicht des Gottes und weissagten (Kaempfer 1712). Bei den Festen zu Ehren der blutrünstigen Göttin Kali flößte man den Opfern ein haschischhaltiges Getränk ein und stieß sie dann unter die riesigen Räder des Prunkwagens, auf dem das Standbild der Göttin thronte. Andere warfen sich im Rausch vor die Füße der heiligen Elefanten und ließen sich zermalmen. Nach einer Schätzung aus dem Jahre 1806 soll die Zahl derartiger Opfer bei diesen Festlichkeiten jährlich 20 000 betragen haben.

* Im Vergleich dazu: Die Zahl der Alkoholsüchtigen auf der ganzen Welt wird auf über 20 Millionen geschätzt, die Zahl der nichtsüchtigen Alkohol-Konsumenten dürfte etwa 1 Milliarde betragen.

** Haenel vermutet, daß dieses Buch erst aus dem 1. Jahrh. v. Chr. stammt.

Reclus berichtet über einen indischen Fruchtbarkeitskult, bei dem Haschisch von den Auserwählten eingenommen wurde, damit sie nicht im letzten Moment schwach wurden. »In trunken-ekstatischem Zustand begab sich dann das Opfer zum Altar, wo ihm so der Hals durchschnitten wurde, daß die Erde sein Blut trank. Dann stürzten die religiös-fanatisierten Gläubigen über den noch zuckenden Leichnam. Sie rissen mit den Nägeln, mit den Zähnen, mit dem Messer einen Fleischfetzen heraus, um ihn auf ihrem Felde zu vergraben, sich so einer guten Ernte versichernd.« In verschiedensten Zubereitungsformen und Stärkegraden ist das Mittel in Indien so sehr fester Bestandteil des Brauchtums, daß die Regierung sich bis auf den heutigen Tag weigert, das Haschisch-Verbot der Weltgesundheitsorganisation durchzuführen. Sie kontrolliert jedoch streng den Anbau und die Verteilung. In diesem Land spielt Cannabis noch immer eine Rolle als Medikament; so setzt man es mit Erfolg als Appetitanreger ein (Ismail 1965).
(Der Verfasser dieses Beitrags erfuhr während einer Indienreise 1975/76, daß auf dem Subkontinent inzwischen, wie im Westen, Alkohol als das weit größere Problem als Cannabis betrachtet wird.)
Ähnlich wie bei Soma wird auch angezweifelt, daß Haschisch im »Alten Testament« oder in der homerischen »Odyssee« (*Nepenthes* →Opiate) eine Rolle spielte. Hingegen steht fest, daß es die Assyrer bereits 900 v. Chr. als Weihrauch kannten. Auf ihre Wörter qunubu und qunabu, womit sie gewisse Räucherungen benannten, wird der heutige Ausdruck Cannabis zurückgeführt. In den Tontafel-Archiven des alten Mesopotamien steht vermerkt, daß man Drogen systematisch an Sklaven erprobte, und so entdeckte man vermutlich auch die berauschende Wirkung des Hanfs (Thorwald).
Um 800 v. Chr. war die Droge noch weiter in den Westen vorgedrungen. Herodot berichtet von den Skythen, einem asiatischen Reitervolk: »Die Samenkörner dieses Hanfes nehmen die Skythen, kriechen damit unter Filzdecken und legen sie auf glühende Steine. Diese fangen an zu rauchen und erzeugen einen so starken Dampf, daß wohl kein griechisches Schwitzbad dieses Dampfbad übertrifft. Die Skythen . . . heulen vor Lust.« Es handelt sich dabei um ein religiöses Ritual, mit dem man in Ekstase zu kommen suchte.
Mircea Eliade erwähnt, daß »die durch Hanfrauch hervorgerufene schamanische Ekstase« auch im alten Persien, ja in ganz Zentralasien bekannt war. Allerdings weist er auch darauf hin, daß es andrerseits hochachtungsvoll vermerkt wurde, wenn ein Weiser »ohne Trance und ohne Hanf« war. Im Buch »Vidêvdât« wird der Hanf sogar als ›dämonisch‹ abgelehnt. Das steht sehr im Widerspruch zu der hervorragenden Rolle, die der Orientalist Rudolf Gelpke (1966) dem Cannabis in der persischen Mystik zuschreibt.
Der Archäologe Hermann Busse öffnete bei seinen Ausgrabungen 1896 in der Nähe des brandenburgischen Fleckens Wilmersdorf eine Bestattungsstelle. In einer ihrer Urnen fand der Botaniker Ludwig Wittmaack Überreste von Hanfsamen und zog daraus den Schluß, daß die Pflanze bereits im Germanien des 5. vorchristlichen Jahrhunderts bekannt war.
Im frühen Mittelalter erhielten die Araber Kenntnis vom Hanf. Um 500 n. Chr. erschien er in Europa. Unter der Bezeichnung *Hanofsamo* wird er auf zwei deutschen Rezepten aus dem 8. Jahrhundert erwähnt. Zur gleichen Zeit war der Mißbrauch von Haschisch in Ägypten schon so weit verbreitet, daß sein Genuß unter Androhung des Zähneausreißens verboten wurde. Auch im übrigen

Orient war die Droge mehr als beliebt, was nicht zuletzt die »Märchen aus Tausendundeiner Nacht« bezeugen.
Im 12. Jahrhundert empfahl Hildegard von Bingen den Hanf zur lokalen Anwendung bei offenen Wunden und Geschwüren. Zusammen mit der →Mandragora, dem Stechapfel (→Nachtschattendrogen) und dergleichen tauchte er dann vermutlich in den Hexenmitteln des späten Mittelalters auf.
Ein ganzes Buch könnte man über eine Entwicklung schreiben, die mittlerweile im Vorderen Orient stattfand. Vom Ende des 11. Jahrhunderts bis weit ins 13. Jahrhundert hinein verbreitete der Geheimbund der Assassinen* Angst und Schrecken, sowohl unter den christlichen Kreuzrittern als auch unter den mohammedanischen Bewohnern des Iraks, Palästinas, Persiens und Syriens, gegen die sie einen Zweifrontenkrieg führten. Rudolf Gelpke hat detailliert untersucht, wieweit die Berichte über den ›Alten vom Berge‹, das Oberhaupt jener Sekte, und die Vorgänge auf seiner Festung Alamut Tatsachen oder schlichte Folklore sind. Immer wieder, zuerst wohl von Marco Polo, wurde berichtet, daß die Assassinen unter Einfluß von Haschisch politische Gegner per Attentat ausschalteten, weil die Truppen von Alamut im offenen Kampf zahlenmäßig weit unterlegen gewesen wären. Zum anderen soll ihr Führer ihnen unter dem Einfluß der Droge geschickt das leibhaftige Paradies vorgeführt haben, in das sie nach ihrem Tod eingehen würden (→RA I).
Nach Gelpkes Meinung ist es »durchaus möglich (aber weder erwiesen noch von entscheidender Bedeutung), daß das Haschisch in Alamut die Rolle einer ›sakralen Droge‹ gespielt hat«.
Selbst wenn es sich bei diesem Bericht um schlichte Erfindung handelt, bereichert er doch die an farbigen Ereignissen gewiß nicht arme Geschichte des Haschisch um ein spannendes Detail.
Wir begegnen der Droge wieder im ›Kräutlein Pantagruelion‹, dessen Wirkungen der französische Arzt und Schriftsteller François Rabelais (1494–1553) sehr kritisch zu beschreiben weiß – und keineswegs enthusiastisch, wie man ihm immer wieder nachsagt. Damals konnte sich das ›Kräutlein‹ jedoch in Europa nicht durchsetzen.
Erst 300 Jahre später, nachdem sie vermutlich die Soldaten Napoleons aus Ägypten mitgebracht hatten, machte sich die Droge allmählich breit. Der Nervenarzt Moreau de Tours verfaßte 1845 ein grundlegendes Werk darüber und führte sie bei einigen befreundeten Schriftstellern ein. Diese gründeten einen ›Club des Haschischins‹ und machten im Hotel ›Pimodan‹ auf einer der Seine-Inseln Selbstversuche, die sie literarisch verarbeiteten: Charles Baudelaire (1858), Theophile Gautier (1843), Gerard de Nerval und Arthur Rimbaud. Obwohl sie den Rausch in glühenden Farben schilderten und das Präparat selbst in Apotheken leicht erhältlich war, blieb sein Gebrauch auf einen kleinen Zirkel von Eingeweihten beschränkt. Der Reiz des Neuen flaute bald ab, und auch im übrigen Europa, mit Ausnahme Griechenlands, gab es kein Haschisch-Problem.
In Griechenland trug der Erste Weltkrieg dazu bei, den Mißbrauch der Droge zu fördern; nicht zuletzt deshalb, weil der umfangreiche Hanfanbau erst 1920 verboten wurde. Die Durchführung der Gesetze wurde jedoch immer wieder hinausgezögert. Erst Ende 1936 wurden die vorhandenen Bestände von mehr als 50 Tonnen, die bei 160 Händlern lagerten, verbrannt.

* Das Wort soll von *Haschischinen,* also ›Haschischbenützern‹ abgeleitet sein.

Ähnlich war die Entwicklung in Ägypten, wo schon in nachnapoleonischer Zeit das »Rauchen des Hanfsamens« durch einen französischen General verboten und die Türen der Kaffeehäuser, in denen man ihn genoß, zugemauert wurden. Erst nach langem Hin und Her zwischen den Behörden und den einflußreichen Schmugglerorganisationen wurde im März 1879 das Verbot durchgesetzt – freilich, bis auf den heutigen Tag, mit orientalischer Großzügigkeit.

Im Kongo passierte genau das Gegenteil. Wissmann (1901) berichtet von der erzwungenen Verbreitung des Haschisch-Genusses durch den Häuptling Kalamba-Mukenge. »Mit Gewalt wurde nun der von Osten eingeführte Riambakultus verbreitet ... Die alten Fetische und Zaubermittel wurden ... zerstört und öffentlich verbrannt. An ihrer Stelle sollte Riamba (Hanf) als Universalzauber- und Schutzmittel gegen alle Unbilden treten und ein geheiligtes Symbol des Friedens und der Freundschaft werden.« Alle Feste wurden mit Riambarauchen gefeiert, und die Riambapfeife, gefertigt aus einem Flaschenkürbis von nicht selten einem Meter Umfang, fehlte bei keinem wichtigen Geschäftsabschluß. Verbrecher wurden zu einer bestimmten Anzahl von Pfeifen Hanf verurteilt, die sie unter Aufsicht bis zur Bewußtlosigkeit rauchen mußten.

In sämtlichen mohammedanischen Ländern nimmt Haschisch als Genußmittel die Stellung ein, die bei uns dem →Alkohol zukommt (den Mohammed seinen Gläubigen streng verboten hat). In den amerikanischen Gebieten war das Halluzinogen schon zur Zeit vor Columbus bekannt (anderen Quellen zufolge wurde es erst durch die Spanier eingeführt). Die Azteken verwendeten es bei religiösen Zeremonien im frühen 16. Jahrhundert, vermutlich schon eher. Anfang des 17. Jahrhunderts ließen die Engländer im heutigen Virginia Hanf anbauen, dessen Fasern industriell genutzt wurden. Als Rauschmittel spielte er damals jedoch keine Rolle. Aus Tagebuchnotizen geht hervor, daß auch George Washington die Pflanze anbaute, und zwar aller Wahrscheinlichkeit nach, weil er an dem halluzinogenen Wirkstoff interessiert war – und nicht, um Seile zu drehen (Andrews).

Fest steht, daß die Droge zu Beginn unseres Jahrhunderts aus Mexiko – wo man sie unter anderem zum Dopen von Corrida-Stieren und Kampfhähnen einsetzte – nach den USA importiert wurde.

Allerdings wird dort nicht das konzentrierte Harz benützt, sondern Marihuana.

Bereits Bayard Taylor hatte die Droge in Selbstversuchen erforscht und ein Buch darüber geschrieben (1855). Später versuchten Jazz-Musiker, mit Cannabis ihre künstlerischen Fähigkeiten zu steigern (Mezzrow 1956), so wie es heute die Mitglieder vieler Beat-Bands tun.

Mit dem ›Marihuana Tax Act‹ von 1937 versuchten die Vereinigten Staaten, den Cannabis-Mißbrauch einzudämmen. Nach diesem Gesetz wurde der Erwerb von Marihuana so hoch besteuert, daß für eine einzige Unze (28 g) allein an den Fiskus 100 Dollar bezahlt werden mußten. Wer das Finanzamt umging, mußte mit einer Strafe bis zu 2000 Dollar und bis zu fünf Jahren Gefängnis rechnen, falls er ertappt wurde. Timothy Leary, der Prophet der amerikanischen Drogen-Bewegung, bekam das am eigenen Leib zu spüren: Er wurde zu 30 Jahren Freiheitsentzug und 30 000 Dollar Strafe verurteilt, weil man bei ihm einige Gramm Marihuana für seinen persönlichen Gebrauch fand. Allerdings erklärte der Oberste Gerichtshof dieses groteske Urteil für verfassungswidrig (Pillard 1970). Inzwischen ist Cannabis in den USA längst zu einem nationalen Problem geworden. Man schätzt, daß ein gutes Drittel der Universitätsstudenten und Hunderttausende von College- und Highschool-Schülern bereits Marihuana geraucht haben (Farnsworth 1968). Vor Jahrzehnten war die Situation wie beim Alkoholismus: Beide Drogen wurden vor allem in den Elendsvierteln und unter der farbigen Bevölkerung gebraucht. Die Beliebtheit bei den Jugendlichen und Heranwachsenden hat andere Gründe; ihnen dient sie mehr als Wohlstandsdroge, als Mittel des Protests gegen die ältere Generation und nicht zuletzt als ›Medikament‹ gegen depressive und andere neurotische Zustände, gelegentlich auch als Instrument vermeintlicher ›Bewußtseinserweiterung‹ (→RA II). Die Entwicklung während des 20. Jahrhunderts ist vor allem durch den zunehmenden Kampf der Regierungen aller Länder gegen Handel und Genuß von Haschisch wie Marihuana gekennzeichnet. Das Beispiel Kubas mag die Lage verdeutlichen: 1946 sollen dort etwa 80 Prozent aller Rauschmittelkonsumenten Marihuana-Raucher gewesen sein (Reininger). Man sollte allerdings bei der Bewertung solcher Zahlenangaben zurückhaltend sein. So wie nicht jeder Deutsche, der (gelegentlich) Wein trinkt, gleich zu den Alkoholikern gezählt werden kann, waren sicher nicht fünf Viertel der Kubaner cannabisabhängig!

Verständlich, daß die Weltgesundheitsorganisation sich ständig bemühte, den Konsum dieser Droge unter Kontrolle zu bekommen. 1961 einigte man sich im Rahmen der internationalen Vereinbarung ›Single Conventions Treaty‹, daß Cannabis unter die gefährlichen Drogen eingereiht und verboten werden soll.

Gleichzeitig mit der modischen Verbreitung unter der westlichen Jugend wurden jedoch immer mehr Stimmen laut, die nach einer genaueren wissenschaftlichen Untersuchung des Wirkmechanismus und der immer wieder zitierten Gefahren der Cannabis-Produkte verlangten. Zu widersprüchlich waren die Argumente, die sowohl von seiten der Cannabis-Freunde wie der Cannabis-Gegner kamen; zu widersprüchlich waren auch die Maßnahmen der Polizeibehörden und der Justiz.

Die Erforschung der Droge

Im Gegensatz zur äußerst aufregenden Geschichte des Cannabis-Konsums sieht die Geschichte der Erforschung seiner Wirkungen eher mager aus. Oriana Josseau Kalant (1968) spricht von etwa 2000 Arbeiten über die Droge, von denen 377 vor der Jahrhundertwende verfaßt wurden. Es ist interessant, zu sehen, in welchen Sprachen sie erschienen sind: Englisch (1073), Französisch (309), Deutsch (232), Portugiesisch (116), Spanisch (85), Italienisch (38) und andere (111). Bis auf Deutschland handelt es sich bei den Staaten, in denen die Forscher arbeiteten, vorwiegend um Kolonialländer. Die Forschungsergebnisse wurden also vorwiegend an den Bewohnern fremder Kulturen oder im Laboratorium gewonnen; Insassen von psychiatrischen Kliniken dürften die meisten Versuchspersonen gestellt haben. Über die Problematik derartiger Methoden wird weiter unten noch diskutiert.

a) Chemische, physiologische und psychische Wirkung

Versuche, die psychoaktive Substanz zu isolieren, gab es seit 1895. Man isolierte aus Cannabis-Harz ein zähflüssiges Öl, Cannabinol genannt, das man zunächst für den Rauscherzeuger hielt. Die endgültige Strukturaufklärung und schließlich die Synthese von Cannabinol (bzw. einer ganzen Gruppe von Cannabinolen) gelang erst während des Zweiten Weltkriegs Forschern in England und in den USA. Die gemeinte Substanz erwies sich jedoch als nahezu wirkungslos, genau wie das verwandte Cannabidiol. Erst beim Tetrahydrocannabinol (THC) war man auf der richtigen Spur. Von diesem THC wurden etwa 80 Abkömmlinge isoliert.

Verglichen mit den anderen Rauschdrogen, gehört Cannabis in eine eigene Klasse. Es ist weder ein Stimulans, Beruhigungsmittel (Tranquilizer), Halluzinogen noch ein Narkotikum – obwohl es von allen etwas besitzt. So verlängert es im Mäuseversuch einerseits die Schlafdauer nach Barbituratgaben und erhöht andrerseits die Erregung, wenn Amphetamine verabreicht werden. Bei großen Dosen treten Halluzinationen auf, aber Cannabis hat keine Kreuztoleranz zu den echten Halluzinogenen →LSD, →Psilocybin, →STP, →DMT und →Meskalin, während diese Drogen untereinander sehr wohl Kreuztoleranz zeigen und sich in der Wirkung beeinflussen.

1965 entdeckten R. Mechoulam und Y. Gaoni von der Hebräischen Universität in Jerusalem den Hauptwirkstoff: das Delta-Eins-Tetrahydrocannabinol (Δ^1-THC)*. Zwei Jahre später gelang es Mechoulam, dieses THC auch synthetisch herzustellen. Dadurch wurde die Haschischforschung einen großen Schritt weitergebracht. Beispielsweise kann man in Wasser gelöstes THC in winzigen Mengen gezielt in die Hirnzentren von Versuchstieren spritzen und deren Reaktionen messen.

Placebo-Versuche ergaben 1968, daß THC vor allem in den Blütenspitzen enthalten ist; in den Blättern findet man nur wenig, in den Stengeln gar nichts.

Die Substanz wirkt in erster Linie auf das Serotonin, einen im Gehirn erzeugten Wirkstoff aus der Gruppe der biogenen Amine (→RA III). Dieses Amin läßt sich zwar überall im Gehirn nachweisen, ist am stärksten jedoch im ›Limbischen System‹ (Riechhirn) und im ›Retikulären System‹ konzentriert.

Bei niedrigen Cannabis-Dosen steigt der Serotonin-Spiegel zunächst massiv an. Nervöse Vorgänge werden verlangsamt; daher schneiden die Konsumenten in psychologischen Leistungstests schlechter ab. Gleichzeitig nimmt die Bewußtseinshelligkeit gegenüber äußeren Reizen ab. (Die Drogenbenützer sind allerdings der Meinung, daß statt dessen die Bewußtheit gegenüber inneren Sinneseindrücken und Abläufen – das vielzitierte ›Innere Universum‹ – zunimmt.) Auge und Ohr können sich nicht mehr so exakt orientieren, die Assoziationsgeschwindigkeit ist gestört, das Sprechen verlangsamt und ebenfalls weniger exakt. Bei häufigem Gebrauch tritt allerdings eine Art Gewöhnung auf. Das ist wohl auch ein Grund dafür, daß die Dosis, die man zur Erzielung eines Rausches benötigt, nicht gesteigert werden muß. Einen anderen möglichen Grund haben S. Agurell und seine Kollegen (1969) genannt: Bei Ratten- und Kaninchenversuchen stellten sie fest, daß die Tiere innerhalb von 24 Stunden nur 17 bis 40 Prozent des – radioaktiv markierten – THC ausscheiden und selbst nach einer Woche noch nicht einmal die Hälfte der Substanz den Körper verlassen hat. (Weitere Experimente dieser Art durch J. Axelrod haben gezeigt, daß auch der Mensch THC ungewöhnlich lange speichert: Noch nach einer Woche lassen sich seine Spuren im Organismus in Form von »Metaboliten« nachweisen (Lemberger et al. 1970). →Alkohol hingegen wird wesent-

* In einer anderen Nomenklatur auch Delta-Neun-THC genannt.

lich schneller abgebaut: pro Stunde 0.1 Promille; d. h. von einem Vollrausch ist nach 24 Stunden nicht mehr viel nachzuweisen.
Cannabis dämpft jedoch nicht nur, sondern regt gleichzeitig bestimmte Hirnstrukturen im ›Limbischen System‹ zu erhöhter Aktivität an. Dieses Paradoxon gilt als typischer Effekt des THC und der eigentlichen Halluzinogene. Gleichzeitig feuern die Neuronen des Hungerzentrums – daher der sprichwörtliche Heißhunger vieler Haschischraucher. Der Hirnstamm steuert auch das Zeitgefühl (Gefühl der Zeitdehnung beim Berauschten: »Tausend Jahre vergehen wie ein Tag«) und die Gefühlsintensität (Farben werden leuchtender, Töne klarer und schöner, selbst einfachste Speisen schmecken köstlich, Gerüche können zu überwältigenden Erlebnissen werden).
Diese gleichzeitige Dämpfung und Reizung wichtiger Gehirnzentren wird als Ursache der psychischen Labilität betrachtet, die den Berauschten von einem Gedanken zum anderen springen läßt, Lachsalven in Tränenausbrüche verwandelt und die merkwürdigsten körperlich-seelischen Wechselspiele verursacht. Die Vermutung liegt deshalb nahe, daß Menschen, deren psychisches Gleichgewicht ohnehin nicht sehr stabil ist, durch den Cannabisgenuß noch labiler werden.
Sobald das Interesse des Berauschten für die Außenwelt (zu der der Kontakt ja bereits infolge der physiologischen Wirkungen des THC gestört ist) abnimmt und er sich statt dessen seiner Innenwelt zuwendet, nimmt erfahrungsgemäß auch seine Kritikfähigkeit ab. Dafür wird sein Verständnis für unbewußte Vorgänge gesteigert – eine Beobachtung, die schon Moreau de Tours vor 100 Jahren machte. Diese Wirkung tritt zwar bei allen Rauschdrogen mehr oder minder eindrucksvoll auf, Cannabis nimmt jedoch insofern eine Sonderstellung ein, als die ›Modellpsychose‹ einerseits nicht so persönlichkeitsauflösend wirkt wie bei LSD, andrerseits aber die Grenze zum Unbewußten hin stärker gelockert wird als durch Alkohol, der zudem das Bewußtsein stärker trübt.
So lassen sich die eigenen Träume, eben durch eine Lockerung der ›Zensur‹, im Haschischrausch wesentlich besser verstehen; man ist nicht gezwungen, erst lange zu ›deuten‹, sondern kann (durchaus echte) Einsichten ohne Reflexion erhalten. Ein Erlebnis, das infolge seines Evidenz-Charakters sehr beeindruckend ist. Problematisch wird dieses Verfahren, durch Cannabis-Räusche die Persönlichkeit zu erweitern, erst dann, wenn die kritische Reflexion völlig aufgegeben wird – ein Verhalten, das leider sehr häufig zu beobachten ist, vor allem bei Jugendlichen, denen die nötige Lebenserfahrung fehlt, mit der sie die Rauscherlebnisse in ihre Persönlichkeit integrieren könnten (→RA II). Das Serotonin ruft auch die typischen ›Kaninchen-Augen‹ des Cannabis-Konsumenten hervor. Es führt zu einer Erweiterung der Gefäße der Bindehaut; sie röten sich infolge erhöhter Blutzufuhr. Bei exzessivem Rauchen kann daraus eine chronische Entzündung (Konjunktivitis) entstehen. Gleichzeitig verengt Serotonin die Blutgefäße der Gliedmaßen; daher die ebenfalls typischen kalten Hände und Füße des Haschischrauchers. Neuere Forschungsergebnisse (1975/76) lassen erkennen, daß die erwähnten physiologischen Effekte keineswegs immer und bei jeder Versuchsperson auftreten. So verspürte bei einem Experiment nur jede zweite Hunger, während die anderen eher appetitgebremst waren.
Man unterscheidet vier Wirkungsbereiche:
- Gehirn (äußert sich vor allem in den seelischen Veränderungen),
- Hals und Lunge (die Hemmung der Speicheldrüsen trocknet Mund und

Hals aus; die Bronchien werden erweitert; der größere Teergehalt des Marihuana, das hierin selbst die stärksten Zigaretten übertrifft, vermehrt das Krebsrisiko),

- Kreislauf (sofortige Erhöhung der Pulsfrequenz und damit des Herzschlags um fast ein Drittel – sehr gefährlich für Herzkranke!),
- Muskulatur (die Muskelkraft soll, nach kanadischen Experimenten, durch Cannabisgenuß leicht herabgesetzt werden – aber dies könnte auch ein psychologischer Effekt sein, etwa infolge eines Gefühls der Wurstigkeit).

Eine ausgesprochene Giftwirkung wurde bislang nicht beobachtet. Es liegen keine bestätigten Berichte über Todesfälle vor, die auf eine Überdosis Marihuana oder Haschisch zurückgehen (während man an einer Alkoholvergiftung sehr wohl sterben kann). Eine Cannabis-Intoxikation äußert sich als schwere, psychoseähnliche Persönlichkeitsveränderung, die aber meistens mit dem Rausch ebenfalls abklingt. Erst bei Dauerkonsum steigt die Gefahr einer (toxischen) Haschisch-Psychose, die bestehen bleiben kann und mit typischen Charakterveränderungen einhergeht.

Die Wirkungen des Cannabis aufs Gehirn lassen sich folgendermaßen zusammenfassen: Cannabis wirkt auf wichtige Gehirnzentren in massiver Weise ein und beeinflußt von dort indirekt auf höchstverwickelte – und noch keineswegs ausreichend erforschte – Art:

- die Hirnrinde (Sitz des Bewußtseins und der Verstandesfunktionen),
- die Sinneswahrnehmung (Aufnahme und Verarbeitung von Informationen, Gefühlsqualitäten),
- das vegetative Zentrum (Grundstimmung, Atmung, Herz, Magen-Darm-Trakt).

Ein großes Problem ist deshalb die Dosierung der Droge. Die Haschisch-Gegner bestehen auf einem strengen Verbot der Cannabis-Produkte, weil sie der Meinung sind, daß bei freiem Verkauf bald auch die sehr starken Haschisch-Sorten aus Südindien und Zentralafrika den Weg zu uns finden – und daß es dann mit den eigentlichen Problemen erst losgehen wird. Angegriffen wird auch das Argument, Cannabis sei harmloser als Alkohol, weil der Alkoholrausch auf seinem Höhepunkt nicht mehr gesteigert werden kann (der Betrunkene schläft ein), wohingegen ein relativ milder Cannabis-Rausch bereits etwa an diesem ›Höhepunkt‹ einsetzt und sich noch enorm verstärken läßt. Die Hauptbedenken zielen in die Richtung, daß bei häufigen hohen THC-Dosen die Gefahr der Geisteskrankheit (›Haschisch-Psychose‹ durch Intoxikation) gegeben ist (siehe auch weiter unten).

Die Haschisch-Freunde halten diesen Vorwürfen entgegen, daß eine starke Persönlichkeit die Droge ebensowenig mißbrauchen wird wie etwa ein Weinkenner den Alkohol. Letzten Endes komme es auf eine Entscheidung des einzelnen an.

b) Die klassischen Cannabis-Studien

Cannabis-Konsumenten führen zur Verteidigung ihrer Gewohnheit immer wieder die drei großen Studien über die Droge ins Feld: den Report der ›Indischen Hanf-Kommission‹ (1894), den ›La-Guardia-Bericht‹ des Bürgermeisters von New York (1944) und die Studie der englischen ›Cannabis-Kommission‹ (1968).

Was dabei gerne geflissentlich übergangen wird, ist die Tatsache, daß alle drei

Studien nicht den wissenschaftlichen Ansprüchen genügen, die man heute stellt. Wie Oriana Josseau Kalant in ihrem Sammelreferat über die bisher erschienene Cannabis-Literatur betont, gilt diese Kritik für nahezu alle älteren Arbeiten auf diesem Gebiet: Sie »leiden daran, daß entsprechend ausgewählte Kontroll-Untersuchungen von Nicht-Konsumenten unberücksichtigt blieben«.
Der indische wie der englische Bericht enthalten rein statistische Erhebungen an Konsumenten und Experten, beide bringen also keine eigenen experimentellen Forschungsergebnisse. Bei dem fast 80 Jahre alten indischen Bericht kommt noch hinzu, daß er in keiner Weise den heutigen Standards der Statistik genügt und außerdem an einer Bevölkerung, eben der indischen, erarbeitet wurde, die nicht mit der Bevölkerung der USA oder der Bundesrepublik vergleichbar ist. Und schließlich kannte man bis vor wenigen Jahren noch nicht das spezielle Problem der jugendlichen Cannabis-Raucher, die heute das Gros der Konsumenten stellen.
Gegen eine andere wichtige Arbeit über Haschisch, nämlich die vielzitierte von Stringaris (1939), müssen ähnliche Bedenken erhoben werden. Er machte seine Beobachtungen in der Landes-Nervenheilanstalt von Athen und in den griechischen Marinegefängnissen, also wiederum an einer Menschengruppe, die sich kaum mit den heutigen Drogengefährdeten der nördlichen Länder vergleichen läßt. Geisteskranke und Kriminelle sind bestimmt nicht der geeignete Maßstab, mit dem man ›ausflippende‹ Studenten, Oberschüler und Lehrlinge messen kann. Das schmälert allerdings nicht den wissenschaftlichen Status der Stringarisschen Arbeit, die neben klinischen Beobachtungen und Fallstudien viele kulturhistorische Details bietet.
Ähnliche Bedenken lassen sich gegen den ›La Guardia Report‹ anführen. Seine Ergebnisse sind ebenfalls nur sehr gewaltsam auf die heutige Situation übertragbar. Ein Gutteil des darin zusammengetragenen Materials stammt wiederum von Kriminellen beziehungsweise aus einer (höchst zweifelhaften) soziologischen Feldstudie in den New Yorker Slums. Mit Recht kritisiert deshalb E. R. Bloomquist (1968), daß von den Cannabis-Verteidigern mit Vorliebe diese soziologische Studie genannt wird, wenn der ›La Guardia Report‹ als Beweis dienen soll, daß Cannabis harmlos sei. Der ›Klinische Teil‹ des Reports wiederum, der zum Teil ganz massive Bedenken gegen die Droge anmeldet, wird in der Regel geflissentlich übergangen.
Rudolf Walter Leonhardt hat die drei erstgenannten klassischen Studien in seinem »Haschisch-Report« (1970) in deutscher Sprache auszugsweise zugänglich gemacht. Es genügt, selbst diese gekürzten Versionen aufmerksam zu studieren, um zu dem Schluß zu kommen, daß sie keineswegs geeignet sind, über Harmlosigkeit oder Gefährlichkeit der Cannabis-Produkte zu entscheiden. Hält man ihnen die in die Hunderte gehenden Berichte aus Kliniken und Laboratorien sowie die Feldstudien entgegen, die in den letzten Jahren gemacht wurden, so ergibt sich ein weit bedenklicheres Bild, als immer wieder vorgegeben wird.

c) Wichtige neue Untersuchungen

Eine endgültige Entscheidung über Cannabis kann noch nicht getroffen werden – das ist eigentlich bis jetzt das stärkste Argument gegen die Droge. Zu vielfältig sind die beteiligten Faktoren, zu kompliziert sind sie miteinander verflochten: chemische und pharmakologische Effekte, Persönlichkeit des Konsumenten, Kindheitserlebnisse, Milieu, gesellschaftliche Bedingungen, Motivationen.

Ehe die Beziehungen des Cannabis-Konsums zur Kriminalität, zu Geisteskrankheiten (›Haschisch-Psychose‹), das ›Umsteigen‹ auf härtere Drogen wie Heroin, die Möglichkeit von Entzugserscheinungen bei chronischem Mißbrauch und dergleichen nicht geklärt sind, bedarf es noch vieler gründlicher Einzeluntersuchungen, die den heutigen wissenschaftlichen Anforderungen entsprechen müssen. Es genügt auch nicht, oberflächliche Erscheinungen wie ›Merkfähigkeit‹, ›Konzentrationsfähigkeit‹, ›Zeitgefühl‹ daraufhin zu testen, wieweit sie durch einen einmaligen Rausch im Laboratorium verändert werden. Vielmehr müßte man eine Fülle derartiger Tests mit entsprechenden (tiefen)-psychologischen Langzeit-Studien bei denselben Personen verbinden, damit man beurteilen kann, wie sich chronischer Mißbrauch auf die Persönlichkeit auswirkt (→RA II). Nur so lassen sich sekundäre Effekte wie Vitaminmangel, schlechte Ernährung, sozialer Druck, neurotische Fehlhaltungen (unbewußte Ängste und Schuldgefühle), gesellschaftlicher Abstieg infolge künstlicher Kriminalisierung (›Verstoß gegen das Opiumgesetz‹) mit einiger Sicherheit ausschließen und die tatsächlichen Wirkungen der Droge selbst herausfinden.

Immerhin gibt es einige grundsätzliche Experimente, die geeignet sind, das Dunkel um Cannabis etwas aufzuhellen. Daß ihre Ergebnisse nicht selten äußerst widersprüchlich sind, unterstreicht nur das oben Gesagte. Ein Hinweis ist dabei noch von großer Bedeutung: Die amerikanischen Experimente – und das sind weitaus die meisten – wurden durchwegs mit Marihuana (oder dem entsprechenden synthetischen THC ›Synhexyl‹) durchgeführt. Haschisch, das bis zu zehnmal stärker sein kann, spielt in den USA praktisch keine Rolle. Trotzdem werden diese Marihuana-Ergebnisse (wenn sie günstig ausgefallen sind!) bei uns immer wieder zur Verteidigung des Haschisch verwendet. Entsprechend vorsichtig müssen die folgenden Resultate interpretiert werden.

Weil, Zinberg und Nelsen (1968) führten mit Bostoner Studenten folgenden Doppelblindversuch (→RA III) aus:

Feingehackte Hanfblätter wurden in selbstgedrehten Zigaretten geraucht, wobei der Marihuana-Gehalt 0,25 Gramm (entspricht etwa 4,5 mg THC) bis 1,0 Gramm (18 mg THC) betrug. Die Kontrollgruppe erhielt nur wirkungsloses Rindenmaterial von den Stengeln männlicher Pflanzen. Zur Maskierung des ausgeprägt süßen Marihuana-Geruchs wurden alle Proben mit etwas Minzeblättern vermischt. Physiologisch und psychologisch wurde mit den cannabishaltigen Zigaretten nach einer halben Stunde die maximale Wirkung erreicht; sie nahm nach einer Stunde ab und war nach rund drei Stunden verschwunden. Es handelte sich also um einen typischen THC-Rausch.

Die unerfahrenen Versuchspersonen, die mit der Droge zum ersten Mal in Berührung kamen, spürten zunächst überhaupt keine Wirkung – auch das ist typisch. Erst bei Wiederholung der Prozedur ›lernten‹ sie auf irgendeine Weise, den Rausch zu spüren. Selbst dann waren die subjektiven Erlebnisse – auch bei starker Dosierung – nur schwach ausgeprägt, während die erfahrenen Konsumenten ein entsprechendes *high*-Gefühl hatten. Typisch verschieden waren auch die Reaktionen bei den Intelligenztests und den psychomotorischen Aufgaben. Trotz gehobener Stimmung zeigten die Erfahrenen eine geringere Leistungsminderung als die Unerfahrenen.

Die körperlichen Reaktionen waren in sämtlichen Fällen nur geringfügig: leicht beschleunigter Pulsschlag, während die Atemgeschwindigkeit gleich blieb. Die viel kolportierte ›Vergrößerung der Pupillen‹ konnte nicht festgestellt werden; sie tritt wohl dann in Erscheinung, wenn die Droge in verdunkelten Räumen (wie meist üblich) genossen oder wenn eine Cannabis-Zigarette zusätzlich mit →Nachtschattendrogen präpariert wird, was früher in den USA gelegentlich vorkam.

Insgesamt kamen Weil und seine Kollegen zu dem Ergebnis, daß Marihuana eine verhältnismäßig schwache Rauschdroge von kurzer Wirkzeit ist.

Lincoln Clark und Edwin Nakashima wiederholten 1968 die Experimente des ›Klinischen Teils‹ des ›La Guardia Report‹. Wiederum handelte es sich bei der Droge um Marihuana – diesmal in der Form eines Extrakts –, das ebenfalls geraucht wurde. Statt inhaftierter Krimineller dienten jedoch Freiwillige (Studenten der Medizin, Pharmakologie, Psychologie u. ä.) als Versuchspersonen. Auffälligstes Ergebnis war die breite Streuung der Resultate, sowohl zwischen den einzelnen Personen (interpersonell) als auch bei verschiedenen Experimenten bei derselben Person (intrapersonell). Das bestätigte statistisch einwandfrei eine Beobachtung, die jeder selbstkritische Cannabis-Konsument kennt und die schon Baudelaire 1858 bei seinen Selbstversuchen machte:

»Möchten die Laien und die Unerfahrenen, die auf die Bekanntschaft mit unerhörten Freuden begierig sind, es sich doch eindringlich gesagt sein lassen, daß sie im Haschisch durchaus nichts Wunderbares finden werden, durchaus nichts anderes als die gesteigerte eigene Natur! Das Gehirn und der Organismus, auf die das Haschisch wirkt, werden nichts ergeben als ihre gewöhnlichen individuellen Äußerungen, vermehrt allerdings wie an Zahl so an Stärke, stets aber ihrem Ursprung getreu. Der Mensch wird der Bestimmung seines physischen und moralischen Temperaments nicht entwischen; das Haschisch wird für die Eindrücke und die vertraulichen Gedanken des Menschen ein Vergrößerungsspiegel sein – aber ein *klarer* Spiegel.«

Kein Cannabis-Rausch gleicht dem anderen, und es ist nicht voraussagbar, welche Rauschart man haben wird, einen *good* oder einen *bad trip*, auch *horror* genannt.

Am stärksten wurden, nach Clark und Nakashima, durch den Einfluß der Droge die Reaktionen bei komplizierten Aufgaben gestört. Aber selbst dabei gab es noch große Differenzen zwischen den einzelnen Personen. Die Forscher warnen deshalb: »... schon allein die Unmöglichkeit einer Vorhersage der Wirkung von Marihuana bei verschiedenen Personen und bei derselben Person zu verschiedenen Zeitpunkten und unter verschiedenen Bedingungen erhöhen das Risiko des Konsumenten.«

Bedenklich ist auch eine Beobachtung von Martin H. Keeler (1968), daß bei einigen Fällen lange nach dem eigentlichen Rausch, oft erst nach mehreren Tagen, plötzlich ein rauschähnlicher Zustand auftrat, der so stark und beängstigend werden konnte, daß die betreffende Person ärztliche Hilfe in Anspruch nehmen mußte. Bisher kannte man derlei Erscheinungen (Flashback) nur von →LSD.

Zwei weitere Arbeiten, diesmal aus Deutschland, lassen zunächst vermuten, daß Cannabis (diesmal in Form von Haschisch) eher harmlos ist.

Peter Kirchgässer (1969) untersuchte 20 Konsumenten in deren gewohnter Umgebung. »Es zeigte sich«, schreibt er zusammenfassend, »daß in keinem der Fälle Sucht-, Abstinenzerscheinungen, endogene und exogene Psychosen, Katatonien oder paranoide Symptome nachzuweisen waren. Ebenso keine kriminellen Delikte, die eine Folge des Haschischgenusses gewesen wären.« Allerdings räumt er dann ein, daß die Droge im Bereich der weniger massiven (neurotischen) Persönlichkeits-Störungen immerhin als Fluchtmittel eine wichtige – und verstärkende – Rolle spielt: »In 18 (von 20) Fällen waren seit früher Jugend, meist durch ein *broken home**, starke Spannungen und Konflikte aufgetreten, die nur schwer von den einzelnen ertragen werden konnten. Diese Konflikte dürften in vielen Fällen mit eine Ursache und objektive Motivation für den Haschisch- und Marihuana-Genuß gewesen sein.«

Erich Lennertz untersuchte 1969 mit Fragebogen das Persönlichkeitsbild von jugendlichen Haschischkonsumenten und Nichtkonsumenten. Er konnte dabei keinen erhöhten Neurotizismus feststellen – angesichts der anderslautenden Feststellungen vieler neuer Studien ein merkwürdiger Befund. Außerdem fand Lennertz: »Die allgemein weitverbreitete Ansicht, Konsumenten von Haschisch und Marihuana seien psychisch labile Personen, die sich durch eine Abhängigkeit vom ... indischen Hanf gegenüber ihrem sozialen Umfeld abkapseln und sich in eine unwirkliche Isolation begeben, indem sie sich anti-sozial verhalten bzw. ihr Ich-Ideal anders als die Gesellschaft formulieren, konnte in der vorliegenden Studie nicht bestätigt werden.«

Aufgrund der Tatsache, daß Jugendliche durch die Auswirkungen der Pubertät schon von Natur aus psychisch labil sind, muß auch diese Feststellung sehr vorsichtig betrachtet werden – genau wie die nächsten Aussagen:

»Insbesondere darf man ... den beruhigenden Schluß ziehen, daß das Haschischrauchen an sich noch kein Hinweis für eine bedenkliche soziale Abkapselung oder gar für eine psychoneurotische Auffälligkeit ist. Anderslautende Befunde scheinen wesentlich auf den Umstand zurückzuführen zu sein, daß das benutzte diagnostische Klassifikationsverfahren den strengen Anforderungen der Psychometrie nicht entspricht.«

Hierzu kann man nur feststellen, daß unbewußte Vorgänge, die gerade beim Rausch eine eminente Rolle spielen (→RA II), durch Fragebogen nicht verläßlich erfaßbar sind. (Selbst bei einer Psychoanalyse, die in diesem Fall als ›Forschungsinstrument‹ weit geeigneter ist, dauert es oft Monate und Jahre, bis unbewußte Motivationen und Persönlichkeitsstörungen klar zutagetreten.)

Für eine Verteidigung von Cannabis sind da die Ergebnisse von Richard C. Pillard (1970) weit geeigneter. Er verglich das Ausmaß des Marihuana-Genusses bei Medizinstudenten mit ihren Ergebnissen bei Prüfungen. »Wir überlegten uns, daß erfolgreiche Aneigung der medizinischen Kenntnisse genau jene Art von Erfolg und Kapazität beim Durchführen komplexer Pläne beinhaltet, Frustrationen auferlegt, die Befolgung von Routinen und die Meisterung neuen Wissensstoffes verlangt, die der Gebrauch von Marihuana zu stören scheint.« Diese Annahme erwies sich als unzutreffend. Es konnte kein Zusammenhang zwischen Drogenkonsum und Noten gefunden werden. Allerdings betont Pillard, daß seine Versuchspersonen nur unregelmäßig rauchten.

Zahlreiche Beobachtungen an chronischen Cannabis-Mißbrauchern, von denen gleich noch zu sprechen ist, sprechen massiv gegen die ausschließlich soziologische und sozialpsychologische Interpretation des Cannabis-Problems, zu der auch Lennertz neigt. Das gleiche gilt für Lennertz' Behauptung:

* Darunter versteht man massiv gestörte Familienverhältnisse.

»Die ›Sucht nach Haschisch‹ ist allenfalls als eine *Sehnsucht* zu umschreiben, die darin besteht, einer bestimmten sozialen Gruppe anzugehören ...«
So einfach lassen sich sämtliche neurotischen, rein persönlichen Ursachen des Drogenmißbrauchs nicht vom Tisch wischen; ganz abgesehen davon, daß dieses Phänomen keineswegs auf eine »bestimmte soziale Gruppe« beschränkt ist (was immer Lennertz damit meint), sondern inzwischen quer durch alle sozialen Schichten verläuft. Darüber geben die Polizei- und Klinikstatistiken beredtes Zeugnis.

Chronischer Mißbrauch und seine Folgen

Es geht jedoch auch nicht, wie Erich Hesse (1966) zu behaupten: »Die regelmäßige Aufnahme des Giftes (Haschisch) führt zur Sucht und auf die Dauer zu schweren psychischen Schäden. Psychomotorische Unruhe, manische Zustände leiten über eine zunehmende Verblödung zu einer unheilbaren Demenz über. Daueraufenthalt im Irrenhaus ist das Ende.«
Das ist zwar sehr populär und abschreckend gesagt – ist aber gleichzeitig nach dem heutigen Stand der Wissenschaft in dieser krassen, pauschalen Form einfach falsch. Bereits die Formulierung »regelmäßige Aufnahme des Giftes« reizt zum Widerspruch. Es gibt Haschischkonsumenten, die über viele Jahre hinweg mäßig, aber regelmäßig ihren *joint* rauchen, vielleicht jedes zweite Wochenende, ohne auch nur den geringsten Schaden davonzutragen oder in ihren beruflichen und sozialen Leistungen nachzulassen.
Es gibt allerdings eine Reihe von Arbeiten, die die Auffassung von Hesse stützen. Sie stammen durchwegs aus tropischen Ländern mit anderer sozialer Struktur und anderen psychischen wie physischen Voraussetzungen (mangelhafte Ernährung!), als sie bei uns herrschen. Der Cannabis-Konsum erreicht in diesen Fällen in der Regel so extreme Werte, daß die Folgen nicht verwundern.
Untersuchungen in Indien und Nordafrika haben bei starkem Mißbrauch einen täglichen Konsum von zwei bis sechs Gramm Haschisch ergeben – das entspricht wenigstens 20 bis 60 der üblichen Marihuana-Zigaretten! (Chopra 1939, Soueif 1967). Aus solchen Konsumenten dürften sich jene Haschisch-Psychotiker rekrutieren, von denen etwa Benabud (1957) aus Marokko berichtet. Dort stelle man bei 25 Prozent von 2300 Männern, die mit geistigen Störungen in eine psychiatrische Klinik eingeliefert wurden, eine ›Çannabis-Psychose‹ fest. 70 Prozent der Patienten dieser Klinik gaben zu, Cannabis (in Form von Haschisch) zu rauchen, und ein Drittel waren regelmäßige Konsumenten.
Andere Forscher führen an, daß das dreifache Überwiegen der männlichen Geisteskranken über die weiblichen in jenen orientalisch-afrikanischen Ländern (in Deutschland überwiegen die Frauen ein wenig) eine Folge des Haschischgenusses sei, der traditionsgemäß den Männern vorbehalten ist.
Zu diesen Ergebnissen nehmen im »American Journal of Psychiatry« William H. McGlothlin und Louis J. West (1968) Stellung: »Diese Untersuchungen stimmen nicht mit den Befunden in diesem Land (den USA) überein, und viele westliche Autoritäten bezweifeln sowohl die Brauchbarkeit der Diagnosen als auch die Methode jener Studien.«
Völlig ohne Bedenken sind jedoch auch diese beiden Psychiater nicht. Sie weisen auf das *amotivational syndrome* hin, das vor allem bei jüngeren Konsumenten infolge andauerndem Cannabis-Mißbrauch auftreten soll und das sich

in vermehrter Passivität und Unproduktivität äußert. Auch dabei ist es schwer, genau festzustellen, ob das Marihuana (bzw. das Haschisch) ursächlich verantwortlich ist oder ob es genommen wurde, um eine bestehende passive Glückserwartung zu befriedigen.

Immerhin darf man solche Effekte nicht ganz ausschließen. So berichtet J. Angst von der Forschungsabteilung der Psychiatrischen Universitätsklinik Zürich: »Ein chronischer Mißbrauch führt zu einer toxischen Wesensveränderung mit Lethargie und Vernachlässigung der persönlichen Belange. Vor allem führt der Haschischmißbrauch zu einem Rückzug auf sich selbst ... Karriere, Heim und Familie nehmen nur noch eine sekundäre Rolle ein ... Apathie, Verlust der Leistungsfähigkeit, Willensschwäche, Versagen des Durchhaltens und Unfähigkeit, Frustrationen zu erdulden, paaren sich mit gedanklichen Störungen, Wortfindungsstörungen, Verschwommenheit des Denkens, Konzentrationsunfähigkeit und Gedächtnisstörungen. Die verstärkte Introversion führt zu einer Einengung der Erlebnissphäre auf Kosten künftiger Ziele.«

Angst weist schließlich auf die auffallende Tendenz zur infantilen Regression hin, die sich auch in einem kindlichen, magisch-religiösen Denken widerspiegeln kann (→RA II). »Auf alle Fälle ist Haschisch nicht harmloser als Alkohol« (Angst 1970).

Wie man sieht, sind die Widersprüche groß. Die Ursachen dafür sind vielfältig. Klinische Diagnosen von Geisteskranken lassen meist nicht erkennen, wieweit in der Vorgeschichte eines Cannabis-Mißbrauchers soziale Umstände eine Rolle spielten, die vielleicht seine Erkrankung weit mehr beeinflußten als die Droge. Mangelerscheinungen vielfältigster Art sind gerade in den afrikanischen und asiatischen Ländern, die so viele ›Haschisch-Psychosen‹ melden, sehr häufig. Hier könnte die Droge vielleicht als letzter auslösender Anstoß dienen – während sie bei wohlgenährten Europäern weit harmloser wirkt.

Ein Sonderfall liegt sicher bei Jugendlichen vor*. Sluga und Mader stellten 1970 fest: Bei den Jugendlichen, die schon seit mehreren Jahren Haschisch rauchen, ist der Allgemeinzustand sehr schlecht. Die Wiener Psychiater sahen erstmals bei Hippies schwere Abstinenzsyndrome, wie man sie sonst nur von Opiat- und anderen Alkaloid-Süchtigen kennt. Wenn sie auch nie länger als sechs Tage dauerten, so zeigten diese Syndrome doch, daß neben der deutlichen psychischen Abhängigkeit auch bei Cannabis-Produkten fließende Übergänge zur physischen Abhängigkeit auftreten können. Selbst klassische Symptome regelrechter Sucht (Dosissteigerung, Entzugssymptome) wurden beobachtet. Allerdings läßt sich in solchen Fällen ein kombinierter Haschisch-Opiat-Mißbrauch meist nicht ausschließen. Beimengungen von Morphin zu Haschischproben kommen, nach Angaben von Rauschmittelexperten, allerdings nicht vor.

Wie gefährlich ist Cannabis wirklich?

Diese widersprüchlichen Veröffentlichungen wurden bewußt buntgemischt zitiert. Nur so läßt sich zeigen, wie unklar im Bereich der Cannabis-Forschung noch so vieles ist. Man verfährt wohl am vernünftigsten, wenn man sich der Empfehlung der britischen Cannabis-Kommission (1968) anschließt:

* Das bestätigen die Erfahrungen des Verfassers in der Drogenberatungsstelle der Stadt München.

»Wir sind der Meinung, daß die nachteiligen Effekte, die der Cannabis-Genuß selbst in kleinen Mengen bei einigen Leuten hervorrufen kann, nicht als unerheblich vernachlässigt werden sollten.«
Je jünger und lebensunerfahrener der Konsument ist, um so eindringlicher wird die Warnung ausfallen müssen. Das bekräftigen die Ergebnisse der Berliner Erkundungsstudie von Friedrich Bschor, Jan Herha und Nils Dennemark (1970) an 94 Haschischrauchern:
»Es sammelt sich, daran besteht nach den Feldbeobachtungen gerade der letzten Monate kein Zweifel, eine immer größere Zahl junger Menschen an, die in ihrer Entwicklung in bestürzender Weise durch chronischen Rauschmittelkonsum beeinträchtigt worden sind oder in absehbarer Zeit zum Kreis der manifest Opiatsüchtigen stoßen.«
Sowohl Paul Kielholz (1970) wie Hans-Joachim Bochnik (1970) bestätigen diese Warnung.
Was für den Jugendlichen zutrifft, der sich noch mitten in der körperlichen wie geistig-seelischen Entwicklung befindet (→RA II) und für den deshalb auch Cannabis zum Rausch-›Gift‹ werden kann, muß aber noch lange nicht für den erwachsenen Konsumenten zutreffen, der sich die Droge gelegentlich und bei entsprechender Lebenserfahrung sowie unter geeigneten Umständen zuführt.
Auf diese Sachlage dürfte die Kritik gemünzt sein, die der amerikanische Cannabis-Forscher E. Leong Way, Pharmakologe und Toxikologe, in einem Interview der Ärztezeitung »Praxis-Kurier« übte (1970). Er wies darauf hin, daß die Untersuchungen erst am Anfang stehen. »Wir wissen noch zu wenig über den akuten Effekt von Haschisch, von dem chronischen ganz zu schweigen.«
Frühestens in sieben Jahren erwartet die ›National Society for Medical Research‹ der USA ein endgültiges Urteil über die Wirkung von Marihuana, wie sie Anfang 1970 auf einer Tagung in Honolulu bekanntgab.
Zwei der wichtigsten Fragen, nämlich wieweit Cannabis die Kriminalität fördert und wieweit es zum Konsum härterer Drogen animiert, werden ebenfalls erst dann einigermaßen zuverlässig beantwortet werden können.
Die drei indischen Forscher Chopra (1942) stellten aufgrund einer umfangreichen Arbeit fest: der Konsum von Cannabis-Produkten»... führt nicht nur nicht zu (Gewalttaten), sondern wirkt vielmehr als Dämpfungsmittel. Die Wirkung der Droge beruhigt und betäubt, so daß keine Tendenz zur Gewalttätigkeit mehr vorhanden ist.« W. Bromberg und T. C. Rodgers schließen sich dieser Auffassung nach eigenen Untersuchungen an (1946), wohingegen E. Marcovitz und H. J. Myers (1944) sowie S. Charen und L. Perelman (1946) Soldaten mit psychopathischer Persönlichkeit fanden, bei denen Marihuana »... das Selbstvertrauen stärkt, dessen ein Krimineller bedarf«.
Man weiß, daß der mexikanische Revolutionär Pancho Villa seine bewaffneten Horden zwang, Marihuana zu rauchen, damit sie die Todesangst vor dem Kampf überspielen konnten. Er verbot ihnen die Droge jedoch in der übrigen Zeit mit großem Nachdruck »wegen ihrer gefährlichen Wirkungen« (Wolff 1942). Andrerseits ist bekannt, welch friedliches Bild sich den französischen Truppen unter Marschall Burgeaud bot, als sie 1844 nach der Schlacht von Isly in Marokko das feindliche Lager stürmten: Die meisten gegnerischen Kavalleristen lagen, vom Haschisch berauscht, auf ihren Teppichen und träumten von allem möglichen, nur nicht vom Krieg (Bouquet 1912).
Welche Folgen – und Ursachen – der hohe Marihuana-Konsum der US-Streit-

kräfte in Vietnam hatte, weiß niemand genau zu sagen. Entsprechend der ›persönlichkeitsverstärkenden‹ Wirkung von Cannabis werden die Tollkühnen es vermutlich geraucht haben, um noch tollkühner zu werden (lies: um ihre natürliche Angst noch mehr zu verleugnen), und die Ängstlichen, um ihrer Angst nicht ins Auge sehen zu müssen. Eine aggressionsfördernde oder -hemmende Wirkung wird man dem Cannabis allein auch hierbei nicht zuschreiben können. Selbst dem klassischen Bericht über die Rolle der Droge als Gewalttätigkeitselixier wird im Grunde durch dieselbe Quelle widersprochen: ehe nämlich die Assassinen ihre politischen Morde durchführten, gaukelte man ihnen, ebenfalls mit Haschisch, die friedliche Stille des Paradieses mit schönen Huris und köstlichen Mahlzeiten vor.

Zum ›Umsteige-Effekt‹ äußert sich Way, wissenschaftlicher Berater des ›Federal Bureau of Narcotics and Dangerous Drugs‹ und Mitglied einer um 1970 am ›National Institute of Mental Health‹ der USA gegründeten Forschergruppe zum experimentellen Studium der Wirkungen von Marihuana. Die Behauptung, Cannabisgenuß führe automatisch zum Gebrauch stärkerer und zweifellos süchtig machender Substanzen, verweist er ins Reich der Legende: »Diese Behauptung grenzt wirklich ans Lächerliche. Zwar kann man einen zahlenmäßigen Zusammenhang zwischen dem Konsum von Marihuana sowie dem von Heroin und LSD aufzeigen. Aber das heißt nicht, daß Marihuana-Rauchen zum Gebrauch härterer Drogen verleitet. Die meisten Prostituierten rauchen beispielsweise Tabak, was aber nicht bedeuten muß, daß alle tabakrauchenden Frauen sich zu Prostituierten entwickeln müssen. Die meisten Heroinsüchtigen haben auch geraucht oder Bier getrunken, bevor sie süchtig wurden. Ich bin sicher, daß sich die meisten der gegenwärtigen Marihuana-Raucher nicht zu härteren Drogen ›emanzipieren‹ werden.«

Die Droge Cannabis selbst dürfte sicher nicht zum ›Umsteigen‹ veranlassen – aber der psychische Effekt des Rausches, der ja in hohem Maße von der individuellen Verfassung des Konsumenten abhängt, kann sehr wohl zum Spritzen von Heroin und ähnlichen echten Rauschgiften führen. Zahlen, wie sie Bochnik nennt, sind also auch im Lichte der Wayschen Polemik durchaus beachtenswert. »In verschiedenen Untersuchungen, die allerdings sämtlich nicht repräsentativ sind«, so Bochnik, »findet man Umsteiger zwischen 20 und 75 Prozent«. Niemand könne voraussagen, wer die entsprechende psychische Veranlagung zum Mißbrauch von Heroin, Kokain und ähnlichem hat. »Ich habe deswegen meine frühere Toleranz dem Haschisch gegenüber aufgegeben. Selbst wenn nur zehn Prozent oder sogar noch weniger Hascher dazu neigen würden, zu harten Drogen überzugehen, so wäre diese Umsteigerquote nicht erträglich.«

Auch hier muß man natürlich wieder berücksichtigen, daß im Grunde von zwei ›verschiedenen‹ Drogen die Rede ist: Way meint das (schwächere) Marihuana und Bochnik das in Deutschland übliche (weit stärkere) Haschisch.

Immerhin stellte J. C. Munch (1968) fest, daß etwa 90 Prozent der Heroin-Spritzer ihren sozialen Abstieg mit Marihuana eingeleitet haben. P. A. L. Chapple beschrieb 1966 sehr anschaulich, in welcher Form 80 britische Kokain- und Heroinsüchtige von Marihuana auf ihre weit gefährlichere Gewohnheit umstiegen. Fast alle gaben sie den Cannabis-Konsum auf, obwohl sie während einer Übergangsperiode meist beide Drogen nahmen. Als Grund der Gewohnheitsänderung gaben einige offen zu, daß sie schon nach zwei Wochen mit Marhuana nicht mehr zufrieden waren, weil der Rausch nicht die gewünschte Intensität erreichte (»I no longer got so high«). Es muß in diesem Zusammenhang noch einmal auf die Feststellung von S. Agurell verwiesen werden, wonach das THC bei Tierversuchen selbst nach einer Woche noch nicht einmal zur Hälfte den Körper verlassen hat (siehe S. 37). Eine Droge, die derart lange wirkt – und sich bei entsprechend häufigem Konsum ständig vermehrt (kumuliert, →RA III) –, kann viel Schaden anrichten:

- vielleicht die Leberschäden, die M. C. Kew und andere (1969) bei regelmäßigem Marihuana-Rauchern feststellten und auf den Einfluß der Droge zurückführten;
- vielleicht Mißbildungen, wie sie T. V. N. Persaud (1969) und W. F. Geber (1969) bei Versuchen mit trächtigen Mäusen, Ratten, Hasen und Hamstern feststellten, als sie den Tieren (hohe) Dosen Haschischharz injizierten (weshalb Pillard schwangere Frauen davor warnt, Cannabis zu sich zu nehmen).

1973 berichteten Pharmakologen auf dem »Internationalen Therapiekongreß« in Genf immerhin, daß sich die Anzeichen genetischer Schädigungen selbst bei relativ mäßigem Genuß deutlich mehren. Nach Angaben von Gabriel N. Nahas von der New Yorker Columbia-Universität können bereits drei Haschisch-Zigaretten pro Woche nach nur drei Jahren die Chromosomen der Konsumenten unheilbar schädigen.

Die wichtigste Streitfrage in puncto Cannabis, nämlich ob und unter welchen Umständen man es legalisieren (lies: zum Verkauf freigeben) könne, muß jedenfalls einstweilen offenbleiben. Eine Verfassungsbeschwerde, wie sie etwa der Münchner Rechtsanwalt Hermann Messmer Anfang 1970 beim Bundesgerichtshof in Karlsruhe vorlegte, wird erst dann Aussicht auf Erfolg haben, wenn die derzeit in aller Welt anlaufenden Experimente mit Sicherheit geklärt haben, daß Cannabis wirklich so harmlos ist, wie seine Freunde behaupten. Und das erscheint immer unwahrscheinlicher.

Daran ändert auch nichts, daß angesehene Wissenschaftler und Künstler am 24. Juli 1967 in der seriösen Londoner »Times« die Gesetzgebung gegen Cannabis als »unmoralisch im Prinzip und in der Praxis nicht funktionierend« bezeichneten und für seine Freigabe plädierten (». . . Haschisch, von allen freudenspendenden Drogen die unschädlichste, vor allem weniger schädlich als Alkohol . . .«). Oder daß britische Ärzte in einem Leitartikel in der medizinischen Fachzeitschrift »The Lancet« bereits am 9. November 1963 aus den gleichen Gründen aufforderten, ». . . in Erwägung zu ziehen . . . dem Haschisch den gleichen Status zu geben wie dem Alkohol, indem man den Import und Konsum von Haschisch legalisiert . . .«

Die in unserem Artikel zitierten Experimente und Feldstudien sind fast durchweg nach diesen beiden Veröffentlichungen gemacht worden. Jeder muß selbst entscheiden, was er nun von Cannabis zu halten hat. In den achtziger Jahren werden die Resultate des großzügigen Dreistufenplans des amerikanischen ›National Institute of Mental Health‹ vorliegen, für das im Budget des Gesundheitsministeriums jährlich eine Million Dollar bereitgestellt wurde. Seine erste Stufe: Beschaffung ausreichender Drogenmengen für Experimente. Zweite Stufe: Tierversuche. Dritte Stufe: Humanversuche.

Auch das Bundesgesundheitsministerium unter Käte Strobel hat für 1971 mehr als eine Million DM zur Cannabis-Forschung freigestellt.

Vor allem bedarf es, neben statistischen Erhebungen (Wormser 1973) und Laborexperimenten (Lemberger et al. 1970), ausführlicher Langzeitstudien, vor allem von Psychotherapeuten. Erst letztere geben einen anschaulichen Einblick in die Psycho- und Soziodynamik des Drogenkonsums und -mißbrauchs. Limentani (1968) hat eine kurze Marihuana-Skizze geschrieben; Jürgen vom Scheidt hat, anhand einer umfangreichen Fall-Studie eines jungen Haschischrauchers, eine Verlaufsanalyse der Drogenkarriere darzustellen versucht (vom Scheidt 1976; s. auch RA II).

Beim heutigen Stand der Dinge mag deshalb dem Ergebnis einer Umfrage aus dem Jahr 1970 mehr Gefühlswert als sachliche Information zukommen. 449 deutsche Fachleute für psychiatrische Probleme wurden unter anderem gefragt: »Wird man 1985 völlig legal sein Haschisch beim Drogisten kaufen können?« Von den Psychiatern bejahten das nur 34 Prozent, bei den Soziologen und Psychologen, die an psychiatrischen Kliniken arbeiten, waren es immerhin 71 Prozent (Pöldinger 1970).

Mag sein, daß sich 1985 wirklich eine Situation wie in Indien herauskristallisiert: Dort ist lediglich das starke Charas (Haschisch) unter staatlicher Kontrolle, während man Bhang (Marihuana) in der Gesetzgebung nicht einmal erwähnt (Ismail in: Wolstenholme). J. v. Sch.

Literatur: Agurell, S., u. a., »Elimination of Tritium-labelled Cannabinols in the Rat with special Reference to the Development of Tests for the Identification of Cannabis Users«, in: *Biochemical Pharmacology 18,* 1969, S. 1195. – »On the Metabolism of Tritium-labelled Delta-1-Tetrahydrocannabinol in the Rabbit«, in: *Biochemical Pharmakology* 19, 1969, S. 1333. – Angst, J., »Halluzinogen-Abusus«, in: *Schweizerische Medizinische Wochenschrift* 100, 1970, S. 710–715. – Andrews, G., und S. Vinkenoog, *The Book of Grass,* New York 1967. – Baudelaire, Ch., »Le Haschisch – De l'Idéal artificiel«, in: *La Revue Contemporaine,* 30. Sept. 1858; deutsch: »Die Dichtung vom Haschisch«, in: Baudelaire, Ch., *Die künstlichen Paradiese,* Reinbek 1964. – Beringer, K., »Zur Klinik des Haschischrausches«, in: *Nervenarzt 7,* 1932. »Zur Kulturgeschichte der Rauschgifte«, in: *Studium generale* 1948. – Behr, H. G., *Das Haschisch-Kochbuch,* Darmstadt 1970. – Benabud, A., »Psycho-pathological Aspects of the Cannabis Situation in Marocco: Statistical Data for 1956«, in: *Bulletin on Narcotics 9,* 1957, S. 1–15. – Beverly, T. H., »Recent Changes in the Patterns of Drug Abuse in London and U. K.«, in: *British Medical Journal 2,* 1965, S. 1284. – Bloomquist, E. R., *Marihuana,* Beverley Hills 1968. – Bochnik, H. J., »Der Schatten wird länger« (Interview), in: *Der Spiegel* Nr. 33, 1970. – Bouquet, J., *Contribution à l'etude du chanvre indien,* Lyon 1912. – Bromberg, W., und T. C. Rodgers, »Marihuana and Aggressive Crime«, in *American Journal of Psychiatry* 102 1946, S. 825 bis 827. – Bschor, F., Herha, J., und N. Dennemark, *Junge Rauschmittelkonsumenten in Berlin (West),* Berlin 1970. – Carstairs, G. M., *Die Zweimal Geborenen,* München 1963. – Chapple, P. A. L., »Cannabis, a toxic and dangerous Substance. A Study of eighty Takers«, in: *British Journal of Addiction* 61, 1966, S. 269–282. – Charen, S., und L. Perelman, »Personality Studies of Marihuana Addicts«, in: *American Journal of Psychiatry* 102, 1946, S. 674 bis 682. – Chopra, R. N., Chopra, G. S., und L. C. Chopra, »Cannabis sativa in Relation to Mental Deseases and Crime in India«, in: *Indian Journal of Medical Research* 30, 1942, S. 155–171. – Clark, L. D., und E. N. Nakashima, »Experimental Studies of Marihuana«, in: *American Journal of Psychiatry* 125, 1968, S. 379–384. – Eliade, M., *Schamanismus und archaische Ekstasetechnik,* Zürich und Stuttgart 1954. – Farnsworth, D. L., zitiert nach P. H. Abelson, »LSD and Marihuana«, in: Science 159, 1968, S. 1189. – Gautier, Th., »Le Club des Haschischines«, in: *Feuilleton de la Press medicale* 10. Juli 1843. – Gelpke, R., *Vom Rausch im Orient und Okzident,* Stuttgart 1966. – Geber, W. F., und L. C. Schramm, »Effect of Marihuana Extract on Fetal Hamsters and Rabbits«, in: *Toxicological Applications of Pharmacology*

14, 1969, S. 276 bis 282. – Goode, E. (Hrsg.), *Marihuana,* New York 1969. – Grinspoon, L., »Marihuana«, in: *Scientific American* 221, 1969, S. 17–25. – Haenel, Th. A., »Kulturgeschichte und heutige Problematik des Haschisch«, in: *Pharmakopsychiatrie/Neuropsychopharmakologie* 3, 1970, S. 89–115. – Herodot, *Historien,* München (o. J.), Kap. 75. – Heese, E., *Rausch-, Schlaf- und Genußgifte,* 3. neubearb. Aufl., Stuttgart 1966. – Isbell, H., u. a., »Effects of Delta-9-Tetrahydrocannabinol in Man«, in: *Pharmapsychologia* 11, 1967, S. 184–188. – Kaempfer, E., *Amoenitatum exoticarum,* 1712. – Kalant, O. J., *An Interim Guide to the Cannabis (Marihuana) Literature,* Toronto 1968. – Keeler, M. H., »Motivation for Marihuana Use: A Correlate of Adverse Reaction«, in: *American Journal of Psychiatry* 125, 1968, S. 386–390. – Keeler, M. H., u. a., »Spontaneon Recurrence of Marihuana Effect«, in: *American Journal of Psychiatry* 125, 1968, S. 384 ff. – Kew, M. C. u. a., »Possible Hepatoxity of Cannabis«, in: *The Lancet* 1, 1969, S. 578–579. – Kielholz, P., und D. Ladewig, »Über Drogenabhängigkeit bei Jugendlichen«, in: *Deutsche Medizinische Wochenschrift* 95, 1970, S. 101–105. – Kirchgässer, P., *Haschisch und Marihuana. Beobachtung in zwanzig Fällen,* München 1969. – La Guardia, F. H. (Hrsg.), *The Marihuana Problem in the City of New York,* Lancaster 1944. – Lemberger, L., Silberstein, S. D., Axelrod, J. und I. J. Kopin, »Marihuana ...«, in: *Science 170,* 1970, S. 1320–1322. – Lennertz, E., »Zur Frage der anti-sozialen Persönlichkeit jugendlicher Haschisch-Raucher«, in: *Zeitschrift für Sozialpsychologie* 1, 1970, S. 48–56. – Leonhardt, R. W. (Hrsg.), *Haschisch-Report,* München 1970. – Limentani, A., »On Drug Dependence: Clinical Appraisals of the Predicaments of Habituation and Addiction to Drugs«, in: *International Journal of Psycho-Analysis* 49, 1968, S. 578–590. – Mader, R., und W. Sluga, »Neue Formen der Sucht unter Jugendlichen«, in: *Wiener Medizinische Wochenschrift* 120, 1970, S. 330. – Marcovitz, E., und H. J. Myers, »The Marihuana Addict in the Army«, in: *War Medicine* 6, 1944, S. 382–391. – McGothlin, W. H., und L. J. West, »The Marihuana Problem: An Overview«, in: *American Journal of Psychiatry* 125, 1968, 370–378. – Mechoulam, R., und Y. Gaoni, »A total Synthesis of d1-Delta-Tetrahydrocannabinol, the Active Constituent of Hashish«, in: *Journal of the American Chemical Society* 87, 1965, S. 3273–3275. – Mezzrow, M., *Really the Blues,* New York 1956. – Moraes, A. O., »The Crimogenic Action of Cannabis (Marihuana) and Narcotics«, in: *Bulletin on Narcotics* 16, 1964, S. 23–28. – Moreau de Tours, J.-J., *Du Haschisch et de l'Aliénation mentale,* Paris 1845. – Munch, J. C., »The Toxicity of Cannabis Sativa (Marihuana)«, in: *Current Medical Digest* 35, 1968, S. 692–697. – Nahas, G. G., Vortrag auf dem *Internationalen Therapiekongreß* in Genf, Sept. 1973 (zit. n. *Praxiskurier* Nr. 11, 1974). – Persaud, T. V. N., und A. C. Ellington, »Teratogenic Activity of Cannabis Resin«, in: *The Lancet* 2, 1968, S. 406. – Pillard, R. C., »Marihuana«, in: *The New England Journal of Medicine* 283, 1970, S. 294–303. – Reclus, zitiert nach K. Beringer, »Zur Kulturgeschichte der Rauschgifte«, in: *Studium generale,* 1948. – Reininger, W., »Haschisch«, in: *Ciba* 71, 1955, S. 2346–2372. – Scheidt, J. vom, *Der falsche Weg zum Selbst – Studien zur Drogenkarriere,* München 1976. – Solomon, D., *The Marihuana Papers,* New York 1966. – Soueif, M. I., »Hashish Consumtion in Egypt with Special Reference to Psychosocial Aspects«, in: *Bulletin on Narcotics* 19, 1967, S. 1–12. – Steckel, R., *Bewußtseinserweiternde Drogen,* Berlin 1969. – Stringaris, M. G., *Die Haschischsucht,* Berlin 1939 (2. überarbeitete Aufl. Berlin 1972). – Taylor, B., »Haschisch-Visionen«, in: Reavis, E. (Hrsg.), *Rauschgiftesser erzählen,* Frankfurt a. M. 1967. – Thorwald, J., *Macht und Geheimnis der frühen Ärzte,* München 1962. – Wagner, H., *Rauschgift-Drogen,* München 1970. – Waller, C. W., *The National Marihuana Programm: First Annual Report 1969* (Veröffentlichung des ›National Institute of Mental Health‹ der USA). – Wanke, K., u. a., »Jugend und Rauschmittel. Prävention, Therapie und Rehabilitation«, in: *Rehabilitation* 23, 1970, S. 1–5. – Way, E. L., »Marihuana: Erst erforschen, dann legalisieren« (Interview), in: *Praxis-Kurier* 41, 1970. – Wayne, E. (Hrsg.), *Cannabis. Report by the Advisory Committee on Drug Dependence,* London 1968. – Weil, A. T.,

u. a., »Clincial and Psychological Effects of Marihuana in Man«, in: *Science* 162, 1968, S. 1234–1242; deutsch: »Marihuana: Klinische und psychologische Wirkungen beim Menschen«, in: Leonhardt, a. a. O. – Wissmann, H. v., *Unter deutscher Flagge quer durch Afrika von West nach Ost,* Berlin 1901. – Wolff, P. O., *Marihuana in Latin America, the Threat it Constitutes,* Washington 1949. – Wolstenholme, G. E. W., und J. Knight (Hrsg.), *Hashish: its Chemistry and Pharmacology,* London 1965. – Wormser, R., *Drogenkonsum und soziales Verhalten bei Schülern,* München 1973. – Young, W. M. (Hrsg.), *Report of the Indian Hemp Drug Commission,* Simla 1894; deutsch: »Der indische Hanfdrogen-Report« (stark gekürzte Version), in: Leonhardt, a. a. O.

Chandu (Rauchopium) → Opiate

Coca → Kokain

Cohoba *(Parieá, Niopo)*

Vom Fuß der Anden bis zum Karibischen Meer kennen südamerikanische Indios eine Rauschdroge, die sie aus den Samen und Blättern einer Mimosenart mit dem botanischen Namen *Piptadenia peregrina* zubereiten. Cohoba (Synonyme: Parieá, Niopo) soll den Berauschten furchtlos und unempfindlich gegen Schmerzen machen. Es wird in religiösen Zeremonien verwendet; Medizinmänner benützen es, um Trancezustände zu erzielen, in denen sie Kontakt mit dem Geisterreich aufnehmen; unter Cohoba-Einfluß peitschen sich bei den Initiationszeremonien junge Männer mit Tapirhautriemen.
Cohoba wird geschnupft oder gekaut, da die Magen-Darm-Passage offenbar das wirksame Prinzip zerstört. Bei diesem handclt es sich um Bufotenin, ein 5-Hydroxy-3-(2-dimethylaminoäthyl)-Indol, das außer bei *Piptadenia peregrina* auch noch in den Drüsensekreten giftiger Kröten und (in winzigen Spuren) im →Fliegenpilz *Amanita muscaria* zu finden ist. Bufotenin ist ein Halluzinogen (Wirkungsbild →Meskalin und →LSD), dessen Effekte auf die Wahrnehmung (Flammenhuschen, Lichtblitze) durch vegetative Symptome (Pupillenerweiterung, Brechreiz, Schwindel, Blutandrang im Kopf) überschattet werden. Die wirksame Dosis liegt bei 20 Milligramm (intravenös injiziert).
Bei Bufotenin und vielen anderen von Naturvölkern verwendeten Halluzinogenen (→Banisteriopsis caapi, →Epéna, →Nachtschatten-Drogen, Toloachi, Tonga) fällt auf, daß der erwünschte – halluzinogene und/oder erregende – Effekt fast immer sehr stark von körperlichen (vegetativen) Symptomen begleitet wird. Diese subjektiv höchst unangenehmen Erscheinungen erstaunen den europäischen Betrachter zunächst. Er erwartet, daß die sogenannten Primitiven, ebenso wie der Drogenkonsument in seiner Kultur, vor allem aus hedonistischen Gründen ihren psychischen Zustand zu verändern suchen.
Ein Überblick über die oben zitierten Artikel zeigt, daß diese Ansicht falsch ist. Der Primitive nimmt Cohoba und andere Drogen, um bestimmte (im weitesten Sinn) religiöse Ziele zu erreichen, um etwa als Schamane rasch ins Geisterreich zu gelangen und mit den Ahnengeistern Kontakt aufzunehmen. Die Rauschdrogen spielen eine wichtige Rolle in gemeinschaftlichen religiösen Riten, ja sie können eine neue Religion begründen (Peyote-Kult der ›Native American Church‹, →Meskalin). Da in den archaischen Religionen vielfach die Natur beseelt gesehen wird, fügen sich die Rauschdrogen – mächtige, hilfreiche

Pflanzengeister – viel zwangloser in die geistige Welt des Primitiven ein, als das bei den ›künstlichen Paradiesen‹ des Zivilisationsmenschen der Fall ist (→RA I).
W. S.

Literatur: Cohen, S., *The Beyond Within,* New York 1968. – Efron, D. H. (Hrsg.), *Ethnopharmacologic Search for Psychoactive Drugs,* Washington 1967. – Schmidbauer, W., »Schamanismus und Psychotherapie«, in: *Psychologische Rundschau* 20, 1969, S. 29.

D

Datura → Nachtschatten-Drogen

DMT *(Dimethyltryptamin)*

DMT ist ein synthetisches Halluzinogen, das aber auch natürlich vorkommt (→Epéna) bzw. natürlich vorkommenden Halluzinogenen chemisch außerordentlich ähnlich ist. Es unterscheidet sich von Bufotenin, dem halluzinogenen Krötensekret und wirksamen Prinzip des →Cohoba-Schnupfpulvers, nur durch eine OH-Gruppe am Indolring. (Die Strukturformeln von Bufotenin, DMT und dem – beiden chemisch sehr ähnlichen – Neurotransmitter Serotonin finden sich in RA III.)

Wirkung

In einer Dosis von 0,7 bis 1,0 Milligramm pro Kilogramm Körpergewicht intramuskulär injiziert, führt DMT bereits nach drei bis fünf Minuten zu einem schlagartig einsetzenden Rausch, der dem durch andere Halluzinogene sehr ähnlich ist (→LSD). Der DMT-Rausch unterscheidet sich vom LSD-Rausch lediglich durch eine stärkere körperliche Veränderung, vor allem eine gelegentlich massive Blutdrucksteigerung (um bis zu 70 mm Quecksilbersäule) und ›extrapyramidale‹ Bewegungsstörungen, die denen der Parkinson-Krankheit ähneln (fahrige Gesten, Grimassieren, Zuckungen der Glieder, tonische Krämpfe, langsam-gespreizte Bewegungen). Diese Bewegungsstörungen beruhen darauf, daß DMT offensichtlich auch die ›basalen Stammganglien‹ angreift, die im Zwischen- und Mittelhirn liegen und die unwillkürliche Körperhaltung sowie die unwillkürlichen Mitbewegungen der Glieder, etwa beim Gehen, regeln.
Diäthyltryptamin (DET), das chemisch analog strukturiert ist wie DMT, aber am Ende seiner Seitenkette zwei Äthylgruppen (C_2H_5 statt CH_3) trägt, wirkt ähnlich wie DMT; das gleiche gilt für Dipropyltryptamin (DPT). W. S.

Literatur: Cohen, S., *The Beyond Within,* New York 1968. – Leuner, H. C., *Die experimentelle Psychose,* Berlin 1962. – Szara, S., »Dimethyltryptamine: Its Metabolism in Man«, in: *Experientia* 12, 1956, S. 441. – Szara, S., »The Comparism of the Psychotic Effects of Tryptamine Derivates with the Effects of Mescaline and LSD-$_{25}$ in Self Experiments«, in: Garattini, S., und V. Ghetti (Hrsg.), *Psychotropic Drugs,* Amsterdam 1957, S. 460.

DOM → STP

Epéna

E

Die Waika-Indianer, urtümliche Pflanzer im Amazonasgebiet, die in rund 200 Menschen umfassenden Gruppen ein halbnomadisches Leben führen, stellen aus der Rinde eines Baums mit dem botanischen Namen *Virola callophylloidea* ein halluzinogenes Schnupfpulver her. Der Baum wird geschält, die Rindeninnenseite mit einem Messer abgekratzt, das Pulver erst an der Sonne und dann über einem Feuer getrocknet. Vor Gebrauch wird das Schnupfpulver mit der Asche der Rinde eines zweiten, bis heute noch nicht identifizierten Baumes gemischt. Die normale Dosis beträgt einen Teelöffel der Rauschdroge pro Nasenloch.
Die ersten Symptome sind nach Berichten von Waika-Informanten, die Georg Seitz sammelte, heftiges Kopfweh und Übelkeit, die meist zu sofortigem Erbrechen führen (ein typisches Beispiel für zentral erregten Brechreiz über das ›Brechzentrum‹ im Hirnstamm, da Epéna ja geschnupft wird). Nach etwa drei Minuten steht der Berauschte auf und beginnt zunächst torkelnd, dann immer schneller und sicherer zu tanzen und monoton zu singen. In kurzen Abständen erhebt er die Arme und wendet sich mit gellendem Schrei dem nahen Gebirge zu. Er spricht mit den *Häkuli,* den großen Geistermännern, die im Himmel wohnen; Epéna »macht ihn so groß, daß er sie sehen kann«.
Epéna liefert ein Beispiel für die Plastizität der durch Halluzinogene bewirkten Visionen. Daniel, ein von Seitz beobachteter Waika-Indio, der die Missionsschule besucht hatte, sah unter dem Einfluß des halluzinogenen Schnupfpulvers Engel und unterhielt sich mit ihnen. Die Makropsie – man erlebt sich als Riese in einer gigantischen Welt oder auch in einer Welt von Zwergen – gehört zu den geläufigen Erlebnissen unter Halluzinogen-Einfluß. Einer der Autoren (W. S.) hat sich selbst unter Meskalin-Einfluß zwingend als langarmigen, behaarten Riesen erlebt, der – das Gesicht ungefähr in Höhe der Baumwipfel – dahinschreitet. Gordon Wasson glaubt, daß die Riesen und Zwerge unserer Märchen aus solchen Rauschgifterlebnissen entstanden.
Der schwedische Toxikologe Bo Holmstedt hat Tryptamin-Derivate als aktive Komponenten des Epéna-Schnupfpulvers identifiziert (→DMT, →RA III). Interessant ist noch, daß Seitz den (subjektiven) Eindruck hatte, die Waikas würden Epéna öfter für *trips* als zu religiösen oder schamanistischen Zwecken (um etwa die *Häkuli* bei einer Krankheit zu befragen) nehmen. Sucht und körperliche Abhängigkeit beziehungsweise körperliche Schäden durch die Droge wurden nicht beobachtet. **W. S.**

Literatur: Seitz, G., »Epéna, The Hallucinogenic Snuff of the Waika-Indians«, in: Efron, D. H. (Hrsg.), *Ethnopharmacologic Search for Psychoactive Drugs,* Washington 1967.

Fliegenpilz

F

In vielen Pilzbüchern und selbst noch in medizinischen Lehrbüchern über Toxikologie (Giftkunde) kann man lesen, der Fliegenpilz *Amanita muscaria* sei ein gefährlicher Giftpilz. Das für seine Toxizität verantwortliche Alkaloid sei das

Muskarin, eine der aktivsten ›parasympathikomimetischen‹ Substanzen, die es gibt. Muskarin erregt den parasympathischen Teil des vegetativen Nervensystems, erhöht den Tonus des Magen-Darm-Kanals, erweitert die Gefäße (gerötete Hautfarbe), verengt die Pupillen und führt zu heftigem Speichelfluß. Der Vergiftete ist stark erregt und kann tobsüchtig werden. Gegenspieler der Effekte des Muskarins ist ein anderes Alkaloid: das Atropin. (→RA III).

Diese bisherige Ansicht über die Giftigkeit des Fliegenpilzes kann heute nicht mehr in vollem Umfang aufrechterhalten werden. Der Zürcher Pharmakologe Peter. G. Waser, der 1954 zusammen mit Konrad Eugster Muskarin erstmals in chemisch reiner, kristalliner Form isolierte, zweifelt daran, ob man es für die psychotoxischen Effekte des Pilzes verantwortlich machen kann. Muskarin wird nämlich durch die Darmwand kaum aufgenommen. Außerdem enthält der Fliegenpilz viel zu wenig davon, um ernstliche Vergiftungen auszulösen.

Die Zürcher Forscher haben im Fliegenpilz drei weitere, bisher unbekannte chemische Substanzen gefunden: Ibotensäure, Muscimol und Muscazon. Das Halluzinogen →Bufotenin ließ sich nur in Spuren nachweisen. Für die berauschenden Wirkungen des Fliegenpilzes ist es wohl kaum verantwortlich. Möglicherweise enthält *Amanita muscaria* noch bisher unbekannte psychoaktive Stoffe. Aber auch der Effekt des Muscimol, den Waser in Selbstversuchen erforschte, kann einen Teil seines Wirkungsbildes erklären. Obschon Muscimol nicht so intensive Halluzinationen auslöst wie etwa →LSD, sind seine Wirkungen doch beträchtlich: Es verändert Raum- und Zeitvorstellung, Wahrnehmung, Sprache und Denken. Die Umwelt wird illusionär verkannt. Louis Lewin hat beschrieben, wie Fliegenpilz-Berauschte eine winzige Pfütze für einen See hielten oder mit grotesken Sprüngen über ganz niedrige Hindernisse hinwegsetzten.

Waser hat Muscimol mit Wasser getrunken und über seine Erlebnisse nach verschieden hohen Dosen berichtet:

1. Fünf Milligramm führten nur zu einem Gefühl der Schläfrigkeit.
2. Zehn Milligramm führten zu Schläfrigkeit, schwerfälligen Bewegungen (Ataxie) und gehobener Stimmung. Die geistige Leistungsfähigkeit war eher stimuliert; Geschmacks- und Farbenempfindungen schienen leicht verändert. Nach drei Stunden klang die Wirkung völlig ab.
3. 15 Milligramm führten nach 40 Minuten zu einer ausgesprochenen Intoxikation mit starker Gangstörung (Waser konnte nicht mehr mit geschlossenen Augen gehen) und unartikuliertem Sprechen. Echobilder von Szenen, die schon einige Minuten vergangen waren, drängten sich ihm auf. Besonders störten ihn aber Krämpfe einzelner Muskelgruppen. Der ›erfrischende‹ Effekt war geringer als der von zehn Milligramm.

Alle modernen Untersucher stimmen darin überein, daß *Amanita muscaria* (im Gegensatz zu *Amanita phalloides,* dem tödlichen Knollenblätterpilz) nicht sehr giftig ist. Auch die populäre Etymologie, wonach man den Namen ›Fliegenpilz‹ von einer Verwendung als Fliegengift ableiten müsse, ist falsch. Wenn man nämlich experimentell prüft, was mit einer Fliege geschieht, die von Milch getrunken hat, in der Fliegenpilze eingeweicht wurden, beobachtet man, daß sie nur scheintot wird. Sie fällt zwar nach kurzen Flugversuchen betäubt nieder, erhebt sich aber nach einiger Zeit gesund wieder.

Mit seinem hochroten, weißgetupften Hut gehört *Amanita muscaria* zu den bekanntesten Pilzen; er ist Symbol der Freude (›Glückspilz‹) – wohl eine Anspielung auf seine psychotropen Effekte. Der Pilz entwickelt sich aus einer rundlichen Knolle (er gehört zu den Wulstlingen, also den *Amanitaceae*). Anfänglich wird der Hut von einer weißen Haut bedeckt, die sich später in einzelne Warzenfelder auflöst. Quer durchschnitten, zeigt er unter der Huthaut eine kräftig zitronengelbe, sehr charakteristische Linie. Das schneeweiße Fleisch hat keinen besonderen Geschmack oder Geruch.

Der Fliegenpilz wächst in Europa und Asien bis nach Sibirien. Er bevorzugt siliziumhaltige Böden und steht mit Vorliebe unter Nadelbäumen. Waser gibt seine Giftigkeit im rohen Zustand (durch Kochen oder Braten werden die psychoaktiven Stoffe zerstört) mit folgendem Stufenschema an:

- Ein bis vier mittelgroße Pilze führen zu Dösigkeit, Übelkeit, Schwindel und Schläfrigkeit. Dazu können Euphorie und ein Gefühl der Schwerelosigkeit, vielleicht auch farbige Visionen auftreten.
- Fünf bis zehn Pilze lösen eine deutliche Vergiftung mit muskulären Zuckungen, Verwirrtheit, Erregungszuständen und lebhaften Halluzinationen aus, an die sich ein traumreicher Schlaf anschließt.
- Über zehn Pilze können tödlich sein, obschon es keinen exakt dokumentierten Fall einer tödlichen Vergiftung gibt, bei der Fliegenpilze allein die Ursache waren.

Regelmäßig als Rauschdroge verwendet werden Fliegenpilze heute nur noch in Sibirien, vor allem von den Kamtschadalen, Korjaken, Tschuktschen und Jukagiren. Der Brauch wird immer seltener, da ihn die Regierung für unerwünscht hält und durch entsprechende Propaganda bekämpft; wahrscheinlich noch wirksamer als die Gegenpropaganda ist der Ersatz von *Amanita* durch Wodka.

Die Fliegenpilze werden meist im Sommer gesammelt und roh, in der Regel etwas welk, gegessen. Gelegentlich weicht man sie auch fünf bis sechs Tage in Wasser ein und trinkt den Aufguß, möglicherweise durch den Saft der Rauschbeere *(Vaccinium uliginosum)* oder des Weidenröschens *(Epilobium angustifolium)*, gelegentlich auch durch Wodka ergänzt. Der mythische Zusammenhang, in den man hier wie bei allen Naturvölkern den Rauschgiftkonsum stellt, ist einfach. Die Pilze werden als Zwerge personifiziert, die im Besitz der Droge als allmächtig gelten. Nur Männer nehmen den Pilz.

Ohne direkten Beweis, allein aus dem Wirkungsbild des Muskarins (das zu Tobsucht führen kann, aber, wie man heute weiß, nicht in nennenswerten Mengen vom Körper aufgenommen wird), hat man versucht, *Amanita*-Intoxikationen für die Raserei der altskandinavischen Berserker verantwortlich zu machen, die nach den Berichten der Sagas vor Kampfeswut »in ihre Schilde bissen und gegen Eisen und Feuer fest« waren, worunter man nicht unbedingt magische Unverwundbarkeit verstehen muß, sondern möglicherweise nur eine Trance, welche sie die Wunden und die Hitze der Flammen nicht spüren ließ, wie man es bis heute in ekstatischen Kulten findet.

Wer die heutigen Resultate hinsichtlich der psychischen Effekte von *Amanita muscaria* kennt, wird die Berserker nicht mehr unter dem Einfluß des Fliegenpilzes sehen (obschon sicher auch das Wirkungsbild von *Amanita muscaria* durch autosuggestive Einflüsse, etwa »der Pilz macht mich zum Berserker«, stark verändert werden könnte). Immerhin stimmen die ethnographischen und die experimentellen Berichte darin überein, daß das allgemeinste und erste Symptom nach Fliegenpilzgenuß eine vom normalen Schlaf deutlich unterschiedene Dösigkeit ist, die rund 15 bis 20 Minuten nach dem Genuß einsetzt und einige Stunden dauert. Nur wenige Versuchspersonen überwinden dieses stuporöse Stadium. Sie erleben dann eine gewaltige Euphorie, die etwa drei bis vier Stunden anhält. Der bekannte Ethnomykologe Gordon Wasson, der in Japan Fliegenpilze aß, hat bei einem Selbstversuch nur eine gehobene Stimmung und dann einen zweistündigen Schlaf festgestellt. Nur bei einer der drei Versuchspersonen, einem bedeutenden japanischen Mykologen, war die Reaktion sehr positiv. Er geriet in Verzückung, begann zwanghaft hymnisch zu sprechen, etwa drei Stunden lang. Besonders auffällig war, daß er Menschen, die keine drei Schritte von ihm entfernt standen, mit der ganzen Kraft seiner Lungen anschrie.

Mit keiner anderen Rauschdroge teilt *Amanita muscaria* schließlich die Eigenschaft, daß seine wirksamen Stoffe weitgehend unverändert in den Urin übergehen. In Sibirien ist es üblich, geringe Dosen des teuren Rauschmittels (angeblich sollen die Korjaken einen Pilz für ein Rentier eingetauscht haben) dadurch zu strecken, daß man den Urin sammelt und trinkt. Da die halluzinogenen Substanzen aber nicht unbegrenzt dem Abbau im Körper widerstehen, kann man dieses Verfahren nicht beliebig oft wiederholen.

Die religiöse Bedeutung des Fliegenpilzes

Wie in England die *flies* waren im Mittelalter Fliegen auch in Deutschland ein Symbol für den Wahnsinn. Der Besessene des Mittelalters war von Fliegen befallen; Beelzebub galt als ›Herr der Fliegen‹. Dieser Glaube findet sich im gesamten nördlichen Eurasien. In Rußland, Dänemark, Deutschland und England bedeutet die Fliege Wahnsinn; eine populäre Bezeichnung für den Fliegenpilz ist ›Narrenschwamm‹.

Es scheint möglich, daß die vielfach nachdrücklich betonte Giftigkeit des Fliegenpilzes ebenso Folge der Unterdrückung eines Fliegenpilz-Kultes aus religiösen Gründen war, wie man etwa das weitverbreitete Vorurteil gegen Pferdefleisch aus einer Unterdrückung germanischer Kulte, in denen Pferde geschlachtet und sakramental verspeist wurden, erklären kann.

Gordon Wasson, der zusammen mit dem französischen Mykologen Roger Heim auch die halluzinogenen Pilze Mexikos wiederentdeckte (→Psilocybin), hat sich wohl am gründlichsten mit der sakramentalen Bedeutung des Fliegenpilzes beschäftigt. Er glaubt, daß das bisher rätselhafte Soma der arischen Einwanderer nach Indien nichts anderes als *Amanita muscaria* war. Lange Zeit ist die Identität von Soma eines der größten Rätsel für Mythologen und Psychopharmakologen zugleich gewesen. Nach dem Bericht der ayurvedischen Texte mußten die Götter ihren Mit-Gott Soma erschlagen, um das erste Opfer einzuführen. Das Pressen des Soma, eine kultische Wiederholung dieser Tötung (obschon wohl auch hier der Ritus älter ist als seine mythische Erklärung), ergab einen Trank, der den Göttern Unsterblichkeit, den Menschen aber Visionen verschaffte, die ziemlich eindeutig dafür sprechen, daß Soma ein Halluzinogen war.

Diesen Kult brachten die Arier mit sich, als sie vor etwa 3500 Jahren von Norden her in das Tal des Indus einströmten. Die Hymnen, welche Priester zu Ehren des verherrlichten Soma sangen, der die Menschen den Göttern gleich machte, sind im »Rig-Veda« erhalten:

»Der Trank hat mich fortgerissen wie ein stürmischer Wind ...
Das Denken hat sich mir dargeboten, wie eine Kuh ihrem kleinen Liebling, ...
Die eine Hälfte meines Ichs läßt die beiden Welten hinter sich ...
Ich habe an Größe diesen Himmel und diese Erde übertroffen ...
Ich merke, daß ich Soma getrunken habe.«

(Hymne X, 119)

Lange Zeit haben Religionswissenschaftler und Botaniker herumgerätselt, welche Pflanze sich hinter Soma verbirgt. Die Zubereitung schien gegen das geläufigste Halluzinogen Indiens (die verschiedenen →Cannabis-Zubereitungen Bhang, Charas oder Ganja) zu sprechen. Da Soma ausgepreßt und noch am selben Tag getrunken werden muß, kann es sich auch nicht um Wein oder ein anderes alkoholisches Getränk gehandelt haben, geschweige denn um Mohnsaft (→Opiate). Von den Epheu-Arten, dem wilden Wein und den *Asklepiadeen (Asclepias acida),* welche mit Soma identifiziert wurden, sind keine halluzinogenen Wirkungen bekannt.
120 Hymnen sind allein über Soma gedichtet worden. »Ist es möglich«, fragt Gordon Wasson, »daß so viel über eine Pflanze geschrieben werden konnte, ohne daß Aufschluß über ihre Identität gegeben wurde? Wie großartig, wenn die Dichter-Priester alle aufschlußreichen Beschreibungen, alle anschaulichen Metaphern bewußt unterdrückt hätten, damit der geschulte Leser unserer Tage die Pflanze nicht identifizieren kann! Aber nichts dergleichen geschah. Tatsächlich hat nämlich sich bisher nur kein ethnobotanisch geschulter Forscher, der sich für psychotrope Pflanzen interessiert, zu einer genauen Überprüfung der Texte bereitgefunden.«
Wasson hat mit bemerkenswerter Genauigkeit sämtliche Hinweise gesammelt und nach eingehender Überprüfung am Ende herausgefunden, daß Soma höchstwahrscheinlich mit *Amanita muscaria* identisch ist. Auf Grund linguistischer Überlegungen* nimmt Wasson an, daß die Sibirier die Sitte des Fliegenpilzes von den Ariern übernommen haben. Während aber in Indien und im restlichen Europa der sakramentale Genuß des Halluzinogens bald aufhörte, hat er sich im entlegenen Ostsibirien noch lange gehalten.
Um die gleiche Droge scheint es sich bei dem, ebenfalls noch nicht näher identifizierten, *»huoma«* der alten Perser gehandelt zu haben; gegen seine Verwendung hat sich Zarathustra stark gemacht (Frye 1971).
Robert Graves vermutet, daß *Amanita muscaria* auch bei griechischen Mysterienkulten – jenen des Dionysos und vor allem in den eleusinischen Mysterien – eine Rolle spielte. Einer der Autoren (W. S. 1968) hat eine Reihe von Einwänden gegen diese Hypothese vorgebracht. Doch auch er betont, daß psychoaktive Drogen eine sehr große und oft übersehene Bedeutung in archaischen Religionen hatten (→RA I). W. S.

* Bei fast allen sibirischen Fliegenpilzessern kann die entsprechende Bezeichnung auf die Wortwurzel *pong* zurückgeführt werden, die mit dem griechischen *spongos* (Schwamm) verwandt ist.

Literatur: Die Arbeiten von P. G. Waser und G. Wasson sind enthalten in: Efron, D. H. (Hrsg.), *Ethnopharmacologic Search for Psychoactiv Drugs,* New York 1967. – Frye, R. N., Artikel »Zarathustra« in: Die Großen der Weltgeschichte, Bd. 1, München 1971. – Graves, R., *Steps,* London 1958. – Haas, H., *Pilze Mitteleuropas,* Stuttgart 1966. – Heim, R. und G. Wasson, *Les champignons hallucinogènes du Mexique,* Paris 1958. – Pavlovna, V., und G. Wasson, *Mushrooms, Russia and History,* New York 1957. – Schmidbauer, W., »Halluzinogene in Eleusis«, in: *Antaios* 10, 1968, S. 18.

H

Haschisch → Cannabis

Heroin → Opiate

Hexensalben

In der europäischen Kultur hat sich die religiöse Funktion von Rauschdrogen wohl am längsten in den magischen Praktiken der Hexen erhalten. Die geschichtlich nicht zu leugnende Tatsache des Hexenglaubens (dem bis heute in manchen Gegenden Deutschlands, wie etwa der Lüneburger Heide, ein Drittel der Bevölkerung anhängt) und der Hexenverfolgungen ist sehr verschieden interpretiert worden. Während Psychiater (z. B. Franz Alexander, der hier auf namhafte Ärzte wie Paracelsus und Johann Weyer zurückgreifen kann) in den Visionen der Hexen Ausgeburten von Geisteskrankheiten (Schizophrenie, hysterisch-pseudologische Neurosen) sehen, haben Historiker und Religionswissenschaftler darauf hingewiesen, daß im Kult der Hexen – der ›schwarzen Messe‹, dem Tanz um den phallischen Ziegenbock, dem Fruchtbarkeitszauber der weißen und dem Unfruchtbarkeitszauber der schwarzen Magie – Elemente heidnischer Kulte überlebt haben. Die britische Volkskundlerin Margaret Murray hat diese Ansicht wohl am besten begründet (»The God of the Witches«).
Obschon sich die Vertreter der ärztlich-psychiatrischen und der historisch-volkskundlichen Hypothese bisher noch nicht einig geworden sind, ist es durchaus möglich, beide Standpunkte miteinander zu versöhnen. Der Wahninhalt eines Geisteskranken ist ja niemals von seiner sozialen Situation unabhängig. Im Gegenteil: er spiegelt diese, verzerrt und vergröbert, oft sehr drastisch wider (wenn sich etwa ein schizophrenes Mädchen, das unter einer tyrannisch-emotionalen Mutter leidet, von »den Nazis« verfolgt glaubt und sich auf genaueres Befragen herausstellt, daß die Mutter tatsächlich in der Partei war). So werden auch vielfach im Mittelalter Geisteskranke die magischen Vorstellungen aufgegriffen und ausgebaut haben, die im Hintergrund der offiziellen Religion weiterlebten. Der Kult ›Satans‹ – des vom Christentum verteufelten, alten Fruchtbarkeitsgottes, des bocksfüßigen Pan oder des Dionysos und seiner Satyrn – entsprang nicht ihrer Phantasie. Doch viele angebliche ›Hexen‹ mögen nur in der Phantasie an ihm teilgenommen haben.
Da hier der Raum fehlt, diese ›pluralistische‹ Erklärung der europäischen Hexenkulte und -verfolgungen ausführlich darzustellen, muß eine kurze Liste der für den Drogengebrauch in dieser religiösen Subkultur relevanten Züge genügen:
1. Die meisten Hexen waren Frauen. In einer patriarchalischen Gesellschaft,

die im Weib ein Werkzeug Satans sah (so die Verfasser des »Hexenhammers«), zogen sie die trieb- und leibfreundlichen Lehren des Hexenkultes besonders stark an.
2. Psychisch besonders belastete Frauen, welche das vom Christentum geforderte Maß an Triebverdrängung nicht oder nur mit großer Mühe erbringen konnten, erwiesen sich als besonders gefährdet. Ihr Glaube an den ›Teufel‹, das heißt an das Gegenbild der leibfeindlichen Kultur, war aber mit heftigen Schuldgefühlen verbunden. Wenn es zu einer Psychose kam, mag eine ausgiebige Selbstbezichtigung dieses Schuldgefühl beschwichtigt haben.
3. Die Gerichtspraktiken der Inquisition – Folter und stundenlange Verhöre – wirkten im Sinn einer ›Gehirnwäsche‹, nach der der Betroffene nicht nur alles zugibt, was man von ihm verlangt, sondern auch selbst glaubt, diese Schandtaten vollbracht zu haben.
4. Die Vertreter der Inquisition projizierten ihre eigene, verdrängte Sexualität in ihre Opfer und bekämpften sie in ihnen, was ihnen eine Abwehr der verbotenen Impulse und zugleich sadistische Befriedigung erlaubte. (Die ›Hexe‹ wurde entkleidet, ihre Schamhaare wurden abrasiert, ihr Körper mit Nadeln zerstochen, um Satansmale zu finden.)
5. In den Hexenkulten überlebte ein uraltes Wissen um Rauschdrogen, das nicht nur an die Fruchtbarkeitskulte der frühen Ackerbauern anknüpfte, sondern unmittelbar an die bei vielen ›primitiven‹ Völkern beschriebenen ›Reisen ins Geisterreich‹ des Schamanen. Wie jede Religion wandelte sich auch die der Hexen unter dem Einfluß sozialer und politischer Umwälzungen: Sie nahm Elemente des Fruchtbarkeitskultes, der dionysischen Orgien und schließlich verzerrte, in ihr Gegenteil verkehrte Züge der christlichen Religion auf (›schwarze Messe‹, deren Höhepunkt in einem analen Koitus vor dem Altar bestanden haben soll).
6. Für die Wurzeln der Hexenkulte in altsteinzeitlichen religiösen Mythen spricht ihr Kalender, der nicht dem Ackerbau, sondern dem Fortpflanzungsrhythmus der wilden Tiere entspricht (2. Februar, Vorabend des 1. Mai und des 1. November, der 1. August). Steinzeitliche Höhlenbilder zeigen Szenen, die deutlich an die den Hexen zugeschriebenen Praktiken erinnern.

Historische Zeugnisse

»Hat der Angeklagte irgendwelches Fett an sich, so ist dies ein Indiz für die Folter, selbst wenn er keine Gründe für solches Fett angeben kann, denn man weiß, daß die Zauberer sich solcher Drogen bedienen«, sagte Jean Bodin in seinen Instruktionen für Richter, die mit der Hexerei zu tun hatten.
Der Philosoph und Astronom Pietro Gassendi traf einmal auf einen Mann, der beschuldigt war, an Hexensabbaten teilzunehmen; er befreite ihn unter der Bedingung, daß er ihm sein Geheimnis verrate. Der Hexer nahm eine Kugel Arznei und bot dem Philosophen eine ähnliche an. Dann fiel er in tiefen Schlaf und fragte ihn nach seinem Erwachen, wie denn Gassendi »der Bock empfangen habe«. Gassendi hatte die Droge aber nicht genommen; später probierte er sie an einem Hund aus, der sogleich einschlief.
Am genauesten ist vielleicht der Bericht des Neapolitaners Giovanni Battista Porta, der in seiner »Magia naturalis« erzählt, wie er eine Hexe dazu brachte, in seiner Gegenwart ihren ganzen Körper mit Salbe einzureiben. Sie fiel in einen tiefen Schlaf, woraus sie selbst mit Schlägen nicht erweckt werden konnte.

»Als die Kraft der Salbe nachließ, erwachte sie und erzählte uns wirre Ideen: sie sei über Meer und Berge geflogen. Alles, was sie sagte, war erlogen ...«
Die botanisch sehr erfahrenen Ärzte des Mittelalters wußten ziemlich gut, welche Pflanzen solche Visionen auslösen konnten. Immer wieder werden die Nachtschattengewächse in diesem Zusammenhang genannt: Tollkirsche, Bilsenkraut, Stechapfel, Mandragora. Opium, Cannabis-Extrakte, gelegentlich auch Schierling, Taumellolch und Kanthariden (›spanische Fliegen‹, ein viel gepriesenes, aber bereits in geringfügig überhöhter Dosis lebensgefährliches Aphrodisiakum) ergänzen sie. Hieronymus Cardanus erwähnt eine Salbe aus Samen von Taumellolch *(Lolium temulentum L.)*, Bilsenkraut *(Hyoscamus niger L.)*, Schierling *(Conium maculatum L.)*, vom roten und schwarzen Mohn *(Papaver rhoeas L.)*, vom Lattich *(Lactuca L.)*, vom Portulak *(Portulaca oleracea L.)*, vier Teile von jedem; von Tollkirsche *(Atropa belladonna L.)* einen Teil. Man bereite aus diesen Samen ein Öl und gebe zu jeder Unze (28 g) ein Skrupel (1,2 g) Opium. Die wirksame Dosis beträgt anderthalb Skrupel (1,8 g) dieses Öls; wie Cardanus behauptet, wird man zumindest zwei Tage betäubt sein.
Während Cardanus' Rezept im ganzen recht vernünftig scheint – die Beigabe von Schierling mag freilich das Risiko implizieren, daß der Berauschte nicht mehr aus dem Schlaf erwacht –, fährt Stanislas de Guaita in seinem »Eluctuarium satanicum« (Teufelsmus) ein erheblich schwereres pharmakologisches Geschütz auf. Jacques Bergier hat in »Planète« kürzlich diese Formel aufgegriffen. Man mischt ein Mus aus: drei Gramm Önanthol (das aus destilliertem Rizinusöl gewonnen wird und die Formel $C_7H_{14}O$ hat), 50 Gramm Opiumextrakt, 30 Gramm Extrakt aus schwarzer Betelnuß (offenbar Metelnuß von *Datura metel,* einer Stechapfelart), sechs Gramm Extrakt aus Fünffingerkraut, 15 Gramm Extrakt aus Tollkirsche, 15 Gramm Extrakt aus Bilsenkraut, 15 Gramm Extrakt aus dem großen Schierling, 250 Gramm fetten Extrakt aus indischem Hanf (als Haschisch), fünf Gramm Extrakt aus ›spanischen Fliegen‹, mit Traganthgummi und Puderzucker. Das Ganze reicht für elf ›Reisen‹. Auch bei diesem Rezept handelt es sich offensichtlich um ein Mittel, das oral genommen werden muß.
Es ist übrigens nicht unbedingt berechtigt, dieser sogenannten Latwerge zuzuschreiben, daß sie den Konsumenten »unweigerlich eher ins Leichenhaus als zum Sabbat bringt« (Jean Brau). Dazu müßte man die Konzentration der verwendeten Extrakte genau kennen. Die Dosierungen scheinen freilich recht hoch, selbst wenn man bedenkt, daß sie auf elf einzelne Gaben verteilt werden (fast 250 g Haschisch, wobei freilich zu fragen ist, wieviel Hanfharz in dem »fetten Extrakt« enthalten sein mag). Die Latwerge de Guaitas scheint, wenn man einmal das Dosierproblem außer acht läßt (das heute nicht mehr gelöst werden kann), einen interessanten Synergismus zu verwirklichen: Schierling und die Nachtschattendrogen sorgen für Betäubung, das Haschisch für die Visionen und die Kanthariden für den erotischen Teil des Hexensabbats. Offensichtlich wollte man nichts auslassen.

Moderne Studien

»Es kann keinem Zweifel unterliegen, daß die narkotische Hexensalbe ihr Opfer nicht nur betäubte, sondern dasselbe den ganzen schönen Traum von der Luftfahrt, vom festlichen Gelage, von Tanz und Liebe so sinnfällig erleben ließ, daß es nach dem Wiedererwachen von der Wirklichkeit des Geträumten überzeugt war. Die Hexensalbe stellte in dieser Weise ein Berauschungs- und Genußmittel des armen Volkes dar, dem kostspieligere Genüsse versagt waren ... Bemerkenswert ist die vielfach auftauchende Vorstellung der Verwandlung in Tiergestalt durch die Salbe. Die deutschen Hexen glaubten sich in Katzen, Hasen, Eulen, Gänse und andere Tiere verwandelt ... Außer den Solanazeen* enthielten manche Hexensalben auch Akonit**. Gerade durch diesen Zusatz, mit seinen die Nervenenden in der Haut erregenden, dann lähmenden Alkaloiden, konnte die Autosuggestion der Tierverwandlung, des aus dem Körper emporwachsenden Haar- oder Federkleides, entstehen, wie wir heute ähnliche, von der Haut ausgehende Sinnestäuschungen bei den Kokainisten beobachten.«

Dieser Darstellung des Bonner Pharmakologen H. Fühner ist nicht viel hinzuzufügen. Bei den Hexensalben kann man denselben Prozeß beobachten wie bei vielen anderen Halluzinogenen (→LSD). Durch die Ablösung von der Realität, welche der Rausch herbeiführt, wird die Suggestibilität enorm gesteigert. Die Hexe, welche nackt und zuckend auf ihrem Strohsack lag, den Körper glänzend von der angeblich aus Kröten- oder Säuglingsfett bereiteten Salbe, erlebte den Mythos, an den sie glaubte: den Flug zum ›Sabbat‹, das Zusammentreffen mit anderen Hexen, die Orgie mit Männern, die sie sexuell begehrte, die Begegnung mit Satan. Ob es neben diesen Visionen auch echte kultische Zusammentreffen gab, spielt für den Vorgang an sich keine Rolle. Ob das Modell für eine Erfahrung mündlich überliefert oder einmal konkret miterlebt wurde – in beiden Fällen kann sie visionär, durch die Rauschdroge unterstützt, noch einmal lebendig werden.

Die Macht entsprechender Autosuggestionen zeigen die Selbstversuche mancher Volkskundler mit Hexensalben. Am bekanntesten ist der Versuch von Will-Erich Peuckert geworden, der 1960 eine Salbe nach dem von Giambattista Porta in der »Magia naturalis« (1568) angegebenen Rezept zubereitete und – zusammen mit einem Freund – die Salbe auf Stirn und Achselhöhlen strich. Beide verfielen in einen rauschähnlichen Schlaf, aus dem sie mit bohrenden Kopfschmerzen und ausgetrocknetem Mund (das letzte ein typisches Symptom der Atropin-Wirkung) erwachten. Peuckert berichtet:

»Wir hatten wilde Träume. Vor meinen Augen tanzten zunächst grauenhaft verzerrte Gesichter. Dann plötzlich hatte ich das Gefühl, als flöge ich meilenweit durch die Luft. Der Flug wurde wiederholt durch tiefe Stürze unterbrochen. In der Schlußphase ... das Bild eines orgiastischen Festes mit grotesken sinnlichen Ausschweifungen.«

Peuckert und sein Freund kannten die Berichte der Hexen sehr gut. Daß die skeptischen Wissenschaftler ziemlich genau dasselbe erlebten wie die abergläubischen Frauen des Mittelalters, zeigt deutlich, wie hier der Effekt der Rauschdroge und die autosuggestiv wirkende Erwartungshaltung zusammenwirkten. Auch ein anderer Experimentator, Siegbert Ferckel, »schwebte mit großer Geschwindigkeit aufwärts«. Und er berichtet weiter: »Es wurde hell, und durch einen rosa Schleier erkannte ich verschwommen, daß ich über der Stadt schwebte ...«

* Nachtschatten-Drogen.

** Alkaloid des Eisenhuts, *Aconitum napellus*.

Die Vorstellung, daß durch eine Hexensalbe Menschen in Tiere verwandelt werden könnten, findet sich übrigens schon in der Antike. Im »Goldenen Esel«, einem Roman des Apuleius (zweites Jahrhundert n. Chr.), wird Lucius zum Esel und muß es lange Zeit bleiben, weil er das Gegenmittel nicht rechtzeitig nimmt. Den Bericht Homers über die Verwandlung der Gefährten des Odysseus in Schweine (vor der Odysseus selbst durch das noch nicht identifizierte Kraut Moly geschützt war) könnte man in einen ähnlichen Zusammenhang stellen (→Nachtschatten-Drogen). W. S.

Literatur: Alexander, F., und S. Selesnik, *Geschichte der Psychiatrie,* Konstanz 1969. – Bergier, J., »Lumieres sur la magie«, in: *Planète* Nr. 16, Paris 1964. – Bodin, J., *Instructions aux juges en fait de sorcellerie,* Paris 1580. – Brau, J. L., *L'Histoire de la drogue,* Paris 1968. – Ferckel, S., »›Hexensalbe‹ und ihre Wirkung«, in: *Kosmos* 50, 1954, S. 414. – Fühner, H., »Solanazeen als Berauschungsmittel«, in: *Archiv für experimentelle Pathologie und Pharmakologie* 111, 1925, S. 281. – Marzell, H., *Zauberpflanzen – Hexentränke,* Stuttgart 1964. – Murray M., *The God of the Witches,* London 1928. – Pennethorne, H., *Witchcraft,* London 1960. – Porta, G., *Magia naturalis,* 1568. – Richter, E., »Der nacherlebte Hexensabbat. Zu Will-Erich Peuckerts Selbstversuch mit Hexensalben«, in: *Forschungsfragen unserer Zeit 7,* 1960, S. 97. – Schmidbauer, W., »Die magische Mandragora«, in: *Antaios* 10, 1968, S. 274.

Kanna *(Channa)* **K**

In Afrika sind Halluzinogene nur sehr selten bei ›Primitiven‹ gefunden worden. Alkohol ist in der Form von Bier schon seit langer Zeit bekannt. In jüngster Zeit wurde vielfach →Cannabis angebaut, doch seine Verwendung ist, vor allem unter den Negern, nicht ursprünglich. Die afrikanischen Jäger und Sammler (Pygmäen, Buschmänner, Hadza) kennen nicht einmal den Alkohol.
Die einzige halluzinogene Droge der Primitiven Afrikas ist das Kanna oder Channa, welches die Hottentotten in Südafrika nach den Berichten der alten Forschungsreisenden kauten. Leider ist die Identifikation der Droge nie gelungen. Der Brauch ist unter dem Einfluß der kulturellen Veränderungen schon lange erloschen. Ein 225 Jahre alter Bericht schildert den Kanna-Effekt: »Ihre tierischen Neigungen erwachten, ihre Augen blinkten, ihre Gesichter zeigten Lachen und jähe Lust. Tausende von ergötzlichen Vorstellungen erschienen ihnen, eine vergnügte Stimmung bemächtigte sich ihrer, die es ihnen erlaubte, sich an den einfachsten Scherzen zu erfreuen.«
Dieses Wirkungsbild würde sehr gut zu Haschisch (→Cannabis) passen, und tatsächlich hat man eine Zeitlang Kanna als *Cannabis sativa* identifiziert. Heute, unter dem Eindruck zahlreicher Hinweise auf die sekundäre Rolle des Cannabis-Konsums im südlichen Afrika, neigen manche Ethnobotaniker der Ansicht zu, daß es sich um verschiedene Arten von *Mesembryanthemum* (Eiskrautgewächse) handelte. Die in *Mesembryanthemum tortuosum* enthaltenen Alkaloide haben aber im Tierversuch bisher nur lähmende Effekte (bis zum Atemstillstand) gezeigt. Völlig geklärt ist die Identität von Kanna noch nicht.

W. S.

Literatur: Efron, D. H., *Ethnopharmacologic Search for Psychoactive Drugs,* Washington 1967.

Kath

Der Kath-Tee beziehungsweise das Kauen der Blätter und Blattschossen von *Catha edulis* ist in Abessinien weit verbreitet. Die Pflanze gedeiht nur in den kühlen, hochgelegenen Tälern Nordostafrikas. Obschon der Kath-Tee eher ein Genußmittel als eine Rauschdroge ist, steht er im Übergangsfeld zwischen beiden. Pharmakologisch besonders interessant ist die nahe Verwandtschaft seiner Wirksubstanz, des Cathins, mit den →Weckaminen. Kath wurde um das Jahr 1300 zum erstenmal erwähnt, ist also älter als der Kaffee, dessen anregende Eigenschaften er übertrifft. Da die Pflanze, wenn sie gelagert wird, einen Teil ihrer Wirksamkeit verliert, bringt man sie meist nachts aus hochgelegenen Bergtälern nach Aden, Tigre, Hodeida und Harar.

Chemisches Prinzip

Ein Kilo frischer Kath-Blätter liefert 2,7 Gramm Cathin, 3,2 Gramm Cathidin und 1,5 Gramm Cathinin. Das wichtigste Alkaloid, Cathin, ist als d-Nor-Isoephedrin identifiziert worden. Es ist mit dem Weckamin Amphetamin eng verwandt, wirkt aber sechsmal schwächer als Benzedrin oder Pervitin.

Wirkung

Die Wirkung gleicht jener der →Weckamine: Müdigkeit verschwindet, Euphorie und schwache Erregung stellen sich ein, körperliche Arbeit und Reden werden leichter, das Hungergefühl wird zurückgedrängt. Kath war bei abessinischen Kriegern auf nächtlichen Überfällen und bei ausgedehnten Botenläufen sehr beliebt (ähnlich wie Coca in Bolivien, →Kokain). Mißbrauch ist nicht selten; es kommt dann zu Schlaflosigkeit, Nervosität, Magenentzündung, Herzrasen und angeblich auch Impotenz. Doch dürfte die geringe Konzentration der wirksamen Alkaloide einen heilsamen Schutz vor Suchterscheinungen und übertriebenem Konsum bedeuten und verhindern, daß die Dosis zu sehr gesteigert wird.

W. S.

Literatur: Hesse, H., *Rausch-, Schlaf- und Genußgifte,* Stuttgart 1966. – Møller K. O., *Rauschgifte und Genußmittel,* Basel 1951.

Kawa-Kawa

Schon die ersten Reisenden in der Südsee (z. B. James Cook) berichten von Kawa-Kawa (oder Kava), dem nationalen Getränk vieler Eingeborenen der pazifischen Inselwelt. Kawa ist so eng mit der polynesischen Kultur verknüpft, daß die Ethnologen überall dort, wo es verbreitet ist, polynesische Einflüsse annehmen. Da es meist in religiösen Zeremonien getrunken wurde oder zumindest eng mit ihnen verknüpft war, haben die Missionare auf manchen Inseln diese Sitte bekämpft – in der Regel mit einem Teilerfolg, der um so ›besser‹ war, je mehr die Polynesier den von den Weißen importierten Schnaps schätzen lernten.
Kawa wird hergestellt, indem man die Wurzel des vielfach angebauten *Piper methysticum* (Rauschpfeffer) reinigt, schält und in kleine Stücke schneidet. Früher wurde sie stets durch Kauen zubereitet. Jungfrauen (seltener Knaben oder ältere Frauen) kauten die Wurzelstücke zu einem feinfasrigen Brei, der in eine Schale gespuckt, mit wenig Wasser verdünnt und in einer stark zeremo-

nialisierten, gemeinsamen Sitzung streng nach dem Rang der einzelnen Häuptlinge und Haushaltsvorstände verteilt wurde. Heute wird Kawa meist mit einem Stößel in einem Mörser zerrieben und mit Wasser aufgeschwemmt. Diese Zubereitung soll aber schwächer sein. Wahrscheinlich schließen die Enzyme im Speichel die Wirkstoffe noch besser auf.
Kawa steht an der Grenze zwischen Genußmittel und Rauschdroge. Es löst keine Halluzinationen, aber in hohen Dosen Euphorie und ruhige, friedliche Träumerei aus. Aggressivität, Gereiztheit und nörgelnde Stimmung, die beim Alkoholrausch so geläufig sind, treten nie auf. Die ersten Berichterstatter bezeugten, daß Kawa die Beine lähme. Der Ethnologe Lowell D. Holmes, der jüngst selbst Kawa auf Samoa trank, glaubt nicht daran. Wahrscheinlich war die den frühen Beobachtern ungewohnte Hockhaltung für diese ›Lähmungen‹ verantwortlich. Holmes beurteilt Kawa als erfrischendes Getränk mit der Farbe von Milchkaffee, das die Zunge etwas taub macht.
Offensichtlich hat Holmes aber eine schwächere Kawa-Zubereitung untersucht. Ein anderer Ethnologe, D. Charleton Gajdusek, beobachtete auf einer Insel der Neuen Hebriden (Tongariki), daß dort Kawa als Rauschdroge völlig außerhalb jeder Zeremonie (die in der differenzierten samoanischen Gesellschaft unerläßlich ist) getrunken wird. Alt und jung, Männer und Frauen, trinken hier Kawa, das ausnahmslos durch Kauen zubereitet wird. Während Louis Lewin, der den Kawa-Rausch als erster Toxikologe untersuchte, die leichte Euphorie, Anregung und Gesprächigkeit nach Kawa-Genuß beschrieb, beobachtete Gajdusek auf Tongariki eine ganz andere Symptomatik, die wieder deutlich den kulturellen Einfluß auf die Effekte psychotroper Drogen zeigt. Man trinkt Kawa allein, legt sich dann hin und verharrt stundenlang in ruhiger, euphorischer Träumerei, die Gajdusek nur gelegentlich durch (höchst unwillig aufgenommene) Blutdruckmessungen unterbrach. Sie ergaben kaum einen Unterschied zum normalen Zustand.

Chemisches Prinzip

Der Freiburger Pharmakologe Hans J. Meyer hat sechs aus der Wurzel von *Piper methysticum* isolierter ›Alpha-Pyrone‹ im Tierexperiment geprüft. Die Unterschiede zwischen ihnen erwiesen sich größtenteils als quantitativ.

Wirkung

Pharmakologisch lassen sich entspannende und krampfmildernde Effekte nachweisen. Kawa stimuliert in kleinen Dosen, führt in mittleren zu einer Euphorie, die bei noch höheren Gaben in einen stuporösen Zustand übergeht. Diese Effekte macht sich ein kürzlich entwickeltes Medikament (Handelsname: Kavaform) zunutze, das vor allem in der Altersmedizin eingesetzt wird. Psychologische Tests konnten im Doppelblindversuch (→RA III) objektiv zeigen, daß Kavain Stimmung und Antrieb verbessert.

Gefahren

Die Risiken durch Kawa-Genuß sind offensichtlich sehr gering. Er soll manchmal zu einer seelischen Abhängigkeit führen, doch kommt das nach dem Urteil der Ethnographen sehr selten vor. Die von den Weißen importierten alkoholischen Getränke sind in dieser Beziehung jedenfalls gefährlicher. Körperliche Entziehungssymptome sind noch nicht beschrieben worden. W. S.

Literatur: Verschiedene Arbeiten von H. J. Mayer (Pharmakologie von Kawa), L. D. Holmes und D. Ch. Gajdusek (Ethnographie) sind erschienen in:
Efron, D. H. (Hrsg.), *Ethnopharmacologic Search for Psychoactive Drugs,* Washington 1967. – Hun, N., u. a., »Klinische Prüfung des Geriatrikums Kavaførm, Doppelblindversuche«, in: *Münchner Medizinische Wochenschrift 109, 1967,* S. 2197. – Schliak, H., »Kavain bei Alterserkrankungen«, in: *Hippokrates* 38, 1967, S. 26.

Kodein → Opiate

Kokain

Wegen seiner suchtbildenden Wirkung ist Kokain eines der gefährlichsten Rauschgifte, welches die Medizin außer Morphium und Heroin (→Opiate) kennt. Es ist ein chemischer Extrakt aus den Blättern des Coca-Strauches *(Erythroxylon coca).* Die mehrere Meter hohe Pflanze wächst im tropischen Südamerika und auf den idonesischen Inseln (Malaysia). Wie beim Hanf (→Cannabis) hängt die Konzentration des Wirkstoffs stark von der mittleren Tagestemperatur während der Reifezeit ab. Eine maximale Kokainausbeute wird erzielt, wenn sich die Temperatur gleichmäßig zwischen 15 und 20° C bewegt. Am besten gedeiht der Strauch in feuchtwarmen Gebirgslagen, 600 bis 1800 Meter über dem Meeresspiegel. Geerntet wird viermal jährlich.
Den Strauch erkennt man leicht an seinen spatelförmigen, ausgesprochen zarten Blättern und an den fein gebüschelten, leicht gelblichen Blüten, aus denen sich kleine scharlachrote Steinfrüchte bilden. Der botanische Name *Erythroxylon (erythros* = rot, *xylon* = Holz) leitet sich von der fleischroten Rinde ab, die fast allen 200 Arten dieser Pflanzenfamilie eigen ist.
Nach der Ernte werden die Coca-Blätter auf der *matupampa,* einem gestampften Lehmboden, zum Trocknen gelagert. Sie behalten dabei ihre kräftig grüne Farbe. Später verschnürt man sie, wie Tabak, in Säcke oder Ballen. Zum Genuß nimmt der Indio eines der Blätter, entfernt die Rippen und rollt den Rest im Mund zu einer Kugel. Dann taucht er das mit Speichel angefeuchtete Bällchen in ein wenig Kalklösung. Das Ganze wird gekaut, bis fast nichts übrigbleibt.
Durchschnittlich wird viermal täglich Coca gekaut; eine solche Kauperiode, in Peru »Coqueada« genannt, dauert etwa zwei Stunden. Die einheimische Bezeichnung ist so fest eingebürgert, daß gewisse Wegstrecken oder die Dauer bestimmter Arbeiten in Coqueaden angegeben werden. (Näheres über den Kau-Akt bei Gantzer et al. 1975, S. 9).
Nach Wagner vereinigen die Coca-Blätter in idealer Weise die Wirkungen dreier anderer Drogen. Sie wirken stimulierend und leistungssteigernd wie der →Kawa-Trank, euphorisieren wie das Opium (→Opiate) und rufen schließlich Rauschzustände ähnlich denen beim Genuß des Peyotl-Kaktus (→Meskalin) hervor.

Geschichte

Grabfunde belegen, daß schon in vorchristlicher Zeit im Nordosten Südamerikas Coca in Gebrauch war. Diese Anbaugebiete lagen im Bereich des heutigen Columbien und Venezuela bei den Arhuaco-Indianern in den Tälern der Zuflüsse zum Rio Cauca, Orinoco und Rio Negro (Bühler 1946). Andere

Stämme, die aus Mittelamerika nachdrängten, zwangen die Arhuaco, nach Süden auszuweichen; so gelangte die Coca zu anderen Stämmen.
Einem neuen Bericht zufolge (Der Spiegel, Nr. 50/1975, S. 173) sollen Coca-Sträucher sogar vor 5000 Jahren schon an den Anden-Abhängen von Ecuador gepflanzt worden sein. Aus der Chorrera-Periode, so benannt nach einem Grabungsplatz am Rio Guayas, fand man Überreste von Siedlungen, zu deren Requisiten u. a. Behälter mit pulverisiertem Kalk gehören, wie sie beim Coca-Kauen gebräuchlich sind.
In Peru fand man erst wesentlich später, in Gräbern der vorkeramischen Zeit (bis etwa 1500 v. Chr.), Cocablätter als Grabbeigaben.
Bereits vor der Eroberung Perus durch die spanischen Horden des Konquistadoren Francisco Pizarro in den Jahren 1531 bis 1533 war das Coca-Kauen bei den Eingeborenen des Inka-Reichs verbreitet. Ihre Götterstatuen trugen Coca-Pflanzen in den Händen. Die Blätter des Strauches galten als Glücksbringer und wurden von den Priestern in den Tempeln wie Weihrauch verbrannt. Allerdings wurde zu jener Zeit die Droge nur im Rahmen des religiösen Rituals und nur von auserwählten Persönlichkeiten der Führungskaste (Inkas) verwendet, keineswegs als Genußmittel der breiten Masse.
Der Sage nach wurde den Menschen das Zauberkraut von Manko Kapak, dem ›Sohn der Sonne‹, übergeben, der in grauer Vorzeit vom Titicacasee herabgestiegen kam. Die göttliche Gabe sollte »den Betrübten erheitern, dem Müden und Erschöpften neue Kräfte bringen und den Hungrigen sättigen«.
Die Spanier verboten zunächst, wie immer in solchen Fällen, den heimischen Kult und stellten den Abbau und das Kauen von Coca-Blättern unter Strafe. Ein kirchliches Konzil in Lima ächtete Mitte des 16. Jahrhunderts den Kult um den Strauch als ein »unnützes, verderbliches, zum Aberglauben verführendes Ding und Blendwerk des Teufels«. Der Brauch ließ sich jedoch nicht unterdrücken. So machten die Eroberer aus der Unsitte der anderen eine Tugend für sich selbst und besteuerten die Coca-Ernten entsprechend hoch. Gleichzeitig wurde die Inka-Religion zerstört. Das führte in der Folgezeit dazu, daß das Coca-Kauen häufig hedonistischen Zwecken diente und entartete. Hunderttausende süchtiger Indios reden heute eine beredte Sprache. Eine wichtige Rolle spielt auch, daß Coca-Kauen den Hunger vertreibt und deshalb vor allem bei den Ärmsten beliebt ist. Allerdings muß man klar trennen zwischen dem Mißbrauch (Kokainismus) und dem Gebrauch (Cocaismus), wobei letzterer überwiegen dürfte. Gantzer et al. (1975, S. 26) weisen darauf hin, daß es – im Gegensatz zu schlecht informierten anderen Quellen – nach ihren eigenen Recherchen in Peru in diesem Land etwa »eine Million Coqueros gibt, die im Jahr etwa zehn Millionen kg Coca konsumieren, d. h. daß ein Coquero durchschnittlich ca. 28 g Coca pro Tag kaut. Wenn man davon ausgeht, daß beim Kauen ca. 0,5 % Cocain extrahiert werden …, dann liegt die durchschnittlich aufgenommene Menge Cocain pro Coquero und Tag bei etwa 0,14 g.«
Heute erntet man allein in Peru und Bolivien 10 000 Tonnen Coca, das entspricht 70 Prozent der Jahresernte von ganz Südamerika. Davon werden 90 Prozent an Ort und Stelle konsumiert, und das restliche Zehntel wird exportiert und zu Kokain veredelt – teils legal für medizinische Präparate, teils illegal für Süchtige der ganzen Erde.
Die chemische Isolierung des Kokains gelang 1860 durch Niemann. Einer der ersten, der es ernsthaft auf seine medizinische Brauchbarkeit untersuchte, war

Sigmund Freud. Er vermutete u. a., daß man es zur örtlichen Betäubung bei Operationen benützen könnte. Er baute zwar seine Entdeckung nicht weiter aus (das besorgte sein Kollege Carl Koller), beschäftigte sich jedoch mit einer völlig anderen Eigenschaft der Droge: ihrer *euphorisierenden* Wirkung. Wie heute viele Haschischraucher ihre Droge nahm er kleine Dosen Kokain wie ein Medikament zu sich und konnte so eigene (leichte) neurotische Beschwerden dämpfen.

Voller Begeisterung schickte Freud seiner Verlobten Martha Bernays einige Proben, »um sie stark und kräftig zu machen«. Sein Biograph Ernest Jones freilich nennt das Kind beim richtigen Namen: »Er drängte es seinen Freunden und Kollegen für sie selbst und ihre Patienten auf, er gab es seinen Schwestern. Kurz, vom Standpunkt unseres heutigen Wissens aus gesehen war er auf dem besten Weg, gemeingefährlich zu werden.« Seine grundlegende Monographie über die Droge war »in einem Ton gehalten, den man in keiner seiner anderen Schriften findet: eine Mischung von Objektivität und persönlicher Wärme, als sei er in den Inhalt selbst verliebt ... Die ›Verleumdungen‹, die über dieses kostbare Mittel veröffentlicht worden waren, weist er hitzig zurück«.

Verteidigung der Droge und das Missionieren für ihre Verwendung sind, nebenbei, typisch für das, was fast ein Jahrhundert später die LSD- und Haschisch-Freunde betreiben werden.

Wir wissen inzwischen, daß Freud einem großen Irrtum unterlag, als er sich so begeisterte. Er selbst wurde von seinem (allerdings sehr maßvollen) Kokainkonsum durch den tragischen Tod seines Freundes Fleischl geheilt, der 1891 u. a. an extremen Überdosen Kokain zugrunde ging – die Freud ihm empfohlen hatte, damit er von seiner Morphiumsucht loskomme!

Ab 1886 lösten zahlreiche Fälle von Kokainismus in Deutschland heftige Bestürzung aus. Bald wandte sich die gesamte wissenschaftliche Welt gegen den Konsum der Droge. Für Freud hatte die Bekanntschaft mit dem Kokain vermutlich eine viel tiefer reichende Bedeutung: Wie die ersten Deutungsbeispiele seiner berühmten »Traumdeutung« beweisen, beschäftigte die Droge ihn noch lange, nachdem er sie nicht mehr nahm – es ist durchaus denkbar, daß die Kokain-Euphorie ihm den Zugang zum eigenen Unbewußten aufschloß (vom Scheidt 1973).

Die große Kokain-Welle Ende des 19. Jahrhunderts fand zu Beginn des Ersten Weltkriegs eine Neuauflage in Frankreich. In den Nachtklubs und Cafés von Paris wurde die Modedroge so gehandelt und gefeiert wie heute das Haschisch in den Schwabinger und Berliner Beat-Schuppen. Manche französischen und deutschen Jagdflieger stopften sich die Nasenlöcher mit dem weißen Pulver (›Schnee‹) voll, ehe sie zum Feindflug aufstiegen. Nach dem Krieg, in den ›tollen Zwanzigern‹, spielte Kokain in der deutschen Unterwelt eine große Rolle. Aber auch unter Intellektuellen und Künstlern war es sehr verbreitet. In Brasilien bildeten sich eigene Süchtigen-Klubs, die *chichingas*. Und in den USA trieb man die Sache auf die Spitze mit den *speed balls,* einer Mischung aus Kokain und Heroin, der wohl teuflischsten Mixtur*, die Menschen jemals zu sich genommen haben.

Wenn die Droge heute, außer unter den Coca kauenden Indios Südamerikas,

* Noch verrückter soll allerdings der *Frisco speed ball* sein, der neben Kokain und Heroin noch LSD enthält (Lingeman, 1969).

kaum mehr eine Rolle spielt, so liegt das in erster Linie am hohen Preis. Ein Kilogramm Kokain-Hydrochlorid soll im Schwarzhandel 3000 DM kosten, also ein Gramm etwa drei DM. Nachdem der Süchtige seine Anfangsdosis von 0,1 Gramm rasch auf zehn bis fünfzehn, ja sogar 30 Gramm täglich steigert, wird der Kokainismus bald zu einem teuren Vergnügen. Als Betäubungsmittel wurde Kokain längst von anderen, ungefährlicheren Substanzen verdrängt.

Wenngleich zur Zeit (1975/76), vor allem in den USA, ein deutlicher Trend zu gelegentlichem Kokainkonsum zu beobachten ist und es in »besseren Kreisen« fast schon als schick gilt, ein kleines silbernes Löffelchen zum Aufnehmen des weißen Pulvers bei sich zu tragen (Rhodes 1975), dürfte es sich hierbei wahrscheinlich eher um eine vorübergehende Modeerscheinung handeln, die noch flüchtiger sein wird als die Haschischwelle bei uns in Deutschland. Unterschätzen sollte man freilich auch solche kurzen Drogenepisoden nicht, weil erfahrungsgemäß immer eine ganze Reihe labiler, anfälliger Menschen an der jeweiligen Mode hängenbleiben und sich dem deutlich wachsenden Heer der Süchtigen der Erde zugesellen.

Für diese Kokain-Mode, gerade unter den Intellektuellen, spricht, daß da und dort Artikel und Bücher erscheinen, die dediziert auf die angeblich harmlosen Wirkungen der Droge hinweisen, wenn sie »richtig« genommen wird. Man hat dabei, auch bei kritischer Einstellung, Schwierigkeiten, abzuwägen, welche Argumente letzten Endes die stichhaltigeren sind – gerade weil solide wissenschaftliche Befunde kaum vorliegen. Eine der Publikationen, die vernünftig positive wie negative Gesichtspunkte abzuwägen suchen, ist Richard Ashleys »Cocaine – its History, Uses and Effects« (1974). Ashley weist vor allem darauf hin, daß es viele unbewiesene Behauptungen über Kokain (und Coca) gibt.

Nicht zu Unrecht betont er auch, daß wie bei dem totalen Alkoholverbot (Prohibition, →Alkohol) die Kriminalisierung des Kokains zu allerlei Sekundäreffekten führt: Erpressung, Betrug, Urkundenfälschung, Diebstähle, Raubüberfälle, Hehlerei usw. Solange Schmuggler und Schwarzhändler den Vertrieb der Droge kontrollieren, sorgt schon allein der Preisanstieg zwischen Hersteller und Endabnehmer für unnötige soziale und psychische Nebenwirkungen (der normale Ladenpreis einer Unze Kokain würde etwa 50 US-Dollar betragen; der Schwarzmarktpreis dafür betrug 1974 etwa 1800 bis 2000 Dollar).

An anderer Stelle hat vom Scheidt (1976) allerdings zu bedenken gegeben, daß jede Rauschdroge, also auch das Kokain, für den Konsumenten die Funktion hat, einen Defekt in seiner Persönlichkeitsstruktur auszugleichen; nicht nur beim Drogenabhängigen, sondern auch schon beim Gelegenheitskonsumenten.

Dafür spricht beispielsweise auch die Rolle, welche das Coca-Kauen heute noch in der Volkskultur der Peruaner in ländlichen Gegenden spielt, wo es nicht als Fluchtmittel benützt wird (wie bei den verelendeten Bevölkerungsteilen in den städtischen Slums), sondern als integrierendes Mittel beim geselligen Beisammensein. Gantzer, Kasischke und Losno (1975) zitieren einen katholischen Missionar, der in 4000 m Höhe in der Nähe der Stadt Carhuamayo zehn Indianergemeinden als Pfarrer betreut: Er behauptet, in den Ortschaften in der Nähe der Hauptstraße mit guten Handelsmöglichkeiten sei der Coca-Konsum, mit Anstieg des Lebensstandards, zurückgegangen. Hingegen werde in den abgelegenen Gemeinden, die sehr schwere Lebensbedingungen aufwiesen, noch immer sehr viel Coca gekaut.

Auch in Orten, wo man Coca nur noch selten kaut, werde sie bei Totenwachen, die bis zu fünf Tage dauern, in großen Mengen genommen, um sich munter zu halten. Außerdem werfe man noch die Coca-Blätter, um daraus das Schicksal zu lesen.

»Die Coca war und ist ein psychisches und physisches Hilfsmittel für die Indios, sich über schwerste Unterdrückung und Notlagen hinwegzuretten. Sie ist noch etwas ihnen Eigenes; der gemeinsame Gebrauch, sei es kultisch-rituell, sei es als Genußmittel, vermittelt ein Zusammengehörigkeitsgefühl und ein Gefühl der Stärke« (Gantzer et al. 1975, S. 50).

Im Coca-Cola, das mit seinem Namen vermutlich unterschwellig an geheime Rauschwünsche der Verbraucher appellieren soll, ist kein Kokain enthalten. Vor der Herstellung des Coca-Extrakts wird den Blättern mit Lösungsmitteln das Kokain entzogen. Die anregende Wirkung des Getränks wird ausschließlich durch das Coffein der Cola-Nuß hervorgerufen.

In die Literatur hat die Droge verschiedentlich Eingang gefunden. So schrieb 1859 der italienische Gelehrte Mantegazza:

»Von zwei Kokablättern als Flügeln getragen, flog ich durch 77 348 Welten, eine immer prächtiger als die andere. Gott ist ungerecht, daß er es so eingerichtet hat, daß der Mensch leben kann, ohne immer Koka zu kauen. Ich ziehe ein Leben mit Koka einem Leben von einer Million Jahrhunderten ohne Koka vor.«

Die Eigenschaft, daß Kokain auf die höheren Gehirnzentren zuerst wirkt, machte sich der englische Schriftsteller Conan Doyle (1859–1930) zunutze. Sein Romanheld Sherlock Holmes, Detektiv mit psychologischem Spürsinn und überragendem Intellekt, ist wohl der berühmteste ›Kokainist‹ der Welt geworden – allerdings aufgrund einer Fiktion, denn die Droge vermag objektiv die Denkfähigkeit keineswegs zu steigern (siehe unten).

Jean Cocteau beschrieb in »Le Grand Ecart« (1923) die Erlebnisse eines Selbstmörders, der sich eine Überdosis Kokain einverleibt. Max Brods »Annerl« (1937) sinkt durch eine Kokainsucht in eine erbarmungswürdige Existenz ab.

Äußerst interessant ist eine Studie über Robert Louis Stevenson (1850–1894). Nach einer Analyse des amerikanischen Arztes Myron G. Schultz (1971) soll der weltberühmte englische Autor im Herbst 1885 Kokain als Medikament gegen seinen chronischen Katarrh erhalten haben. Die Droge wurde damals in der medizinischen Welt als Wundermittel gegen alle möglichen Krankheiten gefeiert und just zu jener Zeit erschien auch in der britischen Ärzteschrift »The Lancet« ein sehr positiver Artikel über die Wirkungen des Alkaloids. Schultz vermutet nun, daß Stevenson unter dem Einfluß dieser Droge sein bekanntestes Werk »Dr. Jekyll and Mr. Hyde« schrieb. Und zwar verfaßte er zwei Versionen des Buches innerhalb von sechs Tagen, eine unglaubliche Leistung, vor allem, nachdem er vorher lange Zeit äußerst unproduktiv gewesen war. Sowohl dieser physische und psychische Gewaltakt (der sehr für die Wirkung von Kokain spricht) als auch die Handlung des Romans sprechen für die aufgestellte Hypothese: der Held der Erzählung verwandelt sich unter dem Einfluß eines Pulvers (!) über Nacht aus einem angenehmen, gütigen Zeitgenossen in einen bösartigen Unhold, der Menschen tötet. In dieser Verwandlung ist sehr plastisch der charakterzerstörende Effekt des Kokains bei anhaltendem Mißbrauch wiedergegeben.

Schultz betont allerdings, daß Stevenson die Droge offenbar unwissentlich nahm, wahrscheinlich wirklich nur als von seinem Hausarzt verschriebenes Medikament, und daß der Autor es nur während dieser kurzen Episode, in der der Roman entstand, bekam. Ähnlich wie bei Freud war das Alkaloid also nur ein – wenngleich machtvoller – Anreger der blockierten Kreativität.

Chemische und physiologische Wirkung

Reines Kokain kristallisiert in Alkohol zu säulenförmigen (monoklinen) Gebilden. Zur vollständigen Lösung von einem Gramm benötigt man zehn Gramm Alkohol oder 700 Gramm Wasser. Die übliche Art, die Droge zu gebrauchen, ist, sie als Pulver zu schnupfen (›koksen‹ →RA III) oder sie als wäßrige Lösung zu spritzen. Die zweite Form ist, wie beim Heroin, die gefährlichere.

Die chemische Strukturformel wurde bereits 1898 ermittelt; die synthetische Herstellung gelang 1902 dem späteren Nobelpreisträger Richard Willstätter. Kokain ist ein Methylester des benzoylierten Ekgonins und – über seinen Tropin-Bestandteil – mit den →Nachtschatten-Drogen (Wirkstoff Atropin) verwandt. In der Heilkunde wurde früher das salzsaure Kokain benützt (Kokain-Hydrochlorid). Dabei handelt es sich um farb- und geruchlose, transparente, bitter schmeckende Kristalle.

»Unter allen Genußgiften wird wohl das Kokain auf die mannigfaltigste und verschiedenartigste Weise in den Körper aufgenommen«, schreibt Römpp. Die peruanischen Indios beispielsweise vermengen die Coca-Blätter mit etwas Kalk oder Pflanzenasche, die sie in einem besonderen Holzgefäß mit sich führen. Bei der Arbeit oder auf Reisen ist der *chuspa,* der Beutel mit den Blättern, ein unentbehrlicher Begleiter. Bei jeder Pause werden 10 bis 20 Blätter fast ganz verzehrt, nachdem vorher Stiel und Blattrippen weggeworfen wurden. Der Kalkzusatz ist wichtig für die völlige Freisetzung des Alkaloids, von dem der Indio im Verlauf eines Tages etwa ein Zehntel Gramm zu sich nimmt. Er wird dadurch so aufgeputscht, daß er die größten Strapazen durchhält. Der schwedische Ethnograph Erland Nordenskiöld berichtet, daß sein indianischer Begleiter bis zu 30 Kilogramm Gepäck 17 Stunden lang im Dauerlauf durch die Berge schleppte – ohne Coca eine Unmöglichkeit.

Kein Wunder, daß bei strapaziösen Sportveranstaltungen, wie der ›Tour de France‹ oder den Berliner Sechstagerennen, Kokain gelegentlich als Dopingmittel verwendet wurde (ehe die modernen Weckamine aufkamen). C. Gutiérrez-Noriega konnte 1947 nachweisen, daß sich durch Kauen von Coca-Blättern die Arbeitsgeschwindigkeit steigern läßt; allerdings vermindert sich dabei die Genauigkeit.

Um die Jahrhundertwende kam in Amerika die verbreitetste Anwendungsweise auf: das Schnupfen. Noch rascher wirkt die Droge injiziert. Gelegentlich wird sie auch in Konfekt gegessen oder, in alkoholischen Getränken gelöst, getrunken. Man kann sie schließlich auch, wie Haschisch, rauchen.

Chirurgen und Dentisten haben früher schmerzende Schleimhäute gelegentlich mit Kokain-Lösung eingepinselt oder Watte damit getränkt und in kranke Zähne gepreßt.

Vom Blutkreislauf durch den gesamten Körper gespült, wirkt die Droge vor allem auf die Nerven: Sie betäubt die Ganglien und macht sie gegen Reize unempfindlich. Dadurch entstehen die typischen Kokain-Halluzinationen, bei denen der Berauschte meint, ein Heer von Flöhen, Spinnen oder anderen kleinen

Tierchen bewege sich unter seiner entsetzlich kribbelnden Haut. Während der Alkohol etwa sechsmal stärker auf das Gehirn als auf das periphere Nervensystem wirkt, ist es beim Kokain genau umgekehrt (daher seine Bedeutung für die Lokalanästhesie).

Gewisse körperliche Wirkungen erinnern an Atropin-Vergiftung oder Schilddrüsen-Überfunktion (Pupillenerweiterung, Hervortreten der Augäpfel, Pulsbeschleunigung, verstärkte Darmbewegungen). Bei Pferden und Hunden kann die Körpertemperatur um bis zu drei Grad Celsius ansteigen. Schwächere Dosen Kokain erregen zunächst wie Alkohol und lähmen später das Zentralnervensystem. Bei größeren Mengen beherrschen die Lähmungen das Erscheinungsbild.

Die betäubende Wirkung machte sich der Berliner Chirurg August Bier 1899 zunutze, als er schwache Lösungen der Droge seinen Patienten direkt in den Rückenmarkskanal spritzte. Daraufhin wurden alle Körperteile unterhalb der Gürtellinie unempfindlich und konnten operiert werden. Als ›Lumbal-Anästhesie‹ wird eine ähnliche Methode heute noch verwendet.

Die Betäubung erstreckt sich auch auf die Schleimhäute des Magens, wodurch Hunger und Durst schwinden. Appetitlosigkeit und schließlich völlige Auszehrung sind die Folge.

Psychische Wirkung

Nach Lippert wird die erste Aufnahme von Kokain »häufig von tiefen Angstzuständen begleitet, die auch beim Gewöhnten bisweilen häufig auftreten. Das Schrecklichste an der Angst ist ihre Anonymität, ihre Objektlosigkeit, gegen die man keine Verteidigung aufbauen kann. Es wird daher versucht, sie ... zu konkretisieren. Aus diesem Bedürfnis erwachsen Illusionen und Halluzinationen.«

Überhaupt überwiegen bei der ersten Dosis die unangenehmen Wirkungen. Es bedarf deshalb einer ausgesprochenen Verführung durch einen gewohnheitsmäßigen Kokainisten. Erst nach längerer Übung wird der Rauschzustand als Genuß empfunden – dann ist allerdings meist schon die Sucht vorhanden.

Die häufig berichtete Steigerung der sexuellen Lustempfindungen (von älteren Autoren stets auf ›perverse‹ Neigungen beschränkt) wird auf eine Lähmung der anerzogenen Hemmungen zurückgeführt. Erhöhter Bewegungsdrang und Neigung zu unaufhörlichem Reden, verbunden mit stark herabgesetzter Selbstkritik, machen die Droge zu einem ›sozialen Gift‹; auch hierin liegt eine gewisse Verwandtschaft zum Alkohol.

Auf den Höhenflug des ausgesprochen exaltierten, auf die Außenwelt gerichteten Rausches folgt bereits nach etwa einer Stunde ein starker Kater. Man fühlt sich abgespannt, mißmutig und schläfrig wie bei einer Depression. Aus dieser gedrückten Stimmung heraus soll es gelegentlich zum Selbstmord kommen. Am häufigsten allerdings flüchtet man sich in den nächsten Rausch.

Neben den oben erwähnten taktilen Sinnestäuschungen im Hautbereich sind optische Halluzinationen charakteristisch. Besonders häufig werden – ähnlich wie beim Alkoholdelirium – wüste Tiere gesehen, fratzenhafte Fabelwesen oder Schlangen, Ratten, Hunde und dergleichen, die sich auf den Berauschten stürzen oder in einem entsetzlichen Höllenwirbel um ihn herumwimmeln.

Man sollte allerdings nicht übersehen, daß die geschilderten Wirkungen Extremformen sind. Andere Quellen (Ashley 1974, Rhodes 1975) sprechen, bei mäßigen Mengen Kokain, von weit milderen, angenehmeren Zuständen der

Euphorie, bei denen Halluzinationen fehlen. Sie gleichen damit den von Freud (1884) verzeichneten Wirkungen. Wie auch bei anderen Drogen ist es letzten Endes also (neben der psychischen Labilität und Gestörtheit des Konsumenten vor dem Genuß) vor allem eine Frage der Dosis, ob der erzielte Zustand eine kühle, angenehme Steigerung des Erlebens und der Leistungsfähigkeit ist oder eine gehetzte Abfolge von Halluzinationen und Verfolgungsideen.

Kokainismus und Cocaismus

Wegen seines hohen Preises hat man Kokain auch als das Suchtmittel der Reichen bezeichnet. Im Hauptursprungsgebiet der Coca-Pflanze sind ihm jedoch vor allem die Ärmsten verfallen.

Der Kokainismus entsteht sehr rasch. Wie bei allen Drogenabhängigkeiten steht dahinter zunächst die psychische Gewöhnung, das heißt eine psychische Fehlentwicklung (→RA II). Nicht jeder ist eine so starke Persönlichkeit wie Freud (der zudem nicht süchtig war) und kommt aus eigener Kraft von dem Mittel wieder los.

Der deutsche Psychiater Hans W. Maier unterscheidet vier Stadien der Sucht:

1. Die augenblickliche Wirkung des Kokains mit oder ohne rauschhaftes Erleben.
2. Chronische Wirkung, häufig mit dauernden Schädigungen des Nervensystems und anderer Körperbereiche.
3. Delirien auch ohne unmittelbaren Kokain-Konsum mit Halluzinationen und Euphorie oder Verfolgungsideen.
4. Der Kokain-Wahnsinn (Intoxikations-Psychose). Ein echtes Kokain-Delirium kann Tage anhalten. Das Bewußtsein ist dabei getrübt, die Umwelt wird wahnhaft verzerrt wahrgenommen. Starke motorische Unruhe kann Anlaß zu Tätlichkeiten geben.

In Europa wurde Kokainismus häufig bei jüngeren Menschen beobachtet. So sollen nach dem Ersten Weltkrieg in Frankreich zahlreiche Studenten ›gekokst‹ haben. Eine Moskauer Statistik der zwanziger Jahre gab an, daß 60 bis 90 Prozent der obdachlosen Kinder Sowjetrußlands dem Kokainismus verfallen gewesen seien (Römpp). Und die Hälfte der in den dreißiger Jahren in eine Berliner Klinik eingelieferten Kokainisten waren erst 16 bis 25 Jahre alt. In den letzten Jahren soll die Droge unter den jungen Engländern und Amerikanern wieder eine gewisse Beliebtheit gefunden haben.

Lippert berichtet von einem Süchtigen, der in seinem Zimmer zwischen Schrank und Wand einen Mann ›sah‹. Er betonte, daß er sich dabei völlig im klaren sei, daß der Zwischenraum zwischen Schrankwand und Mauer nur wenige Zentimeter betrage und dort folglich niemand stehen könnte. Trotzdem wurde er dermaßen von Entsetzen geschüttelt, daß er aus dem Fenster seiner im Erdgeschoß liegenden Wohnung sprang, auf die Straße lief und dort auf eine in voller Fahrt befindliche Trambahn aufsprang. Dabei sagte der Kokainist zu sich selbst, daß sein Handeln »der helle Wahnsinn« sei.

Der Kokainist schläft schlecht, sein Appetit läßt nach, und der kaum vermeidbare soziale Abstieg führt zu sekundären Mangelerscheinungen. Spritzer bekommen, genau wie die Heroinisten, aufgrund unsteriler Nadeln Geschwüre und Leberentzündungen. Bei einem Drittel aller Kokain-Schnupfer ist, nach Römpp, die Nasenscheidewand durch das Gift zerfressen oder gar ganz durchbrochen; die Nasenlöcher sind von Geschwüren übersät. Es kann zu einer frühzeitigen Vergreisung durch Auszehrung kommen. Das Gefühlsleben stumpft ab. Das Interesse an der Außenwelt zentriert sich nur noch um die Droge, mit der Konsequenz, daß es zu kriminellen Handlungen kommt.

Der Schweizer Naturforscher Tschudi schildert das Elend der Süchtigen Südamerikas sehr anschaulich. »Alle, die Coca kauen, haben eine höchst unangenehme Ausdünstung, einen übelriechenden Atem, blasse Lippen, grüne stumpfe Zähne und einen ekelhaften schwärzlichen Saum um den Mundwinkel. Man erkennt sie an dem unsicheren Gang, der schlaffen Haut von graugelber Färbung, den hohlen, glanzlosen, von tiefen violettbraunen Kreisen umgebenen Augen, den zitternden Lippen, den unzusammenhängenden Reden und an ihrem stumpfen, apathischen Wesen. Der Charakter ist mißtrauisch, unschlüssig, falsch und heimtückisch.«

Die Lebenserwartung der solchermaßen Geschädigten ist sehr niedrig.

Die plötzliche Entziehung der Droge ergibt seltsamerweise keine ernsthaften Abstinenzerscheinungen. Es treten lediglich starke Angst, Schlaflosigkeit, Herzklopfen, Atemnot und völlige Kraftlosigkeit auf. Wie bei allen Suchten ist die Rückfallgefahr sehr hoch, wenn die Persönlichkeitsstruktur nicht geändert wird (→RA II).

Vom Kokainismus, bei dem das konzentrierte Gift appliziert wird, muß man den Cocaismus deutlich unterscheiden. Letzterer meint den anhaltenden Konsum der kokainhaltigen Blätter der Coca-Pflanze, den die »Coqueros« Südamerikas pflegen.

Nach Untersuchungen von Otto Nieschulz (1969, 1971), einem Hamburger Pharmakologen, verliert durch den Mund aufgenommenes Kokain völlig seine euphorisierenden Eigenschaften (die erst zur suchtartigen Abhängigkeit führen). Das Kokain wird während des Kauens zu dem weit harmloseren Ecgonin abgebaut. Was als Wirkung übrigbleibt, ist eine intensive Aktivierung der Gesamtpersönlichkeit und die Dämpfung des Hungergefühls, von denen alle Autoren übereinstimmend berichten.

Nach Angaben von Nieschulz (1973) läßt sich das weitgehend ungiftige Ecgonin leider nicht allgemein verwenden, weil sich aus ihm ziemlich leicht wieder Kokain zurückgewinnen läßt und Drogenabhängige diese Quelle sicher bald anzapfen würden.

Gantzer, Kasischke und Losno (1975) haben die bislang wohl fundierteste und kritischste Untersuchung über Coca und Cocaismus verfaßt. Aufgrund eigener Untersuchungen in Peru und detaillierter Analysen der bereits vorliegenden Literatur, so der bisher gründlichsten Studie im Auftrag der Vereinten Nationen (United Nations 1950), kommen sie zu dem Schluß, daß man die Coqueros keinesfalls durchwegs als Süchtige bezeichnen dürfe. Man müsse unterscheiden zwischen den physisch und psychisch heruntergekommenen süchtigen Coca-Kauern, die man vor allem in städtischen Elendsquartieren findet, und den Landbewohnern, die das Coca-Kauen in ihren Lebenszusammenhang integrieren konnten. Im Laufe von mehr als 400 Jahren »hat sich die Coca eine eigene Position als Traditionswert geschaffen: Darin bedeutet Cocagebrauch den Willen zur Erhaltung der Identität« (S. 50).

Diese drei Autoren verstehen den Cocaismus in einem komplexen sozio-kulturellen und psychologisch-medizinischen Zusammenhang als Reaktion eines erniedrigten Kolonialvolkes auf die anhaltende Bedrohung der individuellen und kollektiven Identität.

Literatur: Ashley, R., Cocaine, its History, Uses and Effects, London 1974. – Brod, M., *Annerl,* Prag 1937. – Bühler, A., Acerca del cultivo y utilización de la planta de la coca, in: Actas Ciba (spanisch) 4, 1946, S. 83–90. – Cocteau, J., *Le grand Ecart,* Paris 1923; deutsch: *Der große Sprung,* München 1956. – Freud, S., »Über Coca«, in: *Heitler's Centralblatt für Therapie,* 1884. – Freud, S., »Beitrag zur Kenntnis der Cocawirkung«, in: *Wiener medizinische Wochenschrift* 5, 1885. – Freud, S., *Brautbriefe,* Frankfurt a. M. 1968. – Gantzer, J., Kasischke, H. und R. Losno, Der Cocagebrauch bei den Andenindianern in Peru. Hannover 1975 (Druck im Rahmen des Sonderprogramms der Stiftung Studienkreis für Internationale Begegnung und Auslandslandsstudien (ASA)). Gutierrez-Noriega, C., »Alteraciones mentales producidas por la coca«, in: *Rev. Neuro-Psiquiat.,* Lima 1947. – Gutierrez-Noriega, C., und Z. Oritz, *Estudios sobre la coca y la cocaina en el Perú,* Lima 1947. – Jones, E., *Das Leben und Werk von Sigmund Freud,* Bd. I: *Die Entwicklung zur Persönlichkeit und die großen Entdeckungen 1856–1900,* Bern 1960. – Lingeman, R. R., Drogs from A to Z, New York 1968. – Lippert, H., *Einführung in die Pharmakopsychologie,* Bern 1959. – Maier, H. W., *Der Kokainismus,* Leipzig 1926. – Nieschulz, O., »Kokaismus und Kokainismus«, Münchner Medizinische Wochenschrift 111, 1969, S. 2276–84. Ders., »Psychopharmakologische Untersuchungen über Cocain und Ecgonin«, Arzneimittelforschung/Drug Research 21, 1971, S. 275–284. Ders., (zit. nach Selecta Nr. 6, 1973). – Rhodes, R., »Koks schreibt man mit ›C‹«, Playboy Januar-Heft, München 1975. – Römpp, H., *Chemische Zaubertränke,* Stuttgart 1939. – Scheidt, J. vom, *Freud und das Kokain,* München 1973. – Scheidt, J. vom, Der falsche Weg zum Selbst – Studien zur Drogenkarriere. München 1976. – Schultz, M. G., »The ›Strange Case‹ of Robert Louis Stevenson«, Journal of the American Medical Association 216, 1971, S. 90–94. – Stevenson, R. L., The Strange Case of Dr. Jekyll and Mr. Hyde, London 1886. – United Nations (Hrsg.), Report of the Commission of Enquiry on the Coca Leaf. In: Official Records of the Session of the Economic and Social Council. Session 12, Spec. Suppl. 1, New York 1950, S. 1–167. – Wagner, H., *Rauschgift, Drogen,* Berlin 1970. – »20 Millionen Süchtige«, in: *Selecta* Nr. 38, 1968.

Lösungsmittel **L**

Eine Reihe von in Industrie und Haushalt verwendeten Lösungsmitteln hat sich als potentielle Rauschdrogen erwiesen. Bekanntgeworden sind vor allem das in den fünfziger Jahren unter amerikanischen und schwedischen Jugendlichen verbreitete *glue-sniffing* (Leimschnüffeln) oder *thinner-sniffing* (Lösungsmittelschnüffeln). Dabei werden Klebestoffe, die toluolhaltige, flüchtige Lösungsmittel enthalten, entweder auf Taschentücher geträufelt (die man dann vor Mund und Nase hält) oder in Tüten gegossen. Die Jugendlichen haben in ihrem Rausch Größenideen – das Gefühl, *Superman* zu sein – beschrieben. Mit dem Anbruch der ›psychedelischen‹ Ära ist das *glue-sniffing* überall stark zurückgegangen. In Schweden wurden 1958 noch 103 Fälle beobachtet, 1960/61 lediglich 20.

Chemisches Prinzip der wichtigsten Lösungsmittel

1. *Benzin* besteht aus Kohlenwasserstoffen – vor allem den Paraffinen Hexan und Heptan –, löst sich in Wasser nicht, in Fetten gut. Es wirkt psychopharmakologisch ähnlich wie →Äther, aber erheblich schwächer. Früher, als Waschlederhandschuhe noch ein unentbehrlicher Bestandteil der Kleidung waren,

soll Benzin von Handschuhwäscherinnen als Rauschmittel verwendet worden sein.

2. *Toluol* ($C_6H_5 \cdot CH_3$) ist ein mit Benzol (C_6H_6) chemisch eng verwandtes Lösungsmittel, das diesem in seiner Beschaffenheit und seinen Wirkungen sehr ähnlich ist. Der von Malern gebrauchte *thinner* (Verdünner) enthält Toluol.

3. *Trichloräthylen* ($CHCl = CCl_2$) siedet bei 87°C und wird in der Industrie als Lösungs-, Reinigungs- und Extraktionsmittel für Fette, Öle, Harze, Lacke und Kautschuk verwendet. Ebenso wie Tetrachlorkohlenstoff kann es zu einer echten Sucht führen, die vor allem früher, als man dieses Risiko in chemischen Betrieben nicht kannte, nicht wenige Arbeiter befiel. Haben sie sich erst einmal an die berauschende Wirkung der Dämpfe dieser leicht flüchtigen Stoffe gewöhnt, so nehmen sie täglich öfter über den Reinigungsbassins einige tiefe Atemzüge. An arbeitsfreien Tagen fühlen sie sich dann müde, sind nervös und unruhig – Entziehungssymptome, die freilich nicht sehr stark ausgeprägt sind. Wechsel des Arbeitsplatzes genügt in solchen Fällen meist als ›Therapie‹.

4. *Chloroform* oder *Trichlormethan* (CCl_3H) ist eine farblose, süßlich schmekkende und charakteristisch riechende Flüssigkeit, die bei 61,5° C siedet, aber – im Gegensatz zu den meisten anderen narkotischen Lösungsmitteln – keine brennbaren Dämpfe bildet. Chloroform verliert durch Oxydation schon im Tageslicht einen Teil seiner Wirkung und muß deshalb in undurchsichtigen Flaschen aufbewahrt werden. Man hat es früher in der Medizin als Narkosemittel verwendet, doch erwies sich Chloroform als erheblich giftiger als Äther oder Stickoxydul (Lachgas). Es wird deshalb kaum mehr eingesetzt. Seine ›therapeutische Breite‹ (→RA III) ist sehr gering, es ist ein Lebergift und hemmt die Herztätigkeit und das Atemzentrum.

Wirkungsbild narkotischer Lösungsmittel

Warum bestimmte Stoffe des Zentralnervensystems (umkehrbar) so lähmen, daß ein Zustand der Bewußtlosigkeit und Schmerzunempfindlichkeit (Narkose) erreicht wird, ist bisher noch unbekannt. Verblüffend – und theoretisch schwer zu erklären – scheint die Tatsache, daß Stoffe von ganz unterschiedlicher chemischer Struktur weitgehend ähnliche Wirkungen haben: Edelgase (Xenon), die chemisch überhaupt nicht reagieren, Alkohole, Äther, halogenhaltige und ungesättigte Kohlenwasserstoffe, Barbiturate. Es ist wenig wahrscheinlich, daß diese Effekte durch denselben Mechanismus erreicht werden. Wahrscheinlich kennt das Gehirn nur eine Antwort – eben die Narkose – auf eine ganze Reihe verschiedener chemischer Reize. Änderungen rein physikalischer Art (wie durch das reaktionsarme Edelgas Xenon) müssen neben eine Hemmung enzymatischer Vorgänge treten, durch welche man die Effekte anderer Narkotika erklärt.

Die vier Stadien der Narkose (medizinisch-pharmakologisch):

1. *Analgesie.* Die Großhirnrinde und damit das ›Organ des Bewußtseins‹ ist teilweise gehemmt, die Schmerzempfindung, aber auch die Selbstkritik und Realitätsorientierung sind vermindert.

2. *Erregung.* Durch die sehr weitgehende Hemmung höherer ›bremsender‹ Einflüsse aus der Großhirnrinde werden niedere motorische Zentren enthemmt. Bei ausgeschaltetem oder sehr reduziertem Bewußtsein herrscht motorische Überaktivität. Dieses ›Exzitationsstadium‹ wird in der modernen, fast immer kombinierten (mehrere Narkosemittel verwendenden) Narkose meist durch

eine vorausgehende Gabe von muskelentspannenden Mitteln unterbunden.
3. *Toleranz.* Neben der Großhirnrinde sind auch das Mittelhirn und das Rükkenmark gehemmt. Die Spannung der Körpermuskeln ist vermindert, das Bewußtsein ist ausgeschaltet, aber das Herz schlägt noch, und die Atmung funktioniert weiterhin, da das Narkosemittel die vegetativen Zentren im Hirnstamm noch nicht angegriffen hat.
4. *Paralyse.* Die Spanne vom Toleranzstadium zu diesem nächsten Stadium, der Paralyse, kennzeichnet die ›therapeutische Breite‹ eines Narkosemittels. In diesem Stadium greift die Lähmung auch auf die vegetativen Zentren des Hirnstamms über, Atmung und Kreislauf werden gestört, das Leben des Patienten ist in akuter Gefahr.

Wenn Narkosemittel als Rauschdrogen verwendet werden, dann sucht der Betroffene nur die ersten beiden Stadien zu erreichen. Er strebt die euphorisch getönte ›Dösigkeit‹ bei einer leichten Bewußtseinstrübung an, in der er persönliche Probleme, die ihn im wachen Zustand quälen, nicht mehr wahrnimmt und in der emotionale wie geistige Spannungen eingeebnet werden. Autosuggestionen können, da das realitätsorientierte Bewußtsein nicht mehr sein Veto einlegt, träumerisch verwirklicht werden – der jugendliche Leimschnüffler wird zu Tarzan oder zum mächtigen *Superman* seiner Comics.

Schäden

Fast alle Lösungsmittel sind bei gewohnheitsmäßigem Mißbrauch giftig. Chloroform schädigt die Leber und kann, wenn die Dosis zu hoch gewählt wurde, zu Atemlähmung oder wenigstens zu zentralnervösen Abbauerscheinungen (durch kurzzeitigen Sauerstoffmangel im Gehirn) führen. Trichloräthylen-Mißbrauch führt zu Nervenentzündungen, Nervenschmerzen im Gesicht (Trigeminus-Neuralgie) und Herzleiden, die ebenfalls nervös bedingt sind (durch Schäden in der Reizleitung). Bei Jugendlichen, die mehrere Jahre regelmäßig Toluol-Dämpfe eingeatmet haben, sind mehrtägige Delirien (vom Typ des *Delirium tremens*; →Alkohol) beobachtet worden. W. S.

Literatur: Foldes, F. F., u. a., *Narcotics and Narcotic Antagonists,* Springfield 1964. – Hesse, E., *Rausch-, Schlaf- und Genußgifte,* Stuttgart 1966. – Kilian, H., und H. Weese, *Die Narkose,* Stuttgart 1954. – Kuschinsky, G., und H. Lüllmann, *Pharmakologie,* Stuttgart 1966. – Laubenthal, F. (Hrsg.), *Sucht und Mißbrauch,* Stuttgart 1964. – Lundquist, G., »Erfahrungen in skandinavischen Ländern«, in: Laubenthal, F., a. a. O., S. 453.

LSD *(Lysergsäure-Diäthylamid, LSD 25)*

Geschichte

Seit Jahrhunderten ist das Mutterkorn bekannt, ein Pilz *(Claviceps purpurea),* der an Getreideähren schmarotzt und vor allem in feuchten Sommern ganze Kornfelder verderben kann. Früher warfen die Bauern aus Unwissenheit, Hunger oder Geiz die befallenen Ähren nicht fort. Das Mutterkorn geriet ins Brot und führte zu epidemischen Vergiftungen, die in den alten Chroniken als *Ignis sacer* (heiliges Feuer) oder ›Gottesrache‹, ›Antonius-Feuer‹ beziehungsweise ›St.-Martialis-Feuer‹ beschrieben werden. Die Mutterkornvergiftung (Ergotismus) äußert sich vor allem in Krämpfen und Durchblutungsstörungen. Die befallenen Gliedmaßen sind ›brandig‹ (daher wohl auch die Bezeichnung Antonius-›Feuer‹), da die Mutterkorn-Alkaloide die Blutgefäße zusammenziehen und die nicht mehr durchbluteten Glieder tiefschwarz mumifiziert werden. Weitere Symptome des Ergotismus sind geistige Veränderungen (durch gestörte Gehirndurchblutung) und Fehlgeburten (ein Mutterkorn-Alkaloid, Ergotin, wird nach der Geburt verwendet, damit der Uterus besser kontrahiert).

Claviceps purpurea ist eine kleine chemische Fabrik. Neben Ergotin enthält er eine ganze Reihe anderer Alkaloide, von denen noch mindestens eines medizinisch viel verwendet wird: Ergotamin, ein Medikament gegen Migräne. Bereits 1938 fügte der Chef des Naturstoffe-Labors der großen pharmazeutischen Firma Sandoz in Basel, Dr. Albert Hofmann, eine Diäthylamid-Gruppe zu einem weiteren Stoff im Mutterkorn, der Lysergsäure. Aber erst 1943 entdeckte er durch einen Zufall, daß d-Lysergsäure-Diäthylamid-tartrat psychische Prozesse umfassend verändert. Am 16. April 1943 mußte Hofmann nämlich sein Labor verlassen, weil er sich plötzlich ruhelos und wie betäubt fühlte. Zu Hause angekommen, versank Hofmann in einen Zustand, in dem ihn das helle Tageslicht sehr störte. Bei geschlossenen Augen hatte er phantastische Visionen, kaleidoskopartige Bilder in intensiven Farben. Nach zwei Stunden ließen die Symptome nach, und Hofmann überlegte, welcher Stoff für seinen Zustand verantwortlich gewesen sei. Er kam zu dem Resultat, daß er nur mit LSD gearbeitet hatte, aber unmöglich nennenswerte Mengen dieser Substanz aufgenommen haben konnte. Hofmann nahm deshalb 0,25 Milligramm LSD (wie sich später herausstellte, das Zehnfache der wirksamen Dosis). Die Folge war ein schwerer, höchst eigenartiger Rausch: Das Gesichtsfeld zog sich zusammen und dehnte sich aus wie in einem Zerrspiegel; die Gesichter der Umstehenden schienen farbige, groteske Masken zu sein, Erregung und Lähmung wechselten einander ab; Verwirrtheit wurde von klarer, selbstkritischer Distanz zu den Veränderungen in Wahrnehmung, Fühlen und Denken unterbrochen.

LSD, das einige Jahre später unter dem Handelsnamen Delysid von Sandoz auf den Markt gebracht wurde, ist in seinem Effekt und in seinem Werdegang Prototyp einer neuen Rauschdroge, der man mit den herkömmlichen Kategorien – Euphorie, Mißbrauch und Sucht – nicht mehr beikommt. Da es schon in winzigen Dosen seelische Vorgänge einschneidend verändert, hielt man es zunächst für ein wertvolles Instrument psychiatrischer Forschung. Der Zustand unter LSD-Einfluß glich einer ›experimentellen Geisteskrankheit‹ – Halluzinationen, Veränderungen des Zeitsinns, Überschwemmtwerden von einer bisher unbewußten Bilderwelt sind Symptome, die auch bei der Schizophrenie auftreten können. Die Dekade von 1950 bis 1960 war weitgehend von der Analyse dieser experimentellen Psychose bestimmt. Allmählich aber erkannte man, daß LSD nicht nur seelische Vorgänge krankhaft umwandelt, sondern vielfach auch einzigartige Erlebnisse bewirkt – das Gefühl mystischer Einheit mit dem All, Visionen von religiöser Intensität, ein radikal neues Selbstbild. Aus der ›psychotomimetischen‹ – Geisteskrankheiten nachahmenden – Wirkung, die man LSD zuschrieb, wurde die ›psychedelische‹, bewußtseinserweiternde Funktion. Zunehmend wurde LSD in der Psychotherapie eingesetzt (siehe unten). Dann aber – seit 1961 ein vorher wenig bekannter Psychologie-Dozent an der Harvard-Universität, Dr. Timothy Leary, LSD in den Mittelpunkt einer neuen Religion stellte – geriet die Droge in den Strudel einer Kontroverse, die heute noch nicht abgeschlossen ist. Je weiter sein ›wilder‹ Gebrauch um sich griff, um so einschränkender wurde die Gesetzgebung, bis 1966 die Hersteller-Firma

Sandoz die Produktion einstellte und viele Staaten LSD gesetzlich als gefährliches Rauschgift charakterisierten (es fällt in Deutschland unter das ›Opium-Gesetz‹). Diese Kontroverse wird noch eingehend behandelt *(LSD und Psychotherapie, LSD und Religion, Gefahren durch LSD).* Sie hat jedenfalls in den letzten Jahren die LSD-Forschung zunehmend beeinträchtigt.

Chemische und physiologische Wirkung

Lysergsäure-Diäthylamid heißt mit vollem chemischem Namen d-Lysergsäure-Diäthylamid-tartrat. Die gelegentlich benützte Abkürzung LSD-25 besagt, daß es der 25. in einer Reihe analoger Stoffe war, die in den Sandoz-Laboratorien synthetisiert wurden. Die Bezeichnungen ›Säure‹ (*acid* im amerikanischen Jargon) oder ›Lysergsäure‹ sind unzutreffend, da Lysergsäure ohne die Diäthylamid-Gruppe keine nennenswerten psychotropen Effekte hat. Zur chemischen Struktur von LSD und ihrer Verwandtschaft mit anderen Indolen →RA III. Erst geraume Zeit nach der Synthese von LSD entdeckte man, daß eine seit langer Zeit von mexikanischen Indianern zu magisch-religiösen Zwecken verwendete Droge, →Ololiuqui, Lysergsäure-Amid enthält, ein hundertmal schwächeres Halluzinogen als LSD, das ebenfalls Hofmann in den Sandoz-Laboratorien zum ersten Mal chemisch rein darstellte.
Pharmakologische Tierexperimente mit LSD sind ziemlich arm an Resultaten geblieben. Pupillenerweiterung und Pilo-Erektion (gesträubte Haare, entspricht der menschlichen ›Gänsehaut‹) ließen sich nachweisen. Katzen, die enorme Dosen vertragen (25 mcg/kg Körpergewicht), wurden liebenswürdig gegenüber Mäusen, Spinnen bauten perfektere Netze (während →Meskalin ihre Netzbaukunst beeinträchtigt), ein Elefant starb an einer Dosis, die – gemessen an seinem Körpergewicht – nicht einmal besonders hoch war (etwa 300 mg) Betrachtet man die pharmakologische Wirkung von LSD beim Menschen, so verwundert zunächst die winzige Dosis, welche genügt, um acht bis zwölf Stunden das Erleben so stark zu verändern. Es werden im Durchschnitt nur 100 Mikrogramm (mcg, μg, Gamma) benötigt – das sind nur 0,1 Milligramm. Ein Gramm LSD würde genügen, um jeden Menschen einer kleinen Stadt mit 10 000 Einwohnern auf eine LSD-›Reise‹ zu schicken. Die ›therapeutische Breite‹ (→RA III) von LSD ist sehr groß; 3000 Mikrogramm sind vielfach ohne nachteilige Folgen vertragen worden. Kürzlich haben kanadische Psychiater, Stanley P. Barron und seine Mitarbeiter, über einen LSD-Händler berichtet, der 40 000 Mikrogramm verschluckte, weil er eine Polizeikontrolle fürchtete. Eine heftige Psychose mit Verwirrtheit und Halluzinationen folgte, die nach drei Tagen ohne weitere Nachwirkungen abklang. Allerdings sind die heute in der Regel in Waschküchenlabors hergestellten Mengen von LSD nicht immer rein, so daß der Betreffende wohl nur die Hälfte (20 mg) reines LSD konsumiert hatte.
Oral genommen, beginnt LSD nach rund 45 Minuten zu wirken. Intravenös injiziert, setzt der Effekt nach wenigen Minuten ein. Angesichts der winzigen Dosen (man kann 100 *mcg* kaum mit bloßem Auge sehen) ist es erstaunlich, daß nur ein kleiner Bruchteil dieser Gabe die Blut-Gehirn-Schranke passiert und ins Gehirn dringt. Injiziert man LSD unmittelbar in die Rückenmarksflüssigkeit, dann genügt ein Zehntel der sonst verwendeten Dosis, um dieselbe Symptomatik auszulösen. Von oral genommenem LSD gerät beim Menschen nur sehr wenig ins Gehirn, was man mit radioaktiv markiertem LSD nachweisen kann; der Rest wird zunächst in Leber und Nieren transportiert und

innerhalb von acht bis zwölf Stunden ausgeschieden. Die Annahme, daß LSD nur eine Reaktionskette in Gang setzt und gar nicht mehr im Körper anwesend sein muß, wenn die psychischen Effekte einen Höhepunkt erreichen, hat sich nicht bestätigt.
Offensichtlich wirkt LSD vor allem auf das Stamm- und Zwischenhirn, in erster Linie auf das ›Limbische System‹ und das ›Retikuläre System‹. Diese Gehirnzentren steuern die emotionalen Reaktionen auf Sinnesreize und beeinflussen offensichtlich auch die Auswahl der Informationen, die uns durch unsere Sinne übermittelt werden. Darüber hinaus sind im Hirnstamm und im Zwischenhirn auch Gangliengruppen lokalisiert, welche viele Lebensvorgänge lenken – Atmung, Kreislauf, Herzschlag, Darmbewegungen, Hautdurchblutung. LSD beeinflußt diese vegetativen Zentren nicht stark, aber merklich. Die Pupillen sind erweitert (daher kann helles Licht unerträglich werden), Übelkeit mit Erbrechen kommt gelegentlich vor und zeigt, daß LSD das Brechzentrum im Stammhirn reizt. Auftretende Kältegefühle erweisen, daß es auch die für die Wärmeregulation des Körpers verantwortlichen Hirnzentren beeinflußt. Man nimmt an, daß LSD seine Wirkung über die Verdrängung von Serotonin an den synaptischen Membranen entfaltet – offenbar greift es an jenen Proteinen im Gehirn an, die das Serotonin bilden (dieses Protein hat eine starke Affinität zu LSD).
Pharmakologisch interessant ist schließlich noch die Gewöhnung (→RA III) an LSD, die ziemlich rasch einsetzt. Wer mehrere Tage nacheinander LSD in konstanter Dosis nimmt, verspürt bereits am dritten Tag keine Wirkung mehr. Er muß die Dosis steigern oder einige Tage abwarten, bis die Sensibilität wiederhergestellt ist. Besonders auffällig ist, daß hier eine Kreuztoleranz zwischen chemisch so unterschiedlich strukturierten Stoffen wie LSD, →Psilocybin, →Meskalin und anderen Halluzinogenen besteht; nur bei →Cannabis ist es anders. Wer an Psilocybin gewöhnt ist, verspürt auch von normalen Dosen LSD oder Meskalin keine einschneidenden psychischen Effekte mehr. Diese erworbene, sich auf eine ganze Gruppe von Rauschdrogen beziehende Toleranz erlaubt auch, ihre psychischen Effekte nebeneinanderzustellen. Da diese bei LSD am gründlichsten erforscht sind, werden wir sie hier besonders aufmerksam betrachten. Mit hoher Wahrscheinlichkeit werden durch andere Halluzinogene dieselben Wirkungen erzielt (sie können auch, ›blind‹ genommen, von Versuchspersonen nicht zuverlässig unterschieden werden). Offensichtlich wirken alle indolähnlichen (→RA III) Halluzinogene ähnlich auf den Gehirnstoffwechsel. Dafür sprechen nicht nur die Analogien in ihrem Wirkungsbild auf die Psyche, sondern auch die Kreuztoleranz und die Tatsache, daß chemisch völlig anders strukturierte Halluzinogene (Ditran; →RA III) nicht unter diese Kreuztoleranz fallen. Besonders verblüffend ist schließlich noch, daß Brom-LSD – ein Stoff ohne jede psychotrope Eigenschaft, jedoch chemisch sehr nahe mit LSD verwandt (nur ein Brom-Atom wird dem LSD-Molekül hinzugefügt) – ebenfalls eine Toleranz für LSD bewirkt. Wer einige Tage lang Brom-LSD nimmt, verspürt von LSD keine oder eine sehr abgeschwächte psychische Wirkung.

Psychische Wirkungen von LSD

Wie bei jeder Droge gibt es auch bei LSD grundsätzlich zwei Wege, psychische Veränderungen zu untersuchen: Man kann dem Berauschten bestimmte Lei-

stungen abverlangen und diese mit seinen Leistungen im normalen Zustand vergleichen, oder man kann ihn seine subjektiven Veränderungen aufzeichnen lassen – entweder nach dem Rausch oder besser während des Rausches selbst (indem er sie etwa auf Tonband spricht). Beide Wege, der objektive wie der subjektive, sind in der LSD-Forschung beschritten worden. Die Resultate sind so vielfältig und widerspruchsvoll, daß man sie in vielen Bänden diskutieren könnte. Wir beschränken uns hier auf die gesicherten Daten (wobei solche Sicherheit stets relativ ist), über die sich die meisten an LSD und verwandten Halluzinogenen interessierten Psychiater und Psychologen einig sind.
Fast alle Menschen, die einmal ein Halluzinogen genommen haben, werden als erstes Merkmal psychischer Veränderung die gesteigerte Brillanz der Farben beschreiben. Alle Wahrnehmungen sind intensiver, leuchtender; die Farben satter. Doch als Allen Edwards und Sidney Cohen die Schwellenwerte der Farbempfindung objektiv feststellten, zeigte sich, daß LSD-Berauschte Farben nicht ›besser sehen‹, sondern sie nur intensiver empfinden. Die Sinne werden nicht geschärft; im Gegenteil. Diese Diskrepanz zwischen objektiven und subjektiven Befunden geht noch weiter. Obschon manche LSD-Berauschte glauben, die Welträtsel lägen vor ihnen wie ein offenes Buch, ist ihre geistige Spannkraft – gemessen durch Intelligenztests – durchweg vermindert (wohl deshalb, weil der Berauschte dem langweiligen, Konzentration erfordernden Test nichts abgewinnen kann). Man hat die schöpferischen Fähigkeiten einer Gruppe von Studenten vor und nach LSD-Gaben gemessen. Die Testwerte änderten sich nicht. Doch fast alle Versuchspersonen waren überzeugt, ihre schöpferischen Fähigkeiten seien durch die Erfahrung mit der Rauschdroge gesteigert worden.
In München hat Richard Hartmann eine Reihe von Malern unter LSD-Einfluß arbeiten lassen. Fast durchweg waren die Bilder in ihrer formalen Qualität erheblich schlechter als Bilder derselben Maler in nicht berauschtem Zustand. Keine Unterschiede fanden sich bei Malern, die ungegenständliche Richtungen vertraten. Die Qualität ihrer Bilder ist freilich nicht nachprüfbar, da ein verbindlicher Maßstab fehlt.
Die durch LSD ausgelösten Halluzinationen sind eigentlich nur Pseudohalluzinationen, wenn man dem strengen psychiatrischen Sprachgebrauch folgt: Die Versuchspersonen wissen fast immer, daß diese Eindrücke nicht wirklich sind. A. W. Stoll, der als einer der ersten LSD-Experimente unternahm, fand folgende Veränderungen der Wahrnehmung, die von elementaren bis zu vollausgebildeten Trugbildern reichen. Sie werden im allgemeinen nur mit geschlossenen Augen oder in einem abgedunkelten Raum gesehen:

- Flackern, Flirren, Glitzern, Sprühen, Fließen von Farben und Funken.
- Grüne und rote Nebel, Farbstreifen, Flecke, Strahlen und Schlieren. Bunte Kreise, Ellipsen, rasende Strudel, Spiralen und Gitter, Netze, Farbquellen, glänzende Bläschen, Ornamente und Arabesken.
- Buchstaben, Spinnennetze, Zweige, Schneeflocken, Holzmasern, Steinschliffe, Schnitzereien.
- Benzolringe (»als Chemiker sehe ich wohl überall Benzolringe«), Schmetterlinge, Pfauengefieder, Dünenlandschaften, Dächermeere, Fratzen und Masken, Buddhas, Blütenkelche.

Die Halluzinationen sind auch stimmungsabhängig: Bei Euphorie treten die Farben Rot, Gelb und Hellgrün, bei Depression blaue und dunkelgrüne Töne in den Vordergrund. Sie werden in der Regel mit kritischer Distanz betrachtet.

Auch der delirierende Alkoholiker oder der Fieberkranke kann solche Halluzinationen haben. Doch während seine Bewußtseinsklarheit in der Regel stark herabgesetzt ist, bleibt sie unter normalen Dosen von LSD und anderen Halluzinogenen erhalten.

Als gemeinsamen Nenner der psychischen Wirkung aller bisher bekannten Halluzinogene kann man annehmen, daß sie die Stabilität unserer inneren Welt aufheben und die normalerweise strenge Konstanz unserer Wahrnehmungen ›entstalten‹. Alle Eindrücke werden plötzlich wieder neu und einzigartig – der Anblick einer Blume, eines Schuhs oder einer Teetasse kann zu einer mystischen Offenbarung werden, wie es auch gelegentlich in den Berichten über östliche Meditationsübungen beschrieben ist. Unsere Sinne dienen nicht mehr der Wirklichkeit, sondern die Wirklichkeit dient unseren Sinnen. Man dünkt sich riesengroß oder zwergenhaft, man reist durch Raum und Zeit, die Grenzen der persönlichen Identität sind ebenso aufgehoben wie jene zwischen Bild und Begriff, Traum und Wirklichkeit, zwischen Hören, Schmecken und Riechen. Die strenge Folge unserer Auseinandersetzungen mit der Umwelt von außen nach innen ist durchbrochen. Die Regelprozesse, welche die Beständigkeit unserer Wahrnehmungen gewährleisten, funktionieren nicht mehr. Wenn man im normalen Zustand seine Hand auf die Augen zu bewegt, bleibt sie immer gleich groß, obschon sich das Format ihres Bildes auf der Netzhaut verdoppelt, ja vervierfacht. Hat man ein Halluzinogen genommen, so wächst die Hand, je mehr man sie seinem Auge nähert. Dreht man sie, so sieht man kuriose, knollige Formen, entfernt man sie, so wird sie winzig klein. Unter dem Einfluß des Halluzinogens erkennt man schlagartig, daß der Mensch seine Umwelt nicht in ihrem ganzen Reichtum, in ihrer verwirrenden Schönheit, in ihrer beunruhigenden Unbeständigkeit wahrnimmt, sondern daß uns unsere Sinne nur einen kleinen, begrenzten und zweckmäßigen Ausschnitt sämtlicher Daten übermitteln, die sie empfangen. Die Welt soll uns nicht gefallen, wir sollen uns nicht mystisch eins mit ihr fühlen oder entzückt ihren phantastischen Reichtum betrachten, sondern wir sollen in ihr überleben. In unserer Wahrnehmung wirkt das unbarmherzige Gesetz der Evolution durch Selektion. Die Halluzinogene zeigen uns das, während wir es sonst nicht merken, da die Kontroll- und Konstanzprozesse unbewußt ablaufen, um uns volle Konzentration auf die wenigen, nach ihrer Bedeutung für unsere Orientierung ausgewählten Eindrücke zu gestatten, welche wir aufnehmen, wenn wir ›recht bei Sinnen‹ sind. Unter LSD erkennt man, daß unser Erleben dauernd ›gefiltert‹ und auf einen kontinuierlichen Strom eingeengt wird, der unser Ich-Selbst verkörpert. Im Rausch aber hört unsere Wahrnehmung auf, Instrument der Orientierung zu sein; sie wird zum Ding an sich, das in sich selbst bedeutungsvoll ist. Die Bremslichter eines vor einem fahrenden Autos können nicht nur ein Warnsignal sein, sondern auch ein Bild faszinierender Schönheit (wie ich es unter Meskalin-Einfluß erlebt habe). Doch daß man sie als Bremssignale sieht, läßt einen im Verkehr überleben.

Unsere normale Selbstkontrolle basiert auf diesen ›Filtern‹, die unser Erleben einengen. Nun gibt es aber auch krankhafte Formen der Selbstkontrolle, durch die das Erleben erheblich stärker eingeengt wird, als es für eine optimale Auseinandersetzung mit der Umwelt erforderlich ist. Man nennt solche krankhaften Formen der Selbstkontrolle vielfach ›Abwehrmechanismen‹ oder ›Reaktionsbildungen‹, gelegentlich auch einfach Gewohnheiten.

Im Grunde handelt es sich immer um ähnliche Vorgänge. Bestimmte Verhaltensweisen eines Kindes werden von der Umwelt so heftig mißbilligt, daß sie nicht nur kontrolliert, sondern völlig gelähmt werden. Ein Kind, das jedesmal, wenn es einen eigenen Willen äußert, verprügelt wird oder – was es subjektiv als ebenso drohend empfindet – fürchten muß, dadurch die Liebe der Mutter zu verlieren, wird sämtliche Wünsche, die den Forderungen der Familiengruppe widersprechen, nicht nur kontrollieren, wenn es beobachtet wird. Es macht sich diese Kontrolle vielmehr so zu eigen, daß es die unerwünschten Impulse aus seinem Bewußtsein auslöscht. Die das Erleben auf einen brauchbaren Ausschnitt einengenden ›Filter‹ werden in diesem Fall also um einige Größen enger eingestellt. Sie richten sich ja nicht nur gegen die dem Gehirn von der Außenwelt zufließenden Informationen, sondern auch gegen die innerseelischen Informationen, ob es sich nun um das ›Körperschema‹ (im LSD-Rausch kann man sich plötzlich als Riese oder als Zwerg erleben, die Arme können sich ins Unendliche verlängern usw.), um die Wahrnehmung der eigenen Muskelempfindungen oder aber auch um unterdrückte sexuelle und andere Wünsche handelt. Jeder Mensch wird durch die Normen seiner Gruppe – der Familie und der Sozietät – zurechtgemodelt. Auch diese Normen können sich unter LSD-Einfluß auflösen, das heißt die psychischen ›Filter‹, welche durch sie in unser Erleben eingebaut worden sind. Dieser Prozeß kann sehr verschiedene Konsequenzen haben. Er kann den Betroffenen enorm erleichtern, da er sich vielleicht das erstemal in seinem Leben von der Diktatur verinnerlichter familiärer und gesellschaftlicher Normen befreit fühlt. Er kann ihn aber auch ungeheuer erschrecken und ihm heftige Angst einflößen *(bad trip)*, da er ein womöglich mühsam zwischen Wünschen und ihrer Kontrolle geschaffenes seelisches Gleichgewicht gefährdet.

In mancher Hinsicht ermöglicht LSD eine Rückkehr zu einem kindlichen Zustand der Bewußtseinsorganisation (der aber von einem erwachsenen Ich erlebt und beurteilt wird). Wie dem Kind ist auch dem Berauschten alles neu und einzigartig – vielleicht wird ihm Schokolade wieder so gut schmecken, wie ihm die erste Kostprobe schmeckte, die er als Kind bekam. Wie das Kind kann auch er unter Umständen seine Affekte nur mangelhaft kontrollieren. Und wie das Kind ist er schließlich stark von seiner Umwelt abhängig: Eine freundliche, ›stützende‹ Umgebung ist das beste Mittel gegen einen *bad trip*.

Die Rückkehr (Regression sagt der Psychoanalytiker; →RA II) zu einem archaischen Zustand der Bewußtseinsorganisation hat aber noch eine weitere Konsequenz: Das LSD-Erlebnis ist sehr stark abhängig von den Erwartungen, die der Betroffene in es setzt, und von den Suggestionen, die er von seiner Umwelt empfängt. Als die Psychiater noch glaubten, durch LSD würden künstliche Psychosen ausgelöst, erlebten die Versuchspersonen im Experiment eine kurzdauernde Geisteskrankheit.* Sie distanzierten sich von den ›verrückten‹ Erlebnissen und empfanden nur selten besondere Lustgefühle oder mystische Offenbarungen, weil sie keine erwarteten (diese Regel ist nicht ohne Ausnahmen). Als die psychedelische Ära anbrach und LSD in Erwartung religiösen Erlebens unter dem Klang tibetanischer Tempelmusik genommen wurde, waren mystische Erlebnisse die Regel und experimentelle Psychosen eine seltene

* Interessant ist in diesem Zusammenhang die Beobachtung, daß Schizophrene im LSD-Rausch sehr wohl zwischen den Rausch-Halluzinationen und ihren eigenen, psychotischen Sinnestäuschungen zu unterscheiden vermögen!

Ausnahme. Wer von LSD erwartet, es sei ein Aphrodisiakum, wird nicht enttäuscht werden; wer diesem Aspekt keine besondere Aufmerksamkeit schenkt, wird kaum je eine erotisierende Wirkung beobachten. Diese Plastizität gilt allerdings nur für die subjektiven Effekte von LSD. Die objektivierbaren Wirkungen – etwa die Verschlechterung der Intelligenzleistung im Test – haben sich als relativ beständig erwiesen.
Noch ein Ausschnitt aus einem Selbstbericht, Versuchsperson ist ein Versicherungskaufmann; in seinem Zustand überwiegt das halluzinatorische Element:
»Einige wundervoll vielfarbige geometrische Muster, leuchtendes Feuerwerk. Und sie kommen und gehen tausendmal jede Sekunde. Aber da ist etwas Komisches mit ihnen: das spielt sich 20 000 Meilen unter dem Meer ab ... stell dir eine schnurgerade natürliche Höhle vor, und du hast es. Nur daß diese Höhle eine riesige, urtümliche Vagina ist. Es ist nicht die Vagina von irgendeiner Frau, die jemals lebte. Es ist ihrer Dimension nach die Vagina schlechthin, eine Höhle, aber eine Höhle, deren Wände aus einem pulsierenden, pochenden, vaginalen Material bestehen – dekoriert, wenn du willst, mit Hunderten von Brüsten. Aus dieser vaginalen Höhle fließt unaufhörlich ein klebriges, beigefarbiges, plastilinähnliches Material. Wunder an schöpferischer Leistung entstehen, während dieses Material austritt. Es ist eine völlig unkontrollierte Selbst-Schöpfung: vollkommene Kunst, doch ohne Künstler. Diese Kunst erschafft das Plastilin-Material aus sich selbst, während es aus der vaginalen Höhle strömt, es wird zähflüssig und dünn, gewinnt das Aussehen von Elfenbein und formt sich endlos wie tausendundeine Statue. Anfänglich hat diese Gruppe von Statuen eine deutlich hinduistische Aura, das gesamte Pantheon von Hindu-Gottheiten, von Göttern und Göttinnen fließt sanft vorbei, eine nicht endende Prozession. Dann ändert sich das Bekenntnis, und die exquisiten Elfenbein-Formen werden zu einer Sammlung von Buddhas und Bodhisattwas. Jetzt verläßt Indien die Szene und wird ersetzt durch Statuen von reicher persischer Zeichnung, so, als seien sie soeben von persischen Vasen und Gefäßen herabgestiegen und hätten sich hundertfach vergrößert, wären geschmolzen und nun gegossen in der jetzt elfenbeinfarbigen, plastischen Substanz, die immer noch endlos aus der gigantischen Vagina-Höhle fließt. Persien tritt zurück, und jetzt sehe ich die Schöpfungen als große Kopien der Gestalten in Michelangelos Gemälden in der Sixtinischen Kapelle. Ich fühle mich weder als Maler noch als Bildhauer, doch indem ich fühle, daß die Kunstfertigkeit die des plastischen Materials selbst ist, nicht meine eigene, habe ich ein warmes inneres Gefühl großer Schöpferkraft. Ich fühle, ich übertreffe Michelangelo und Leonardo da Vinci zusammen ...« (zitiert nach Cohen).

LSD und Psychotherapie

Aus den oben skizzierten psychologischen Wirkungen von LSD läßt sich unschwer ableiten, warum man versuchte, das neue Halluzinogen psychotherapeutisch zu verwenden. In einer Psychotherapie handelt es sich in der Regel darum, einem Menschen, der erkannt hat, daß sein gegenwärtiges Leben ihm unerträgliche Spannungen abverlangt, zu helfen, sich besser an sich selbst und an seine Lebensumstände anzupassen. Dem neurotisch Kranken gelingt es nicht, diese Anpassung aus eigener Kraft zu leisten, da er an unbewußten Konflikten leidet und die Ursache seiner schmerzlich erlebten Symptome (unbegründete Ängste, zwanghafte Gedanken, Depressionen, körperlich nicht begründbare Schmerzen) nicht kennt (so die psychoanalytische Auffassung); er vermag nicht, eingeschliffene, fehlgelaufene Lernprozesse aus eigener Initiative zu korrigieren, da er nicht über die entsprechenden Techniken der Verhaltensänderung orientiert ist (so die lerntheoretische bzw. verhaltenstherapeutische Auffassung).

Immer soll die Psychotherapie alte, ungeeignete Lernvorgänge auflösen und rückgängig machen. Ob das durch Einsicht – wie in der Psychotherapie – oder durch elementare Lernprozesse (Konditionierung, operantes Lernen) – wie in der Verhaltenstherapie – geschieht, ist im Hinblick auf die Verwendung von LSD nicht entscheidend. Denn der Effekt des Halluzinogens kann sowohl in tiefenpsychologischen als auch in lerntheoretischen Formeln interpretiert werden. LSD eröffnet, psychoanalytisch gesehen, einen breiten Zugang zum Unbewußten. Da der Berauschte seine Vorstellungen weniger kontrolliert und überwacht, werden unbewußte Konflikte schneller aktualisiert. Sie müssen nicht mehr, wie in der traditionellen Psychoanalyse, aus freien Einfällen und Träumen erschlossen werden, sondern treten im LSD-Rausch bildhaft in das Bewußtsein des Kranken. Sie können ihn erschrecken; aber die Konfrontation mit ihnen kann ihn auch persönlich ein Stück weiterbringen. Über normale Selbstkontrolle und -kritik hinaus behelligen sich viele Menschen dauernd durch Vorwürfe, die ihnen durch anerzogene, verinnerlichte Normen auferlegt werden (ihr Über-Ich). Sobald sie ihr imaginäres Ideal der Perfektion nicht erreichen, bestrafen und quälen sie sich selbst, finden keine Ruhe und verfallen in Depressionen.

Unbegründete, aber tief in das plastische Gemüt eines Kindes eingehämmerte Ideen können so ein ganzes Leben verbittern (»Sexualität ist schmutzig«, »Selbstbefriedigung führt zu Irrsinn«). Wenn solche starren Dressate durch ein Halluzinogen einmal völlig zerstört werden, behält der Betroffene möglicherweise auch noch nachher eine neue, ungewohnte Distanz zu diesen ›selbstverständlichen‹ moralischen Urteilen. Zugleich können Situationen in seiner Vergangenheit, seiner Kindheit, aktiviert werden, in denen seine momentane neurotische Krankheit wurzelt. Und schließlich wird er auch unter dem LSD-Einfluß sehr viel stärker den (bewußten oder unbewußten) Suggestionen seines Therapeuten gehorchen und finden, was ihn dieser finden heißt. Mit Recht hat Sidney Cohen darauf hingewiesen, daß Patienten in einer LSD-Psychotherapie das wissenschaftliche Credo ihres Therapeuten bestätigen: Bei einem Freudianer taucht der Ödipuskomplex auf, bei einem Anhänger Jungs ein von Archetypen markierter Individuationsprozeß, bei einem Verhaltenstherapeuten womöglich eine Reihe fehlgelaufener Konditionierungen.

Auch wer in einer Psychotherapie vor allem die Korrektur eingeschliffener, aber ungünstiger bedingter Reflexe sieht, kann sich von LSD Unterstützung erwarten. Man kann die experimentelle Psychose oder das psychedelische Erlebnis nämlich in eine Reihe mit jenen gewaltigen emotionalen Erschütterungen stellen, die urplötzlich eine ganze Reihe von bedingten Reflexen – Elementen der Neurose – auslöschen. Die erste entsprechende Beobachtung stammt von Pawlow selbst: Als ein Hochwasser die Käfige in seinem Labor überschwemmte und die dressierten Tiere mit knapper Not überlebten, hatten sie alles Gelernte ›vergessen‹.

Andrerseits kann LSD eine Psychotherapie auch behindern, ja scheitern lassen. Der Kranke kann erwarten, daß das Mittel alles und er nichts leisten muß. Erkennt der Therapeut, von der Wirksamkeit der Droge überzeugt, diese Gefahr nicht, wird er keinen Erfolg erzielen, sondern allenfalls eine psychische Abhängigkeit von LSD. Der Kranke kann auf den plötzlichen Durchbruch unbewußten Materials, auf die Auflösung seiner bisherigen ›Filter‹, auf den Zusammenbruch ungünstiger, aber ihm vertrauter Konditionierungen mit Panik, Angst oder einer längeren Psychose reagieren. Solche Fälle sind selten, aber sie traten oft genug auf, um ernstliche Zweifel daran zu wecken, ob die potentielle Gefahr durch LSD in der Psychotherapie nicht größer sei als sein möglicher Nutzen.

Cohen, der in einer Fragebogenstudie 25 000 LSD-Experimente an 5000 Menschen auswerten konnte, hat eine länger dauernde Psychose unter 550 Kranken gefunden. Bei den wegen psychischer Stabilität zu wissenschaftlichen Experimenten ausgewählten Personen wurden praktisch nie Geisteskrankheiten ausgelöst. Selbstmordversuche zählen mit einem auf 830 Patienten zu den seltenen Risiken. Vollzogene Selbstmorde mit einem Kranken auf 2500 Kranke wiegen aber schwer, obschon sie noch seltener sind. Seit LSD als Rauschdroge ohne ärztliche Überwachung genommen wird, häufen sich solche Zwischenfälle (siehe unten).

Noch eine andere Gruppe von Zwischenfällen tritt laut Cohen nicht ganz selten auf: Psychiater und Psychotherapeuten, die LSD verwenden, erleiden offensichtlich besonders oft Nervenzusammenbrüche, psychotische Reaktionen, manchmal mit Größenwahn, manchmal mit Depressionen und Selbstmord. Man kann das vielleicht daraus erklären, daß Psychotherapeuten, die mit ihren Erfolgen nicht zufrieden sind (weil sie nicht besonders für Psychotherapie begabt sind, weil sie zuviel von sich verlangen oder aus beiden Gründen), besonders gern zu neuen Mitteln und damit auch zu LSD greifen. Diese Erfolglosen sind gleichzeitig eine Risiko-Gruppe mit Neigung zu psychischen Zusammenbrüchen.

Die bisherigen Erfahrungen mit LSD als unterstützendem Mittel in der Psychotherapie lassen sich wie folgt zusammenfassen:

1. LSD-Erfahrungen sind, wenn überhaupt, nur dann therapeutisch wirksam, wenn sie sorgfältig überwacht werden. Der Therapeut muß den Kranken gut kennen, ein Vertrauensverhältnis sollte bereits aufgebaut sein. Die Eindrücke im LSD-Rausch müssen nachträglich besprochen und in die Persönlichkeit des Kranken eingeordnet werden.
2. Patienten mit Neigungen zu depressiven und paranoischen Reaktionen, Grenzfälle zur Geisteskrankheit oder gesundete Geisteskranke sind auszuschließen.
3. Die Gefahr psychischer Gewöhnung an LSD muß beachtet werden; solchermaßen gefährdete Kranke sind ebenfalls auszuschließen.
4. Die bisherigen Resultate der Forschung sprechen dagegen, daß der schwierige und mühsame Prozeß des Neu-Lernens in einer Psychotherapie durch LSD nennenswert verkürzt wird. Doch fördert LSD möglicherweise die Einsicht in die eigene Krankheit und damit den Wunsch, sich zu ändern.
5. Der Therapeut sollte die LSD-Effekte aus persönlicher Erfahrung (Selbstversuch) kennen.

Ein endgültiger Beweis, daß LSD und andere Halluzinogene therapeutisch wertvoll sind, ist bisher noch nicht erbracht; ebensowenig kann man schon sagen, daß ihnen dieser Wert fehlt. Die bisherigen Studien weisen (vor allem,

wenn sie von überzeugten Anhängern des Psychedelismus stammen) erhebliche Mängel auf. Kontrollgruppen fehlen, die nicht mit LSD behandelt, aber sonst ähnlich intensiv betreut wurden (wie bei der angeblichen ›Heilung‹ rückfälliger Sträflinge durch Psilocybin, die von Richard Alpert und Timothy Leary viel zitiert wird). Die Nachkontrolle ist zu kurz und oft nicht durch einen vom Therapeuten (der enthusiastische Hoffnung in den Wert seiner neuen Methode setzt) unabhängigen Forscher durchgeführt. Wegen des publizistisch vielfach mit großer Unkenntnis ausgeschlachteten ›wilden‹ LSD-Konsums, der in Amerika seit 1961, in Deutschland erst seit 1966 einsetzte, wird LSD heute kaum mehr psychotherapeutisch verwendet. Die Schauergeschichten in der Presse über »Rauschgiftparties mit LSD« oder »Höllenfahrten durch LSD« beeinflussen naturgemäß auch die Erlebnisse des neurotisch Kranken, der die Droge nimmt. Hanscarl Leuner, einer der ersten Psychotherapeuten Deutschlands, der LSD verwendete, empfahl deshalb 1968 in »Der Nervenarzt«, auf publizistisch weniger belastete Halluzinogene mit analoger Wirkung auszuweichen, vor allem auf Psilocybin.
Aus den geschilderten Problemen der Psychotherapie mit LSD geht auch hervor, daß unkontrollierte Selbstbehandlung gefährlich ist und jedenfalls die Risiken den möglichen Gewinn übersteigen. Es gehört mehr als LSD dazu, um den »Spielcharakter unserer Zivilisation zu durchschauen« (Timothy Leary). Die Tatsache, daß LSD in der Subkultur *(underground)* vorwiegend in Gruppen genommen wird, bedeutet nur einen relativen Schutz. Die gegenseitige Analyse innerhalb dieser Gruppen führt nicht selten zu gesteigerter Häufigkeit neurotischer und psychotischer Zusammenbrüche, wie das Schicksal mancher Kommunen gezeigt hat (Reiche 1968). Die Halluzinogene lösen nicht nur unerwünschte familiäre oder gesellschaftliche Reaktionsbildungen (Konditionierungen) auf, sondern können auch erwünschte, für das seelische Gleichgewicht unerläßliche Abwehrmechanismen gefährden. Selten werden, vor allem unter Jugendlichen, die Kameraden des von einem *bad trip* Heimgesuchten das Wissen und die Reife haben, solche Störungen abzufangen.

LSD, Mystik und Religion

Die ursprünglich religiöse Bedeutung zahlreicher Rauschdrogen ist bekannt (→Fliegenpilz, →Banisteriopsis caapi, →Epéna, →Nachtschatten-Drogen, →Hexensalben, →Meskalin, →Psilocybin). In LSD haben wir das einzigartige Beispiel einer umgekehrten Entwicklung. Während in der Regel die Rauschdrogen aus dem magisch-religiösen Kontext herausgenommen, wissenschaftlich erforscht und zielbewußt zu viel begrenzteren Zwecken (Morphium als schmerzstillendes Mittel, Meskalin als Psychotomimetikum, Skopolamin zur Beruhigung Geisteskranker) eingesetzt werden, kam es beim LSD zu einem gegenläufigen Prozeß.
Als erster hat wohl Aldous Huxley, der die auf Meditation und der Suche nach innerer Erleuchtung gründende Lehre des Zen-Buddhismus in Amerika populär machte, die Halluzinogene als ›Raffer‹ des mühsamen Weges zu *Satori,* der inneren Helle des Gläubigen, beschrieben. (›Nes-Zen‹ nannte Arthur Koestler geringschätzig das LSD). Auch der Begriff der ›Bewußtseinserweiterung‹ ist eigentlich eher religiös als psychologisch aufzufassen. Eine Erweiterung des Bewußtseins, das heißt eine Vermehrung der gleichzeitig wahrgenommenen Bewußtseinsinhalte, ist nicht möglich. Es können höchstens neue Eindrücke

erlebt werden, die nicht unser Bewußtsein, sondern unser Wissen um uns selbst erweitern – im besten Falle. Aber auch dann sagen uns die Halluzinogene, auch im religiösen Bereich, nichts revolutionär Neues. Sie können nur grell beleuchten, was sonst schattenhaft ist, und kaum wahrgenommen, abstrakten und unterdrückten Schemen plastisches Leben und sinnliche Kraft verleihen. Charles Baudelaire, der als einer der ersten die ›künstlichen Paradiese‹ betrat, ohne seine Kritikfähigkeit am Eingang abzuliefern, hat das sehr deutlich gesehen. Er schildert den Rausch als Traum: »Der Mensch hat träumen wollen, der Traum wird über den Menschen Herr sein, doch dieser Traum wird deutlich der Sohn seines Vaters sein.«

Die Verwandlung von LSD aus einem Halluzinogen, mit dem experimentelle Psychosen ausgelöst wurden, zu einem Sakrament, das in kultischen Zusammenkünften genommen und unter Hinweis auf die Religionsfreiheit verteidigt wird, setzte 1961 ein. Ihr Protagonist ist der ehemalige Harvard-Dozent für Psychologie, Timothy Leary, der damals entlassen wurde, weil er seine Lehrpflichten vernachlässigte (nicht wegen seiner Akzentuierung des LSD-Erlebnisses als chemisch induzierter Mystik).

1962 erschienen die ersten Berichte über durch Psilocybin in einem *Doppelblindversuch* (→RA III) induzierte ›mystische‹ Erlebnisse während eines Karfreitags-Gottesdienstes in Harvard (Pahnke). Wie man aufgrund der psychischen Effekte der Halluzinogene erwarten kann, steigert sich unter ihrem Einfluß eine ursprünglich religiöse Haltung möglicherweise zu mystischer Intensität. Daß das nur gelingt, wenn die Einstellung positiv ist, erweist der Selbstversuch R. C. Zaehners, der – als philosophischer Gegner Aldous Huxleys – Meskalin nahm und ein völlig un-mystisches »Universum der Farce« erlebte.

Die Berichte über mystische Erlebnisse durch LSD und andere Halluzinogene beweisen also eher die (von allen Forschern betonte) gesteigerte Suggestibilität als eine spezifisch ›religiöse‹ Wirkung. Es ist ohne weiteres vorstellbar, daß ein tief religiöser Mensch, dem man – mit oder ohne sein Wissen – vor einem feierlichen Gottesdienst ein Halluzinogen gibt, eine mystische Offenbarung erfährt. Doch wird manchem bei dieser Vorstellung unbehaglich zumute: Gerade weil wir über die Neurophysiologie der Rauschdrogen soviel besser Bescheid wissen als die Peyote-Esser der ›Native American Church‹ (→Meskalin), können wir nicht mehr glauben, daß uns das *Mana* des Peyote zur unmittelbaren Schau Gottes führt. Es scheint, daß uns die Frucht des Baumes der Erkenntnis nicht nur aus dem irdischen Paradies vertrieben, sondern vielen von uns auch den ungetrübten Genuß der künstlichen Paradiese unmöglich gemacht hat.

Theodore Lidz und Albert Rothenberg haben kürzlich den von Leary begründeten ›Psychedelismus‹, der in einer Reihe religiöser Organisationen mit wechselndem Namen (zuletzt ›League of Spiritual Discovery‹, abgekürzt LSD) praktiziert wurde und wird, mit einer »Wiedergeburt des Dionysos« verglichen. Dieser Vergleich kann aus verschiedenen Gründen nicht überzeugen, die in der ganz anderen religionsgeschichtlichen Position des Dionysos (er wurde unter die olympischen Götter aufgenommen), aber auch in sozialen Unterschieden wurzeln: Dionysos als Gott des Weins fügte sich harmonisch in die Produktionsformen einer einfachen, agrarischen Gesellschaft ein, ganz im Gegensatz zu LSD. Die Anhänger des Psychedelismus sind in mancher Hinsicht Opfer jener gesellschaftlichen Konditionierungen und jenes ›falschen Bewußt-

seins‹, das sie bekämpfen. Sie ersetzen die soziale Manipulation durch die psychochemische und glauben, sie dadurch zu transzendieren.
Die Entlassung aus Harvard und juristisch höchst fragwürdige Abschreckungsurteile (30 Jahre Gefängnis wegen des Besitzes von Marihuana 1966 in Laredo/Texas*) haben Leary den Ruf eines Märtyrers eingebracht, welchen er nicht ungern zu akzeptieren scheint, wie er auch sich selbst als »Hoher Priester« oder als »Inkarnation von Jesus Christus« einstuft. Zwischen den Mänaden des Dionysos, die in den Bergen Griechenlands ihre rasenden Tänze zelebrierten, und den psychedelischen *light shows* Learys, die er in städtischen Kinos gegen Eintrittsgeld abhielt, besteht ein himmelweiter Unterschied.
LSD und verwandte Halluzinogene werden vor allem von jungen Leuten genommen, die vor der Aufgabe stehen, ihre eigene Identität zu finden und sich von ihrer Familie zu lösen. LSD nimmt ihnen scheinbar die Mühe ab, einen eigenen Weg zu finden, ihr Wissen nutzbar zu machen und sich für – oder auch gegen – die Lebensform zu entscheiden, welche ihnen die Umwelt anbietet. Die Identität, die durch die Droge gewonnen wird, bleibt aber vielfach mit ihr verknüpft. Sie ist nur unter dem Einfluß der Droge real, welche die Selbstkritik auszulöschen vermag. Je mehr die Vertreter der psychedelischen Religion versprechen, desto größer wird diese Gefahr für jene Jugendlichen, welche ihnen Glauben schenken.
Diese Einwände richten sich weniger gegen den Versuch, durch den Konsum eines Halluzinogens Aufschluß über seelische Grenzzustände zu gewinnen, als gegen ihre unkritische Empfehlung als »Vitamin für die Gehirnrinde« – ein neurophysiologisch wie psychologisch gesehen gleich unsinniger Anspruch. Halluzinogene können es ebenso erschweren, die eigene Identität zu finden, wie sie es im günstigen Fall erleichtern mögen.

Gefahren durch LSD

Die Postulate der LSD-Religion, das Halluzinogen sei ein Sakrament, keine Rauschdroge, und es habe die menschliche Evolution sprunghaft vorangetrieben, tragen sicher einen Teil der Verantwortung für die Verwendung von LSD als Rauschgift im herkömmlichen Sinn. Seit es in Fernsehen und Presse als harmlos, aber hochwirksam, als Lösung aller Entfremdung, jeder existenziellen Krise und persönlichen Unzufriedenheit gepriesen wurde, stieg der Gebrauch von LSD sprunghaft an.
Nicht mehr geistige Erleuchtung wurde angestrebt, sondern einfach Vergessen, *dropping out,* das ›Herausfallenlassen‹ aus einer unbefriedigenden Existenz, ein Rausch, der das Leben leichter, die Liebe schöner und die Hemmungen geringer machen soll.
Leary und seine Anhänger werfen den Psychiatern, die über *bad trips* berichten, vor, durch diese Erzählungen würden negative Reaktionen auf LSD erst ausgelöst. Aber hier wird wohl der tatsächliche Zusammenhang umgekehrt. Sobald durch den ›wilden‹, nicht mehr psychologisch und ärztlich überwachten LSD-Konsum *bad trips* häufiger wurden, mehrten sich auch die entsprechenden Berichte.
Eine Reihe unheilvoller Entwicklungen setzte ein. LSD wurde zum *acid-test,* zu einer Art Mutprobe. Man renommierte mit den Dosen, die der einzelne

* Inzwischen wurde Leary auch des Heroinhandels überführt.

*acid-head** konsumiert habe, und mischte schließlich das Halluzinogen sogar Uninteressierten in den Cocktail. Man kann die potentiellen Schäden durch LSD in vier Gruppen einteilen:

a) *Körperliche Gefahren.* Es sind Chromosomenbrüche in Körperzellen und Mißbildungen von Kindern beschrieben worden, deren Mütter während der Schwangerschaft LSD genommen hatten. In beiden Fällen reichen die Beweise (noch?) nicht aus. Sicher löst LSD, wenn überhaupt, nur sehr selten Mißbildungen oder Erbschäden aus. Dennoch mahnen die vorliegenden Resultate zur Vorsicht.

b) *Psychische Gefahren vom Soforttyp.* Das geläufigste Risiko ist der *bad trip,* ein akuter Angstanfall, in dem der (versprochene oder erwartete) LSD-Himmel zur Hölle wird. Der Berauschte sieht sich von wilden Tieren oder menschlichen Verfolgern, Teufeln, Folterknechten bedroht. Seine Realitätsorientierung kann zusammenbrechen; eine kurzdauernde, psychose-ähnliche Reaktion ist die Folge. Der *bad trip* kann entweder spontan oder durch ärztliche Hilfe abklingen (ein wirksames Gegenmittel ist Chlorpromazin = Megaphen, Largactil oder ein anderes Neuroleptikum). Klingt die negative Reaktion nicht ab, so kann eine länger dauernde, psychotische Phase folgen. Der Betroffene verhält sich wie ein Geisteskranker (in der Regel analog einem Fall paranoisch-halluzinatorischer Schizophrenie) und muß in eine Nervenklinik eingeliefert werden. Solche psychotischen Reaktionen treten meist nur bei dazu veranlagten Menschen auf, deren psychische Struktur durch belastende Kindheitserlebnisse und möglicherweise auch Erbfaktoren disponiert ist.

Allerdings ist es praktisch unmöglich, vorauszusagen, daß bei einem bestimmten Menschen eine solche psychotische Reaktion mit absoluter Sicherheit *nicht* auftreten wird.

Schließlich sind gelegentlich Unfälle durch einen LSD-Rausch vorgekommen – vor allem im Verlauf eines *bad trip.* Da es sich um auffällige Ereignisse handelt, werden sie immer wieder zitiert, scheinen also viel häufiger zu sein, als sie es tatsächlich sind. Die größte Gefahr sind Selbstmordversuche – etwa durch Sprung aus dem Fenster, weil der Berauschte glaubt, er könne fliegen. Ein Student im LSD-Rausch stellte sich einem heranrasenden Auto entgegen und rief »Halt!« – er war sofort tot. Da LSD im Körper nur sehr schwierig nachzuweisen ist, könnten manche ›unerklärlichen‹ Verkehrsunfälle auf sein Konto zu buchen sein. Autofahren unter Halluzinogen-Einfluß ist – auch wenn man die Symptome zu kontrollieren meint – leichtsinnig und lebensgefährlich.

Zu den Gefahren, die nicht eigentlich dem LSD, wohl aber seinem Mißbrauch in der Subkultur anzulasten sind, gehören Vergiftungen durch unreines oder mit anderen Drogen gemischtes Material.

c) *Nachhall-Psychose (flashback).* Hierbei handelt es sich um einen – meist mit intensiven Angst- und Desorientierungserlebnissen verbundenen – Rauschzustand, der Wochen und Monate nach dem eigentlichen LSD-Rausch auftreten kann und auf den Betroffenen wie ein regelrechter psychotischer Schub wirkt. In einer vorzüglichen Studie haben Helmut Waldmann und Heinz Ewald Hasse die verschiedenen Erscheinungsformen und Ursachen dieser Nachhall-Psychosen (auch *flashback* genannt) untersucht (Waldmann 1974).

d) *Gefahren bei chronischem Konsum.* LSD ist kein Suchtgift. Körperliche Ab-

* wörtlich: ›Säurekopf‹, für Lysergsäure-Benützer

hängigkeit tritt nicht auf, Entziehungserscheinungen fehlen. Die meisten medizinisch-psychiatrischen Studien an chronischen LSD-Konsumenten haben den Schönheitsfehler, daß sie sich nur auf nach höchst einseitigen Kriterien ausgewählte Stichproben beziehen: auf die nach einem *bad trip* in eine Klinik eingelieferten LSD-Verbraucher. Man kann aber die Folgen wiederholter LSD-›Reisen‹ ebensowenig aus den *bad trips* erschließen, wie man aus Flugzeugabstürzen die Konstruktion dieser Maschinen ermitteln darf.
Barron und seine Mitarbeiter haben in einer 1970 publizierten Arbeit versucht, eine bessere Ausgangsbasis zu gewinnen. Sie annoncierten in einer *underground*-Zeitung und gewannen schließlich 20 Informanten, die bis dahin mindestens achtmal LSD genommen und noch nie wegen eines *bad trip* einen Nervenarzt hatten aufsuchen müssen.
Die Befragten stammten fast durchweg aus der Mittelklasse. Konflikte mit den Eltern und schon seit früher Kindheit schwer gestörte Eltern-Kind-Beziehungen fanden sich fast regelmäßig, als man sie nach ihrer Lebensgeschichte befragte. 15 der 20 befragten Versuchspersonen haßten ihre Eltern – entweder ein Elternteil oder beide. Bei keinem Dauer-Konsumenten (12 Männer und 6 Frauen, darunter 7 Studenten, 11 Angestellte, 2 Arbeitslose) war LSD die erste Rauschdroge, mit der sie experimentiert hatten. Sie alle hatten vorher andere Drogen benützt, in der Regel Marihuana. Auch neben LSD nahmen sie zur Zeit der Befragung noch andere Drogen: Marihuana und (vier Fünftel von ihnen) Amphetamine. Die Hälfte hatte auch Heroin probiert, doch war keiner süchtig geworden. Während des LSD-Rausches benutzen 18 von 20 Marihuana, um sich zu entspannen.
Unter den Motiven für den LSD-Konsum überwog Streben nach Einsicht (12) gegenüber Neugier (7). Später wurde LSD vor allem genommen, weil es die Bereitschaft für Sinneseindrücke erhöhe. Die angebliche Steigerung der sexuellen Ansprechbarkeit durch LSD wurde kaum genannt und wenn ja, dann nur als sekundäres Motiv. Die Zahl der *trips* schwankte stark: von 8 bis 250. Sie lag im Mittel bei 40, die sich auf rund zwei Jahre verteilten. Die verwendeten Dosen ließen sich nicht exakt ermitteln; die 300 bis 600 *street mikes* (›Straßen-Mikrogramm‹), welche im allgemeinen genommen wurden, dürften etwa 150 bis 300 Mikrogramm reinem LSD entsprochen haben.
Die LSD-Welle scheint inzwischen abzuebben. Barron fand, daß 14 der Befragten früher LSD viel öfter genommen hatten; zwei hatten überhaupt aufgehört, und nur zwei hatten es in letzter Zeit häufiger genommen. Psychologisch wurden die chronischen LSD-Konsumenten als aggressive Individuen beurteilt, die Schwierigkeiten hätten, zu sich selbst zu finden. Es gab dabei zwei Untergruppen: die überzeugten Hippies, welche glaubten, durch LSD seien alle ihre Probleme gelöst, und die mehr ›neurotischen‹ Personen, die ihre Schwierigkeiten noch klar erkannten. Die psychiatrischen Diagnosen lauteten nur bei drei Befragten ohne Befund. Bei den 17 übrigen wurden Charakter- und Persönlichkeits-Störungen festgestellt. Fast alle hatten berufliche und/oder familiäre Probleme, vor allem Kontaktschwierigkeiten. Obschon viele behaupteten, LSD habe ihre künstlerische Leistungsfähigkeit oder ihre Selbsterkenntnis vertieft, fand sich dafür kein Beweis. Die psychiatrischen Symptome im Sinn der Charakter- und Verhaltensstörungen hatten allerdings schon vor dem LSD-Konsum bestanden. Der Halluzinogen-Konsum war eher ihr Symptom als ihre Ursache: Er verkörpert einen chemischen Abwehrmechanismus, der den

chronischen Konsumenten davor bewahrt, sich mit seinen psychischen Problemen auseinanderzusetzen. Der unmittelbare Schaden scheint trotz des ausgedehnten Konsums von oft schlecht gereinigtem LSD gering; ein ›Umsteigen‹ auf Suchtgifte ließ sich nicht nachweisen.* Doch hat sich LSD auch in keinem Fall als nützlich erwiesen. Es deckte die psychischen Probleme zu, statt sie zu lösen. W. S.

Literatur: Abrahamson, H. A. (Hrsg.), *The Use of LSD in Psychotherapy,* Indianapolis 1967. – Barron, St., u. a., »A Clinical Examination of Chronic LSD Use in the Community«, in: *Comprehensive Psychiatry 11,* 1970, S. 69. – Blum, R., u. a., *Utopiates. The Use and Users of LSD-25,* New York 1966. – Cohen, S., *The Beyond Within,* New York 1968. – Faillace, L. A., u. a., »Hallucinogenic Drugs in the Treatment of Alcoholism: A two Year Follow-up«, in: *Comprehensive Psychiatry* 11, 1970, S. 51. – Hoffer, A., »D-lysergic Acid Diethylamide (LSD): A Review of its present Status«, in: *Clinical Pharmacological Therapy* 6, 1965, S. 183. – Hollister, L. E., *Chemical Psychoses,* Springfield 1968. – Huxley, A., *Himmel und Hölle,* München 1960. – Kurland A. A., u. a., »Psychedelic Therapy utilizing LSD in the Treatment of the Alcoholic Patient«, in: *American Journal of Psychiatry* 123, 1967, S. 1202. – Leary, T. u. a., *The Psychedelic Experience,* New York 1964. – Leuner, H., *Die experimentelle Psychose,* Berlin 1962. – Lidz, Th., und A. Rothenberg, »Psychedelismus: Die Wiedergeburt des Dionysos«, in: *Psyche* 24, 1970, S. 359. – Ludwig, A., »Patterns of Hallucinogenic Drug Abuse«, in: *Journal of the American Medical Association* 191, 1965, S. 92. – Masters, R. E. L., u. a., *The Varieties of Psychedelic Experience,* New York 1966. – Pahnke, W., *Drugs and Mysticism* (Dissertation), Harvard 1963. – Reiche, R., *Sexualität und Klassenkampf,* Frankfurt 1968. – Schmidbauer, W., »Halluzinogene in Eleusis?«, in: *Antaios* 10, 1968, S. 38. – Smith, C. M., »A new Adjunct to the Therapy of Alcoholism: The Hallucinogenic Drugs«, in: *Quarterly Journal for the Study of Alcoholism* 19, 1958, S. 406. – Solomon, D. (Hrsg.), *LSD, the Consciousness Expanding Drug,* New York 1964. – Stoll, W. A., »Lysergsäure-Diäthylamid, ein Phantasticum aus der Mutterkorngruppe«, in: *Archiv für Neurologie und Psychiatrie* 60, 1947, S. 279. – Waldmann, H. und H. E. Hasse, »Verlaufsformen der Nachhall-Psychosen (Flashback) und ihre Bedeutung für die Therapie«, in: Scheidt, J. vom (Hrsg.), *Die Behandlung Drogenabhängiger,* München 1974. – Weech, A. A., u. a., »Toward a Rational Approach to Psychedelics«, in: *Comprehensive Psychiatry* 11, 1970, S. 57.

Mandragora M

(Alraun, Gold-, Hecken-, Galgen- oder Alraunmännchen, Alruniken)

Geschichte

Das älteste Dokument über die Verwendung der Mandragora als Liebes- und Fruchtbarkeitszauber ist einer der ugaritischen Keilschrifttexte aus Ras Schamra. Er stammt aus dem 14. oder 15. Jahrhundert v. Chr., bezieht sich auf die magischen Vorbereitungen zu einem Fruchtbarkeitsritus und beginnt mit den Worten: ›Pflanze Mandragoras in die Erde . . .«

* Dieses Umsteigen mag bei LSD-Konsumenten, die in Nervenkliniken kommen, öfter vorliegen, da die Häufigkeit von *bad trips* und besonders gravierende Konflikte – die ihrerseits nach noch wirksamerer Betäubung, wie sie die Opiate bieten, verlangen – miteinander zusammenhängen dürften.

Die *dudaim,* welche Jakobs Gattin Rahel Ruben, dem Sohn Leas, wegnahm, um ihre Unfruchtbarkeit zu heilen, wurden von den Alexandrinern, welche die Bibel ins Griechische übersetzten, als *mela mandragoron* (Äpfel der Mandragora) übertragen. In seinem Bibelkommentar glaubt James Frazer, daß in einer früheren Version der Erzählung die kinderlose Rahel empfing, weil sie die Äpfel aß, und beweist das durch zahlreiche Parallelen in Mythen und Märchen.

Die Mandragora war jahrtausendelang eng mit erotischer Magie verknüpft. Die griechische Liebesgöttin Aphrodite führte den Beinamen Mandragoritis, ›Herrin der Mandragora‹. Bis ins 20. Jahrundert trugen in Griechenland junge Männer Stücke der Mandragora-Wurzel als Liebeszauber. Der amerikanische Volkskundler Frederick Starr hat berichtet, daß noch um die Jahrhundertwende Juden aus Jerusalem einem reichen, aber kinderlosen Geldgeber, der die Rückkehr nach Palästina förderte, eine Mandragora-Wurzel mit ihren besten Wünschen zukommen ließen.

Plinius verlangte, daß man die Mandragora mit einem Schwert umzirkelt, ehe man sie ausgräbt. Später entstand die Sage, die Mandragora schreie so entsetzlich, wenn man sie entwurzle, daß jeder, der diesen Schrei höre, tot umfalle. Daher der beliebte Trick, einen schwarzen Hund an die nahezu ausgegrabene Wurzel zu binden und schnell wegzulaufen. Der Hund will seinem Herrn nach, zieht die Mandragora aus der Erde und stirbt angeblich. Daher ist die Wurzel auch so kostbar – muß nicht jeder, der sie verkauft, einen Hund opfern?

Nicht immer freilich handelten die gutgläubigen Käufer eine echte Mandragorawurzel ein. Vielfach waren es Zaunrüben oder die Wurzelstöcke von ordinärem Schilf, denen geschickte Fälscher die typische, menschenähnliche Form gegeben hatten, indem sie sie zurechtschnitzten und wieder vergruben, bis die Wunden heilten. Einen solchen Quacksalber hat der toskanische Arzt Andrea Matthioli im 16. Jahrhundert kennengelernt und beschrieben. Da die Heilkraft der Mandragora nach der Lehre von den Signaturen* um so größer war, je menschenähnlicher die Wurzel ausfiel, hat man auch im Orient echte Mandragoras ausgegraben, zurechtgeschnitzt und wieder eingegraben, wobei man gelegentlich sogar Getreidekörner unter die Wurzelschale schob, die dann keimten und einen veritablen Bart bildeten. Die täuschend menschenähnlichen Alraune in den alten Kräuterbüchern sind also keine Erfindung.

Sehr oft wurde die Mandragora, die nur in den Mittelmeerländern gedeiht, nicht als Droge, sondern als zauberkräftiges Männchen – als Alraun – verwendet. Ein Alraun, so schreiben die Brüder Grimm in ihren »Deutschen Sagen«, muß in Wein gewaschen und in Seide gekleidet werden. Er kann die Zukunft enthüllen und Geheimnisse verraten, wenn man ihn nur jeden Freitag badet und jeden Monat mit einem frischen weißen Hemd bekleidet. Der glückliche Besitzer wird nie arm sein und viele Kinder haben.

In den Hexenprozessen wurden viele Frauen hingerichtet, nur weil sie einen Alraun hatten und die Wurzelpuppe nachts unter ihr Kopfkissen legten, um prophetische Träume zu erlangen. Selbst Johanna von Orleans wurde in ihrem Hexenprozeß beschuldigt, eine Mandragora auf ihrer Brust getragen zu haben,

* Danach ist jede Pflanze für das Organ gut, dem sie ähnelt, etwa die Leberblume für die Leber, oder das Knabenkraut für den männlichen Hoden.

um unbesiegbar zu sein. Sie leugnete es standhaft, bemerkte aber, sie habe gehört, diese Wesen seien schwer zu erhalten und gefährlich.

Botanische Hinweise und chemisches Prinzip

Mandragora officinalis gehört in die Familie der →Nachtschatten-Gewächse; sie ist eine ausdauernde, stengellose Pflanze mit fleischiger, oft gespaltener Wurzel und großen ovalen oder lanzettförmigen Blättern, violetten oder gelben Blüten und eßbaren Beeren. Sie braucht ein warmes Klima und gedeiht nur südlich der Alpen: in Syrien, Griechenland, Kreta, Sizilien, Spanien und Nordafrika. Chemische Analysen haben erwiesen, daß *Mandragora officinalis* wie viele Nachtschattengewächse die Alkaloide Atropin und Skopolamin enthält, wobei das Skopolamin deutlich überwiegt.

Wirkung

Die betäubenden Effekte der Mandragora scheinen auf den ersten Blick schlecht zu ihrer Wirkung als Liebeszauber zu passen. In Shakespeares »Antonius und Kleopatra« wird sie sogar als An-Aphrodisiakum erwähnt. Die sehnsüchtige Königin ruft in Abwesenheit des Geliebten:
›Laßt mich Mandragora trinken, daß ich die leere Spanne Zeit verschlafe, mein Antonius ist fort . . .«
Auch in »Othello« erwähnte Shakespeare die Mandragora neben dem Mohn als »schläfrigen Sirup des Ostens«.
Plinius empfahl Mandragora-Saft als Narkotikum bei chirurgischen Eingriffen. Mandragora war auch ein Bestandteil mancher →Hexensalben.
Wie jede leichte Narkose, mag auch die durch Mandragora zu einer Entspannung und Enthemmung geführt haben, in der erotische (Auto-)Suggestionen wirksam werden. Man darf nicht vergessen, daß die Menschen der Antike und des Mittelalters mit ganz anderen Erwartungsvorstellungen an eine Droge herantraten als der skeptische Pharmakologe unserer Zeit. Im psychischen Bereich können solche Vorstellungen eine entscheidende Rolle spielen. Die durch Skopolamin bedingte Entspannung kann in den nicht einmal so seltenen Fällen helfen, in denen seelisch-körperliche Verkrampfung eine Frau daran hindert, daß sie Kinder bekommt. W. S.

Literatur: Frazer, J. G., *Folklore in the Old Testament,* London 1918. – Schmidbauer, W., »Die magische Mandragora«, in: *Antaios* 10, 1968, S. 274.

Marihuana → Cannabis

Meskalin *(Peyote, Lophophora Williamsii)*

Der Kaktus Peyote oder Peyotl wird heute botanisch meist als *Lophophora Williamsii* klassifiziert. In der älteren Literatur finden sich botanische Bezeichnungen wie *Anhalonium Lewini* oder *A. Williamsii, Mamillaria Williamsii, Echinocactus Lewini.* Einige Zeit glaubte man, daß es zwei Spezies gäbe *(Anhalonium Lewini* und *Williamsii),* doch botanische Forschung zeigte, daß es sich nur um eine Spezies handelt, die einzige der Gattung Lophophora (Mähnenträger).
Das psychoaktive Prinzip des Peyote ist das Alkaloid Meskalin; daneben ent-

hält der Kaktus weitere Alkaloide: Anhalin, Anhalonidin, Carnegin, Pellotin, Hordenin, Lophophorin und andere, die keine psychotropen Wirkungen entfalten.

Geschichte

In seinem Bericht über das von den Spaniern eroberte Mexiko beschrieb Bernardino de Sahagún, ein spanischer Mönch, die bemerkenswerten botanischen Kenntnisse der Ureinwohner und berichtete, sie seien die ersten gewesen, die »eine Wurzel mit dem Namen *peiotl* entdeckten, die in ihrem Haushalt an den Platz von Wein tritt«.

Noch ein zweites Mal ist in der um 1560 verfaßten mexikanischen Geschichte Mexikos des Sahagún die Rede von Peyote. Es heißt dort: »Die, welche es essen, sehen Visionen, die entweder entsetzlich oder lächerlich sind; die Vergiftung dauert zwei oder drei Tage und endet dann.«

Die Missionare in Mexiko, welche in wenigen Jahrzehnten mehr durch die Macht des Schwertes als durch die der Überzeugung die Indianer christianisierten und die einheimischen Religionen zerstörten, wandten sich gegen den magischen Gebrauch des Peyotl. »Bist du ein Wahrsager? Schmückst du die Plätze, wo Idole aufbewahrt werden? Hast du das Blut anderer gesogen? Hast du nächtliche Wanderungen unternommen und Dämonen gerufen, dir zu helfen? Hast du Peyotl getrunken oder ihn anderen zu trinken gegeben, um Geheimnisse zu entdecken, um gestohlene oder verlorene Dinge wiederzufinden?«

Diese Fragen stehen in einem Beichtspiegel, den Padre Nicolás de León verfaßte. Sie zeigen, daß Peyote, wie viele Rauschdrogen bei Naturvölkern, vor allem zu divinatorischen Zwecken verwendet wurde.

Man kann diesen Gebrauch eines Halluzinogens auch durchaus ohne einen Rückgriff auf parapsychologische Fähigkeiten erklären. Dank der drogen-induzierten Trance (→RA III) wird jeder Zweifel an der Gültigkeit latenter, im normalen Zustand unbewußter Vorstellungen hinfällig. Erziehung zur Selbstkritik und zum Selbstzweifel gehören zu den Prägungen, welche die meisten Menschen im Lauf ihrer Kindheit erhalten. Betrachtet man die psychischen Wirkungen von Halluzinogenen wie Meskalin, →LSD, →Psilocybin, →Banisteriopsis, so erkennt man, daß sie die automatische Unterdrückung aller für die Realitätsorientierung unwichtigen Reize außer Kraft setzen. Zu diesen für die normale Orientierung nicht nötigen Reizen kann aber durchaus ein leiser Verdacht, ein Schluß aus winzigen Hinweisen (vielleicht auch wirklich ein paranormaler Vorgang) gehören, der im Fall des Orakels, der Suche nach dem sonst nicht Auffindbaren, zur wertvollen Lösung wird. Unter dem Einfluß des Halluzinogens wird dieser Hinweis nun nicht nur gesehen, sondern auch – wegen der erhöhten Suggestibilität – bedingungslos geglaubt. Vor allem in Fällen, in denen eine solche bedingungslose Überzeugung ihrerseits therapeutisch wirksam werden kann, muß sich dieses Verfahren bewähren – etwa wenn ein Medizinmann durch Peyote die Ursache einer Krankheit erfährt und eine magische Kur zu ihrer Behandlung.

Wie solche magischen Verwendungen des Peyote aussahen, kann man dem Bericht Hernando Ruis de Alarcóns (1629) entnehmen: Man trank entweder selbst Peyote oder ließ ihn jemand anderen trinken. Im Rausch erschien dann ein Geist, der sich als der Geist des Peyote zu erkennen gab (Alarcón sagte ›Teufel‹, wie nicht anders zu erwarten) und die gewünschte Auskunft lieferte. Mit

Grimm vermerkt der Spanier, daß die Indios diesen Riten oft mehr Glauben schenken als den Missionaren.
Weston LaBarre, der neben James Slotkin zu den führenden amerikanischen Autoritäten über die kultische Verwendung von Peyote zählt, hat die Geschichte seiner Verwendung ausführlich beschrieben. In Mexiko weitgehend durch den billigen Agavenwein (Meskal) ersetzt und nur noch bei den Huichol und Tarahumare rituell in Fruchtbarkeitsfesten verwendet, hat ein um den kultischen Genuß von Peyote konzentrierter Ritus in Nordamerika weite Verbreitung gefunden, und zwar unter Indianern, die bis 1870 Peyote nicht kannten, da er in ihren Gebieten gar nicht gedeiht und es zwischen den feindlichen Stämmen kaum Handelskontakte gab.
Erst durch die teilweise Zerstörung vieler Stammeskulturen wurden die Reste dieser Stämme fremden Einflüssen zugänglicher; der passiv-ekstatische Peyote-Kult gewann immer mehr Anhänger. Während die Huichol Peyote nur während eines Festes nahmen und sich vorher in langen Zeremonien reinigten, ehe die Männer den Kaktus suchten und ihn zeremoniell mit Pfeilen ›erlegten‹, glauben die Prärie-Indianer in der Regel, sich durch das Mana – die geistige Kraft – des Peyote etwas vom Mana des ›Großen Geistes‹ anzueignen. Ursprünglich aus den religiösen Traditionen der Indianer entwickelt, hat der Peyote-Kult auch christliche Elemente aufgenommen, die freilich stark abgewandelt wurden.
Warum hat eine halluzinogene Droge wie Peyote soviel Anziehungskraft für die amerikanischen Prärie-Indianer? Die Antwort liegt wohl darin, daß Halluzinationen unter den Präriestämmen seit eh und je eine sehr wichtige Rolle in den Initiations-Zeremonien dieser Stämme spielten. Mit oft grausamen Mitteln – Fasten, Dursten, Nachtwachen, unsinnige Arbeiten (alle Nadeln einer Tanne ausreißen), Selbstmartern – suchten die jungen Männer eine erlösende und befreiende Vision, die ihnen einen Kriegsnamen und einen Schutzgeist verschaffen sollte. Im Peyotismus ersetzen eine gemeinsame Nachtwache und der Genuß des Halluzinogens dieses Fasten und Leiden. Die Teilnehmer an einem kultischen Treffen müssen sich bei den Kiowa und Komantschen (welche als erste kurz vor der Jahrhundertwende den Kult von den Mescalero-Apachen übernahmen und abwandelten) durch ein Bad reinigen und in ihre besten Kleider hüllen. Eine informelle, aber geordnete Zeremonie mit Trommeln, Gesängen, einem ›Führer‹ und einigen Gehilfen bestimmt den Gottesdienst. Slotkin, der selbst ein aktiver Vertreter der ›Native American Church‹ – der wichtigsten Organisation der Peyotisten – wurde, beschreibt, daß jeder einzelne durch Gebet, Kontemplation und den Genuß von Peyote Erleuchtung durch den ›Großen Geist‹ oder einen seiner vertretenden Geister erreicht, weil er durch den Peyote-Genuß genügend von der Macht dieses Geistes aufnimmt.
Die 1914 konstituierte ›Native American Church«, welche heute über 200 000 Mitglieder aus rund 50 verschiedenen Stämmen (die wichtigsten: Kiowa, Komantschen, Caddo, Cheyennen, Oto, Pawnee, Seneca, Ute, Seminolen, Creek, Menomini, Schwarzfuß, Iowa, Sioux, Chippewa) umfaßt, hat sich bis heute trotz vielfältiger Widerstände erhalten. Nicht nur die Behörden in den Reservaten wehrten sich gegen den Kult, sondern auch die Missionare und manchmal auch die alteingesessenen Medizinmänner, welche im Peyote, der von den Peyotisten als ›All-Heiler‹ verwendet wird, eine unerwünschte Konkurrenz sahen. Zur Zeit wird der Peyote-Kult der ›Native American Church‹ in zwölf

Staaten der Union vertraglich akzeptiert. Fast alle namhaften und für dieses Problem zuständigen amerikanischen Anthropologen (LaBarre, McAllester, Slotkin, Stewart, Tax) haben in einem Gutachten festgestellt, daß es sich um keine narkotische, süchtigmachende Droge handelt, Peyote also nicht unter das Rauschgiftgesetz fällt.

Dennoch ist der Peyote-Genuß in einigen Staaten verboten, doch wird das entsprechende Gesetz vielfach nicht angewendet, so daß die juristische Situation höchst verwickelt ist. Obschon Texas (wo die meisten Kakteen wachsen), Arizona und Neumexiko den Transport und Handel mit Peyote verbieten, sind die einzelnen *peyote buttons* in den Navaho-Reservaten für fünf bis zehn Cent erhältlich. In Kalifornien ist Peyote erst 1964, im Anschluß an den Beginn der Hippie-Bewegung, auch für die ›Native American Church‹ verboten worden – eine gesetzliche Maßnahme, die von besonnenen Anthropologen (LaBarre 1964) herb kritisiert worden ist. Über die gesetzliche Stellung von Meskalin in Deutschland →RA I.

Die Anthropologen, welche Peyote-Treffen persönlich kennenlernten, halten den kultischen Gebrauch der Droge für eine echte Religion, nicht für einen Vorwand, sich zu berauschen – ein Vorwurf, den man oft von interessierter Seite (Missionare) gegen die Peyotisten hörte. Der Peyotismus hat auch durchaus sozial günstige Folgen: Er ließ fast überall, wo er sich durchsetzte, den Alkoholkonsum stark zurückgehen. Die Vorliebe der Indianer für ›Feuerwasser‹, die in so vielen populären Romanen beschrieben wird, betraf in der Regel nur demoralisierte Gruppen, deren kulturellen Zusammenhalt die Weißen bereits zerstört hatten. Die Peyote-Anhänger glauben, daß Alkohol und Peyote einander nicht ›vertragen‹ – sehr im Gegensatz zu mexikanischen Indianern, welche Peyote-Auszüge in den Agavenwein (Meskal) mischen. Auch bei den Prärie-Indianern schließen sich Alkohol und Peyote allerdings nicht gegenseitig aus. LaBarre berichtet, daß einer seiner besten Informanten nach dem Peyote-Gottesdienst am Samstag am darauffolgenden Mittwoch wegen Volltrunkenheit verhaftet wurde.

Botanische Hinweise und chemische Wirkung

Peyote, *Lophophora Williamsii,* ist ein kleiner, rübenförmiger Kaktus, der höchstens die Größe eines mittleren Kürbis erreichen kann. Sein runder Kopf, der allein über die Erdoberfläche tritt und – abgeschnitten und getrocknet – als ›Peyote-Knopf‹ *(peyote button,* früher: *mescal button)* in den Handel kommt, ist von Furchen durchzogen; die Kämme tragen kleine Tuffs oder Pinsel grauweißer Haare. *Lophophora* ist dornenlos; der Name Peyotl wird etymologisch von *peyutel* abgeleitet, worunter die Azteken weiß schimmernde Stoffe verstanden – darunter auch das (ihnen nur zu gut bekannte) Perikard (häutige Hülle des Herzens). Der Terminus *mescal button,* den auch Aldous Huxley noch verwendet, wird von den zuständigen Wissenschaftlern abgelehnt, da Mescal allgemein der in Mexiko aus Agavensaft gebraute Wein beziehungsweise Schnaps ist (Synonym: *pulque*). Unter *mescal bean* (Meskal-Bohne) verstand man die roten Bohnen von *Sophora secundiflora,* die ebenfalls toxische Alkaloide enthalten (→Rote Bohnen); sie wurden von manchen Indianern in schamanistischen Ritualen vor dem Peyote verwendet. Die Terminologie wird noch weiter dadurch kompliziert, daß Meskalin, das wirksame Prinzip des Peyote, nach dieser falschen Etymologie *(mescal buttons)* benannt wurde.

Meskalin, mit vollem chemischen Namen Meskalin-3,4,5-Trimethoxyphenyl-Beta-Aminoäthan, ist eine bei 35° C schmelzende Substanz, die in der Regel als kristallisches Hydrochlorid in den Handel gebracht wird. Es verteilt sich im Körper ähnlich wie →LSD: Die höchsten Konzentrationen lassen sich (bei der Ratte) in Leber und Nieren messen, die geringsten in Gehirn und Rückenmark, woraus es bereits nach 30 Minuten weitgehend verschwunden ist.

Psychische Wirkungen

Meskalin ist ein typisches Halluzinogen, dessen Effekte auf die Psyche von denen des →LSD nicht unterschieden werden können. Die körperlichen Nebenwirkungen sind vielleicht etwas ausgeprägter, doch hängt das auch mit der Form zusammen, in der Meskalin konsumiert wird: Im Gegensatz zu dem geschmacklosen LSD schmeckt es sehr bitter, allein dieser Geschmack kann, wenn man ihn nicht korrigiert, Übelkeit auslösen. Einer der Autoren (W. S.) hat Meskalin insgesamt dreimal genommen, einmal in schwach konzentrierter Lösung in einem Glas Wasser, worauf ihm heftig übel wurde, ehe die halluzinogene Wirkung einsetzte, und zweimal in hochkonzentrierter Lösung, wobei sich die Übelkeit nicht einstellte. Die Indianer, welche vier bis zwölf *peyote buttons* kauen, spüren den bitteren Geschmack natürlich weit deutlicher. »Es ist schwer, Peyote zu essen«, sagen die Menomini (Slotkin). Bei den Mescalero-Apachen, die vielleicht als erste amerikanische Indianer schon um 1870 das Peyote-Essen von mexikanischen Stämmen übernahmen, gilt es als böser Streich eines feindlichen Medizinmanns, wenn die Adepten der Peyote-Zeremonie erbrechen müssen.

Meskalin erregt – ähnlich dem LSD – gelegentlich auch unabhängig von seiner Geschmackswirkung das Brechzentrum. Der Kater liegt, wie es Beringer ausdrückt, vor dem Rausch. Nicht zuletzt deshalb ist Meskalin kein Suchtgift (eine Sucht entsteht oft dadurch, daß der Betreffende versucht, durch neue Intoxikation den Kater nach der vorhergehenden zu übertäuben). Das einzige weitere körperliche Symptom ist die Erweiterung der Pupillen; sie verengen sich auch unter Lichteinfall nicht mehr, weshalb der Berauschte helles Licht scheut. Die Indianer führen ihre Zeremonien durchweg nachts aus.

A. Heffter, der um die Jahrhundertwende Meskalin und die anderen Kakteenalkaloide zuerst isolierte (Pellotin 1894, Meskalin, Anhalonin, Anhalonidin und Lophophorin 1896), hat auch als erster einen Meskalinrausch erlebt. Er nahm 16,6 Gramm eines alkoholischen Auszugs und beobachtete nach zwei Stunden in einem verdunkelten Zimmer »eine Reihe farbenprächtiger Bilder, die teils Teppichmuster und Mosaiken darstellten, teils aus verschlungenen, sich blitzschnell bewegenden farbigen Bändern bestanden. Es schossen farbige Strahlen von großer Helligkeit über das dunkle Gesichtsfeld, ungefähr wie Feuerwerkskörper, aber mit größerer Geschwindigkeit ... An diese Erscheinungen schloß sich eine Reihe schöner Landschaften, die sich vor allem durch wunderbare Farbeffekte auszeichneten ... Rhythmische Geräusche oder Musik hatten auf die Bilder insofern Einfluß, als sie sich dann im Takt bewegten ... Mehrmals sah ich auf dunklem, glänzendem Grund violette, dicke, verzweigte Wurzeln und Fasern, die stark gefüllten Venen glichen. Häufig gestalteten sie sich zu einem Netz hoher gotischer Gewölbe mit wechselnden Farben ...«

Neben diesen optischen Halluzinationen, die beim Schließen der Augen auftreten und – je nach Versuchsperson – sehr verschiedene Formen annehmen

können, ist die Leuchtkraft der Farben, die beobachtet werden, stark gesteigert; die Konstanz der Umwelt wird aufgehoben (die Wände scheinen zu atmen, die Möbel verzerren sich und verwandeln sich in Ungeheuer, die tappende Tänze aufführen, der eigene Körper scheint riesig oder zwergenhaft), der Zeitsinn stark beeinträchtigt und die Gefühlslage labilisiert. Grundlose Lachlust kann in panische Angst umschlagen. Kurt Beringer und Aldous Huxley haben beschrieben, wie Meskalin – auch hierin von LSD nicht zu unterscheiden – aus alltäglichen und banalen Wahrnehmungen mystische Offenbarungen macht.
»Du bist so mächtig, und das Majestätische der Dinge ist wegen dir so«, sagte sich Beringer in einem Meskalinrausch. »Welch einen Gefallen tun unsere Augen den Dingen, sie schön zu finden«, steht in einem anderen Protokoll.
»Ich blickte weiter auf die Blumen, und in ihrem lebendigen Licht schien ich das qualitative Äquivalent des Atmens zu entdecken – aber eines Atmens ohne das wiederholte Zurückkehren zu einem Ausgangspunkt, ohne ein wiederkehrendes Ebben; nur ein wiederholtes Fluten von Schönheit zu erhöhter Schönheit, von tiefer zu immer tieferer Bedeutung. Wörter wie Gnade und Verklärung kamen mir in den Sinn . . .« So Aldous Huxley, dessen Buch »The Doors of Perception« (»Die Pforten der Wahrnehmung«) um ein Meskalinerlebnis zentriert ist.
Huxleys Studie, die zu den bekanntesten Arbeiten über Halluzinogene gehört und eine wesentliche Rolle in der psychedelischen Bewegung spielte, verdient einige Anmerkungen. Trotz eines gewissen wissenschaftlichen Anstrichs ist sie in vielen Details unrichtig. (Lysergsäure ist kein Halluzinogen, Meskalin nicht »weniger toxisch als jede andere Substanz im Repertorium der Pharmakologen«, J. S. Slotkin ist keineswegs der einzige weiße Anthropologe, der an Peyote-Zeremonien teilnahm, die Adrenochrom-Theorie der Schizophrenie ist nicht aufrechtzuerhalten, der Meskalin-Rausch gleicht eher einer toxischen Psychose als einer experimentellen Schizophrenie.) Eigenartig an Huxleys Aufzeichnungen ist sein Versuch, biologische und spirituelle Aspekte zu integrieren: Potentiell sei jeder Mensch »Geist als Ganzes«; doch soweit er animalisches Lebewesen sei, müsse er danach trachten, zu überleben und diesen Geist »durch das Reduktionsventil des Gehirns und Nervensystems hindurchfließen lassen. »Was am anderen Ende herauskommt, ist ein spärliches Rinnsal der Art von Bewußtsein, die uns hilft, auf der Oberfläche grade unseres Planeten am Leben zu bleiben.« Diese Theorie der Halluzinogenwirkung gleicht der ›Filter‹-Hypothese (→LSD) nur bis zu einem bestimmten Punkt: Während Huxley glaubt, daß der Zwang zum Überleben ein ursprünglich reich und mystisch ausgestattetes Gehirn einengt (bzw. den ›Geist als Ganzes‹ durch dieses ›Reduktionsventil‹ hindurchtreibt), nehmen die heutigen Wissenschaftler an, daß die geistigen Leistungen des Menschen eben durch den Zwang zum Überleben in der Evolution zustande gekommen sind.* Eine konsequente evolutionstheoretische Betrachtung muß allerdings die Annahme zweifelhaft machen, daß durch ein Halluzinogen irgendeine spirituelle Fähigkeit gefördert werden kann. Wenn unser Bewußtsein ein Produkt der Evolution ist, dann kann man sich schwerlich vorstellen, daß ein so kompliziertes, im Verlauf einiger Millionen Jahre entstandenes System durch chemische Substanzen mit In-

* Eine Ansicht, die nicht nur unserem biologischen Wissen eher entspricht, sondern auch schon von manchen Theologen – etwa Teilhard de Chardin – geteilt wird.

dol-Grundstruktur zu einem ›besseren‹ Funktionieren gebracht werden kann. (Das gleiche der (Un-)Möglichkeit, einen Computer durch Schüsse aus einer Schrotflinte zu ›besserem‹ Funktionieren anzuregen.)
Wenn subjektiv der Eindruck gewonnen wird, daß durch ein Halluzinogen sonst unmögliche psychische Leistungen vollbracht werden (in Huxleys Fall die Erkenntnis der ›Istigkeit‹, des ursprünglich spirituellen Charakters von Sinneswahrnehmungen), so ist dieses Phänomen negativ, nicht positiv bestimmt (so positiv es subjektiv erlebt wird). Das Halluzinogen fügt nichts hinzu, sondern nimmt etwas fort. Die komplexe Struktur unserer Psyche erlaubt nämlich zahlreiche fehlerhafte ›Programmierungen‹, beispielsweise durch ungünstige soziale Einflüsse, familiäre Prägungen und ähnliches. Durch das Halluzinogen werden sämtliche ›Programme‹ abgeschwächt; also auch die unerwünschten. Wie bei →LSD besprochen (S. 83), ist dieser therapeutische Effekt aber fragwürdig, da er allenfalls eine Neuordnung auf einem niedrigeren Niveau erlaubt, falls die gewonnene Einsicht nur passiv genossen und nicht aktiv ausgearbeitet wird (Überwindung der ›falschen‹ Prägungen durch neues Lernen).
Ein anderes, seit Huxley von vielen anderen Autoren zugunsten des Halluzinogen-Genusses vertretenes Argument wird ebenfalls in der Meskalin-Arbeit Huxleys zum erstenmal deutlich: die Gegenüberstellung der Halluzinogene, die eine friedliche Schau der eigenen Visionen bedingen, und des aggressiv machenden Suchtgiftes Alkohol. Hier wird eine Alternative postuliert, die realistischere Autoren eher in ein Nebeneinander abwandeln würden. Wenn man Meskalin und LSD verbreitet, würde der Alkoholkonsum nicht unbedingt abnehmen, sondern einem gefährlichen, aber bekannten Rauschgift würde eine noch ziemlich unerforschte Droge zur Seite gestellt (deren Gefahren man heute allerdings schon besser abschätzen kann als Huxley 1954; →LSD).
Die sicher bedauernswerte Tatsache, daß in allen zivilisierten Ländern (auch in den sozialistischen) mehr für (Alkohol)-Trinken und Rauchen ausgegeben wird* als für Unterricht und Erziehung, kann die Erwartungen, im Meskalin ein wirksames Gegenmittel für Alkohol zu finden, nicht steigern. Psychiatrische Erfahrungen sprechen dafür, daß die von den gebildeten Befürwortern der ›psychedelischen‹ Drogen verheißene Wirkung gegen Alkohol bei den Konsumenten ebenso oft versagt, wie sie eintritt. Es bedürfte sicher drakonischer Maßnahmen, um Alkohol durch – beispielsweise – LSD zu ersetzen, obschon die Maßnahme sicher auch ihre guten Seiten hätte (man kann LSD synthetisieren; Millionen von Hektar fruchtbaren Ackerbodens, die bisher der Alkohol- und Tabakproduktion dienen, könnten mit Getreide bebaut werden).
Die pauschalen Gesetze gegen Halluzinogene, welche seit 1960 in vielen Ländern erlassen wurden, sind sicher die einfallsloseste, nur der Alkohol-Lobby dienende Antwort auf ein Problem, das Huxley gesehen, aber auch unzulässig vereinfacht hat.
Nach dem Höhepunkt der Kontroverse über Psychedelika bemerkte 1963 David Ricks in der Ausgabe der »Harvard Review« über das Thema ›Drogen und

* In der Bundesrepublik wurden 1974 für Alkoholika und Tabakwaren 40 Milliarden DM ausgegeben, für Unterricht und Erziehung nur 30 Milliarden DM.

Bewußtsein‹: »Man muß gewiß eine außerordentlich starke passive Komponente in seinem Charakter haben, um viel Sinn darin zu finden, den eigenen Höhepunkt in einer Pille zu suchen. Bei dem Rauschgiftkonsumenten ist, ähnlich wie beim Alkoholiker, dieser Optimismus gegenüber einer anderen Welt des erweiterten Bewußtseins oft mit einem tiefen Pessimismus über die Aussichten einer Befriedigung in der Alltagswelt kombiniert ... Diese Passivität und Verzweiflung zu fördern, statt jungen Leuten zu helfen, Mittel zu entwickeln, um sie zu bekämpfen, richtet sich gegen die grundlegenden Werte der Erziehung ... Eine Gesellschaft, die intelligente und informierte Menschen zum Rückzug in die Betäubung zwingt, ist nicht ganz gesund. Viele von uns werden ihnen nicht in ihr illusionäres Utopia folgen mögen; doch die Tatsache, daß sie diesen Rückzug notwendig finden, sollte unseren Seelenfrieden bis in seine tiefsten Wurzeln erschüttern.«

Diesem Kommentar ist wenig hinzuzufügen. Wie LaBarre bemerkt, werden ihn die meisten über Rauschdrogen informierten Wissenschaftler akzeptieren. Verstärkte Verbote, erhöhte Gefängnisstrafen und vermehrtes Personal in den Rauschgiftdezernaten der Polizei sind im Unterschied dazu die einzige Antwort, welche dem Gesetzgeber in vielen Ländern bisher auf diese Probleme eingefallen ist. Man darf sagen, daß diese Antwort nicht viel besser als gar keine ist.

Gefahren

Obschon viele Indianer bereits als Kinder beginnen, Peyote zu essen, sind bisher noch keine schädlichen körperlichen Folgen beschrieben worden. Die sozialen Folgen sind, im ganzen gesehen, eher erfreulich als unerfreulich, trotz der zahlreichen Versuche, die Peyote-Kulte zu verleumden. Peyotisten sind untereinander freundlicher, im allgemeinen mäßiger und friedfertiger als Nicht-Peyotisten. Mag Slotkin, der das feststellt, auch Partei sein – andere Anthropologen widersprechen ihm nicht. Peyote ist, wie alle Halluzinogene, kein Suchtgift. Der Erfolg – oder zumindest die sozial unauffällige Aktivität der ›Native American Church‹ – war eines der wichtigsten Argumente Timothy Learys und Richard Alperts in ihrem Kampf um die Freigabe der Halluzinogene. Ob sich eine ähnliche Glaubensgemeinschaft auch außerhalb der Stammeskulturen in einer Industriegesellschaft aufbauen läßt, scheint zweifelhaft. Doch entschieden ist die Frage keineswegs, da gesetzliche Verbote (die in Kalifornien sogar die Verwendung von Peyote durch die ›Native American Church‹ und die von LSD in wissenschaftlich kontrollierten Experimenten untersagten) entsprechende Versuche Learys und Alperts unterbunden haben.

Die körperlichen Gefahren durch Überdosierung von Peyote beziehungsweise Meskalin sind wenig erforscht. Die von den Indianern konsumierten Peyote-Dosen schwanken außerordentlich. Da jeder *button* aber gekaut werden muß, was einige Zeit beansprucht, wird die maximale Gabe selten überschritten. Manchen Teilnehmern genügen vier *buttons;* andere haben bis zu 20, maximal sogar 80 Stück (anderthalb Pfund der rohen Droge) verzehrt. Im Tierexperiment lähmen extrem hohe Dosen einiger Peyote-Alkaloide das Atemzentrum und führen auf diese Weise zum Tod; zuverlässige Berichte über einen Todesfall beim Menschen liegen nicht vor.

Die psychischen Gefahren sind dieselben wie beim LSD. Es ist in diesem Zusammenhang sehr interessant, daß auch Indianer in dem geschlossenen, stabilisierenden Rahmen der Stammeskultur und trotz des religiösen Kontextes, in dem Peyote genommen wird, über *bad trips* (akute Angstpsychosen) berichten, die vielfach dazu führen, daß weitere Teilnahme an den Peyote-Treffen abgelehnt wird. Wir zitieren zwei Selbstberichte von Indianern nach einem solchen negativen Halluzinogen-Erlebnis. Sie bestätigen wieder, daß Halluzinogen-Effekte sehr stark von der Persönlichkeit des Menschen abhängen, der die Droge nimmt.

»Ich litt sehr«, berichtet Crashing Thunder, ein Winnebago-Indianer. »Ich legte mich hin, in einer sehr unbequemen Stellung. Nach einer Weile stieg Furcht in mir auf. Ich konnte nicht an diesem Platz bleiben, so ging ich hinaus in die Prärie, aber auch hier plagte mich diese Furcht. Schließlich ging ich zu einer Hütte in der Nähe jener, in der das Peyote-Treffen stattfand, und dort legte ich mich hin. Ich fürchtete, daß ich mir irgend etwas Törichtes antun könnte, wenn ich so allein bliebe, und ich hoffte, daß irgend jemand kommen und mit mir reden würde. Dann kam jemand und redete, aber ich fühlte mich gar nicht besser. Ich ging in die Hütte, wo das Treffen stattfand ... Es war sehr heiß, und ich fühlte mich, als ob ich sterben würde. Ich war sehr durstig, aber ich fürchtete mich davor, um Wasser zu bitten. Ich dachte, daß ich sicher sterben würde. Ich begann zu wanken. Ich starb, und mein Körper wurde durch ein anderes Leben bewegt. Ich begann, mich zu bewegen und Zeichen zu machen. Es war nicht ich selbst, der das tat, und ich konnte es nicht sehen. Zuletzt stand er (der Körper) auf. Die Adlerfedern und die Kürbisse*, sagte er, seien heilig. Sie hatten da auch ein großes Buch. Was dieses Buch enthielt, sah mein Körper auch. Es war die Bibel ... Nicht ich, sondern mein Körper dort hatte das ganze Reden erledigt.«

Solche Fälle von Depersonalisation sind eine häufige Begleiterscheinung des Halluzinogenkonsums; sie dienen, psychodynamisch gesehen, der Angstabwehr.

Halluzinierte, bedrohliche Tiere bestimmen den *bad trip* von Rave, einem weiteren Winnebago-Indianer: »Plötzlich sah ich eine große Schlange. Ich war sehr erschrocken. Dann kam eine andere und kroch über mich. Mein Gott! Woher kommen nur diese Schlangen? Da hinter meinem Rücken schien auch etwas zu sein. So schaute ich mich um und sah eine Schlange, die sich anschickte, mich ganz zu verschlingen. Sie hatte Arme und Beine und einen langen Schwanz. Das Ende dieses Schwanzes war wie ein Speer. O Gott! Ich muß jetzt sicher sterben, dachte ich. Dann schaute ich in eine andere Richtung und sah einen Mann mit Hörnern und langen Nägeln und mit einem Speer in der Hand. Er sprang auf mich los, und ich warf mich auf den Boden. Er verfehlte mich. Dann schaute ich zurück. Diesmal setzte er wieder an, und es schien mir, daß er seinen Speer auf mich richtete. Wieder warf ich mich zu Boden ... Es schien kein Entrinnen zu geben ...«

Diese Berichte zeigen deutlich, daß ungünstige, psychoseähnliche Eindrücke eine ernstliche Gefahr des Halluzinogen-Konsums darstellen. Es gibt keinen religiösen Kontext, der sie – wie Leary fälschlich versichert* – verhindern

* Adlerfedern und Kürbisse sind rituelle Symbole.

* »The worst that can happen to you after taking an LSD trip is that you will come back no better than you were«, versichern die Leary-Gefolgsleute. (»Das Schlimmste, was dir passieren kann, wenn du LSD nimmst, ist, daß du von der Reise nicht besser zurückkommst, als du vorher gewesen bist.«)

kann, obschon sie durch bestimmte äußere und innere Faktoren begünstigt oder sehr selten gemacht werden können. Die Lipan, welche als einer der ersten Indianerstämme im Gebiet des Rio Grande, wo sich reiche natürliche Vorkommen von Peyote finden, den Kaktus benützten, haben eine Reihe von Regeln zusammengestellt, die ziemlich genau die Erkenntnisse der modernen Psychologie widerspiegeln:

»Wenn ein Teilnehmer nicht furchtsam ist und keine Angst hat, wird er sicher eine gute Zeit haben. Ein Teilnehmer, der Angst hat ..., sieht Dinge, die ihn erschrecken. Was er sieht, ist nicht wirklich, sondern spielt ihm nur einen Streich ... Wenn ein Teilnehmer ehrlich und gut ist, ist es leicht für ihn. Aber wenn einer rauh und schlecht gelaunt ist, wird er große Schwierigkeiten haben, von Peyote zu lernen. Er wird ihn erschrecken und es ihm schwer machen ... Der Häuptling Peyote ist recht hartnäckig. Er sieht, was vor sich geht ... Er ist nur eine Pflanze, aber er kann sehen und verstehen, besser als ein Mensch. Wenn jemand die falschen Gedanken hat, dann muß er lieber aufpassen, oder aber er wird verrückt ...«

Selbst die Unterscheidung zwischen Angstreaktion vom Soforttyp *(bad trip)* und länger dauernder psychotischer Reaktion ist den Lipan-Informanten LaBarres bekannt (→LSD, S. 89). Sie empfehlen, beim ersten Peyote-Genuß die Gedanken auf etwas Gutes und Erwünschtes zu konzentrieren, das dann auch in den Visionen auftauchen wird. »Gelegentlich hat ein Mann eine Vision, die ihn erschreckt, und er geht hinaus und läuft weg. Aber am nächsten Tag geht es ihm wieder gut. Was ihn erschreckt hat, wird nicht geschehen, außer er denkt immer wieder daran und es erschreckt ihn dauernd ...« Um Peyotisten auch nach einem negativen Erlebnis in der Kultgemeinde festzuhalten, wird der *bad trip* in der Regel durch Sündhaftigkeit oder mangelndes Vertrauen in Peyote erklärt.

Gegenwärtige Situation

Die Bedeutung von Meskalin ist seit der Entdeckung von LSD stark durch dieses ähnlich wirkende, aber ungleich potentere Halluzinogen überschattet worden. Trotz der Kreuztoleranz (→RA III), die darauf hinweist, daß LSD und Meskalin auf ähnlichen metabolischen Wegen das Gehirn beeinflussen (→LSD), benötigt man für einen LSD-Rausch nur 0,02 bis 0,06 Milligramm, während die durchschnittliche Dosis bei Meskalin 400 bis 600 Milligramm beträgt. LSD ist also 10 000mal wirksamer als Meskalin – die Gründe dafür sind eines der vielen ungelösten Rätsel der Psychopharmakologie.

Auch als Rauschdroge hat Meskalin eine erheblich geringere Breitenwirkung gehabt. Seit 1917 gibt es in Colorado, Utah und Nevada Gesetze, welche den Besitz von Peyote unter Strafe stellen; 1920 folgte Kansas, 1923 Arizona, Montana, South Dakota und North Dakota, 1924 Iowa, 1929 New-Mexico, 1935 Idaho und 1937 Texas. In Arizona und New Mexico wurde das Gesetz aber nie angewandt, in New Mexico und Montana ist das Gesetz sogar insofern korrigiert worden, als Peyote rituell verwendet werden darf. 1964, im Zuge der Maßnahmen gegen die stark wachsende Hippie-Bewegung, wurde Peyote-Genuß auch in Kalifornien strengstens verboten. Zu den unerfreulichsten Folgen der Kontroverse um die psychedelischen Drogen gehört sicher, daß die pauschale Gesetzgebung neben der Forschung auch die ›Native American Church‹ schwer traf.

1960 wurden bei einem 28jährigen ehemaligen Harvard-Studenten namens Barron Bruchlos bei einer Haussuchung in New York 311 Pfund *peyote buttons* gefunden, die er, völlig legal und mit Stempeln des Ackerbauministeriums versehen, erworben hatte. Obschon ohne rechtliche Grundlage, beschlagnahmte das FBI die Ladung und auch 145 Kapseln mit Peyote-Pulver, die Bruchlos für umgerechnet zwei bis drei DM pro Stück zu verkaufen pflegte. Bruchlos wurde nie angeklagt, aber die Behörde gab auch das beschlagnahmte Peyote nicht wieder heraus.

In Paris soll Meskalin 1938 kurzzeitig als Rauschdroge verwendet worden sein, doch hat es sich wohl nie so verbreitet, daß irgendwelche juristischen oder polizeilichen Maßnahmen nötig wurden. Im Gefolge von Huxley hat Henri Michaux (1956, 1961) die mystischen Effekte von Meskalin literarisch verwertet; Alan Watts und Allen Ginsberg experimentierten neben anderen Drogen auch mit Meskalin. W. S.

Inzwischen wurden weltberühmt die Erlebnisse des amerikanischen Anthropologen Carlos Castaneda mit seinem Medizinmann-Guru Don Juan. Zumindest am Beginn seiner Initiation in das indianische mystische Universum spielten einheimische Rauschdrogen eine zentrale Rolle, vor allem Peyote (Castaneda 1972, 1973). In seinen jüngsten Berichten (Castaneda 1975, 1976) zieht er allerdings den drogenfreien Zugang zu jener »anderen Wirklichkeit« vor – wobei nicht ganz klar ist, ob er dem allgemeinen, inzwischen eher drogenabstinenten kulturellen Trend folgt oder tatsächlich eine entsprechende seelische Entwicklung durchlaufen hat.

1976 wurde schließlich noch ein dokumentarischer und Tagebuch-Bericht des französischen Surrealisten Antonin Artaud veröffentlicht, worin er seine Peyotl-Erlebnisse bei dem mexikanischen Indianerstamm der Tarahumaras in den dreißiger Jahren beschreibt. Seine Schilderungen dieses Drogenkults haben eine intensive poetische Ausstrahlung und bekunden sein außerordentliches Vermögen, sich in diese archaischen Riten der Indianer hineinzuversetzen.

Literatur: Eine nahezu erschöpfende Bibliographie mit insgesamt fast 2000 Titeln enthalten die Werke von LaBarre und Slotkin.

Alarcon, da Harnando Ruis, *Tratado de las supersticiones y costumbres gentilicas* (1629), hrsg. in: *Anales de Museo Nacional de Mexico,* Bd. 6, 1898. – Artaud, A., *Die Tarahumaras. Revolutionäre Botschaften,* München 1976. – Beringer, K., *Der Meskalinrausch. Seine Geschichte und Erscheinungsweise* (1928), Neudruck Berlin 1969. – Castaneda, C., *Die andere Realität – die Lehren des Don Juan,* Frankfurt a. M. 1972. –, *Eine andere Wirklichkeit – neue Gespräche mit Don Juan,* Frankfurt a. M. 1973. –, *Reise nach Ixtlan,* Frankfurt a. M. 1975. – *Der Ring der Kraft – Don Juan in den Städten,* Frankfurt a. M. 1976. – Cohen, S., *The Beyond Within,* New York 1968. – Heffter, A., »Über Cacteenalkaloide«, in: *Berichte der Deutschen Chemischen Gesellschaft* 20, 1896, S. 216; 31, 1898, S. 1193; 34, 1901, S. 3004. – Huxley, A., *Die Pforten der Wahrnehmung,* München 1954. – LaBarre, W., *The Peyote Cult,* Hamden 1964. – Leon, N. de, *Camino del Cielo,* Mexico 1611. – Micheaux, H., *Misérable Miracle,* Paris 1956. – *Connaissance par les Couffres,* Paris 1961. – Ricks, D., »Mushrooms and Mystics: A Caveat. Drugs and the Mind Issue«, in: *Harvard Review* 1, 1963, S. 51. – Sahagún, B. de, *Historia general de las cosas de Nueva España,* Mexico 1829. – Schmidbauer, W., »Zur Psychologie des Orakels«, in: *Psychologische Rundschau* 21, 1970, S. 88. – Slotkin, J. S., *The Peyote Religion,* Glencoe 1956. – Teirich, H., »Über eine Meskalinschädigung«, in: *Psyche* 7, 1954, S. 637.

Methadon →Opiate

Morphium (Morphin) →Opiate

Muskatnuß

Die aromatischen Samen von *Myristica fragrans* aus der Familie der *Myristicaceae* (sie stecken in aprikosenähnlichen Früchten) sind ein allgemein bekanntes Gewürz, das vor allem auf Java und in Westindien gewonnen wird. Ihre psychotoxischen Eigenschaften sind weniger bekannt, obschon bereits 1789 der englische Arzt William Cullen beschrieben hat, wie einer seiner Patienten aus Versehen eine hohe Dosis Muskatnuß nahm und danach zuerst ein angenehmes Wärmegefühl im Magen verspürte (→RA III, →Alkohol), sodann vom Stuhl kippte und einige Stunden lang entweder nahezu betäubt war oder halluzinierte, seine Umwelt verkannte und wirre Dinge redete. Nach sechs Stunden klang der Zustand ab; Kopfweh und Müdigkeit verschwanden nach einer Nacht.

Der spätere ›Black Muslim‹-Führer Malcolm X hat durch seine Autobiographie amerikanische Studenten auf Muskat als Rauschdroge aufmerksam gemacht. Er berichtet dort, wie er in einem Gefängnis mehrere Mithäftlinge kennenlernte, die sich ihre *highs* durch in der Küche gestohlenes Muskat verschafften. In einem Glas Wasser aufgeschwemmt, hatte eine Zündholzschachtel voll Muskatpulver »the kick of three or four reefers« – den Effekt von drei oder vier Marihuana-Zigaretten.

Auch Jazzmusiker wußten schon früh um die halluzinogenen Effekte des Muskatpulvers; von Charlie ›Bird‹ Parker heißt es in einer Biographie, daß er bei seiner Band Muskatnuß einführte und diese dann täglich etwa acht bis zehn Schächtelchen Muskatpulver konsumierte.

Andrew Weil hat diese literarischen Zeugnisse gesammelt und Personen befragt, die Muskatnuß zu Rauschzwecken konsumierten. Seine besten Informanten waren Studenten; Ärzte wußten kaum je, daß Muskatnuß auch nichtkulinarischen Zwecken dient.

Weils Studie zeigt deutlich, daß die berauschenden Effekte der Muskatnuß *(nutmeg)* unzuverlässig sind und vielfach von starken vegetativen Nebenwirkungen begleitet werden. Einige Beispiele:

Ein Student nahm zwei Teelöffel Muskatpulver in einem Glas Fruchtsaft. Leichte Magenschmerzen folgten, keine Halluzinationen, keine besondere Veränderung des psychischen Zustandes außer einer leichten Euphorie. Nach unruhigem Schlaf folgte am nächsten Morgen ein übler Kater mit starken Kopfschmerzen, Mundtrockenheit und ausgeprägtem Krankheitsgefühl.

Vier Studenten machten einen weiteren Versuch; bei dreien versagte das Mittel völlig; sie spürten nur die unangenehmen Nebeneffekte. Der vierte erlebte eine Art Trance und hatte die lebhafte Illusion, er treibe dahin, wobei seine Glieder vom Körper gelöst schienen.

Offensichtlich hat Muskatnuß zwar als Gewürz, von dem schon wenige Bruchteile eines Gramms ›herausgeschmeckt‹ werden, eine große ›therapeutische Breite‹ (→RA III). Wird sie aber als Rauschdroge verwendet, dann liegen erwünschter und unerwünschter (toxischer) Effekt sehr nahe beisammen (wie etwa auch bei den →Nachtschatten-Drogen). Während eine Reihe von Weils

Informanten bei einer Unze (rund 28 g) keine Effekte verspürten, wurde ein Student, der drei Unzen nahm und nachher vier Gläser Bier trank, völlig desorientiert und geriet in einen pathologischen Rausch. Als er aus dem Club, in dem er getrunken hatte, wegen seines unmöglichen Verhaltens hinausgeworfen worden war, kam es zu wahnhaften Sinnestäuschungen. Er wollte mit Gewalt zurück und kam schließlich wegen ›Volltrunkenheit‹ (obschon er kaum 50 ccm reinen Alkohol getrunken hatte) in ein Gefängnis. Dort hielt sein paranoides Denken noch einen Tag an: Er hielt die anderen Gefangenen für Nazis.
Auch bei einem anderen Studenten waren schwere Angstanfälle und Herzrasen (Tachykardie) die einzige Folge eines Eßlöffels voll Muskatpulver; er kann seither nichts mehr essen, was mit dieser Nuß gewürzt wurde.
Positiv reagierte laut Weils Protokollen vor allem eine 42jährige Frau, die sich selbst ›exzentrisch‹ nannte. Sie hatte mehrmals Muskatpulver genommen, allerdings immer nur kleinere Dosen (rund 5 g). Danach erlebte sie eine angenehme Müdigkeit und hatte bei geschlossenen Augen Halluzinationen von Wiesen, Pappeln, blauem Himmel, goldenen Schmuckstücken, tanzenden Sternen. Ihre Küche nahm die Dimensionen einer Kathedrale an; sie selbst dünkte sich ungewöhnlich groß, ein Effekt, der nach dem Genuß vieler Halluzinogene beschrieben wird (→Meskalin, →LSD, →Epéna, →Psilocybin).
Es ist noch unklar, worauf diese ausgeprägten Schwankungen im Wirkungsbild der Muskatnuß zurückzuführen sind. Sicher spielt die von Alexander T. Shulgin und seinen Mitarbeitern nachgewiesene Tatsache eine Rolle, daß – je nach der geographischen Herkunft des Gewürzes – der Gehalt an Aromastoffen in *Myristica fragrans* außerordentlich stark schwankt. Die wichtigsten dieser Aromastoffe sind Myristicin, Elemicin und Safrol (Strukturformeln bei Efron 1967). Der wichtigste Stoff ist Myristicin; ebenso wie die der beiden anderen ähnelt seine Struktur bekannten Halluzinogenen, etwa dem Meskalin. Die reinen Aromastoffe sind bisher allerdings psychopharmakologisch kaum untersucht worden. Der einzige experimentell gesicherte Befund ist offensichtlich die Tatsache, daß sie den Abbau der ›biogenen Amine‹ und Neurotransmitter (→RA III) hemmen. W. S.

Literatur: Cullen, W., *A Treatise on the Materia Medica,* London 1789. – Shulgin, A. T., u. a., »Pharmacology of Myristica fragrans«, in: Efron, D. H. (Hrsg.), *Ethnopharmacologic Search for Psychoactive Drugs,* Washington 1967. – Weil, A. T., »Myristica fragrans«, in: Efron, a. a. O.

N

Nachtschatten-Drogen *(Solanazeen-Drogen)*

Die botanische Familie der Nachtschattengewächse umfaßt neben Nahrungspflanzen (Kartoffel, Tomate, Paprika, Aubergine) und dem Lieferanten eines der wichtigsten Genußmittel (Tabak) eine ganze Reihe von Rauschdrogen, die allerdings mehr den Historiker dieses Gebietes interessieren als den, der sich mit der gegenwärtigen Situation beschäftigt. Die Solanazeen-Alkaloide spielten in den →Hexensalben eine sehr wichtige Rolle; sie wurden und werden teilweise heute noch in allen fünf Erdteilen als Rauschdroge verwendet.

Afrikanische Neger rauchen die Blätter von *Datura fastuosa,* in Peru kocht man aus den Blättern von *Datura sanguinea* den Tonga genannten Rauschtrank. Die australischen Eingeborenen kauen Pituri, die Blätter einer *Duboisia*-Art *(Duboisia Hopwoodii),* die Indianer in Mexiko benutzen *Datura praecox* und *quercifolia,* nordamerikanische Indianer *Datura meteloides.* In Indien und im Iran kennt man *Datura metel* und *Hyoscamus muticus,* in Litauen hat man *Scopolia carnicola*-Wurzeln als ›Liebeszauber‹ benutzt.

Die wichtigsten Gattungen der Nachtschattengewächse, die als Rauschdrogen verwendet werden:

Stechapfel *(Datura)*
Nachtschatten *(Solanum)*
Tollkirsche *(Atropa)*
Bilsenkraut oder Hühnertod *(Hyoscamus)*
Tollkraut *(Scopolia)*
Alraun *(Mandragora)*

Duboisia gedeiht nicht in Mitteleuropa und hat infolgedessen keinen deutschen Namen.

Die Solanazeen-Drogen lassen sich in eine Gruppe zusammenfassen, weil ihre wichtigsten Alkaloide durchwegs identisch sind (wenn auch bei den einzelnen Drogen wechselnde Zusammensetzung und eventuell noch unbekannte Wirkstoffe das Bild komplizieren).

Chemisches Prinzip

Das wichtigste Solanazeen-Alkaloid ist das *Atropin,* eine bitter schmeckende, in Wasser schwer, in Chloroform leicht lösliche Substanz, die in Prismen kristallisiert. Atropin schmilzt bei einer Temperatur von rund 105°C. Es wird während der Aufbereitung aus der lebenden Pflanze chemisch etwas verändert (1-Hyoscamin wird zu Atropin razemisiert).

Das zweite wichtige Alkaloid der Nachtschattengewächse ist das Skopolamin, welches bis heute in der Medizin als beruhigendes Mittel (mit Morphium kombiniert) angewendet wird. Noch jüngst hat Rudolf Degkwitz in seinem »Leitfaden der Psychopharmakologie« darauf hingewiesen, daß kein zweites Mittel besser geeignet ist, erregte Geisteskranke schonend, aber sofort zu beruhigen (1,5 ml Scophedal intramuskulär injiziert), während die immer noch verwendeten Barbiturate (Luminal) erst viel später wirken und den Kranken durch einen oft tagelangen Kater (Nachwirkungen der Vergiftung) sehr stören. Skopolamin allein ist wegen seiner vegetativen Nebenwirkungen, die durch Morphium unterdrückt werden, nicht geeignet.

Chemisch ist Skopolamin als Ester des Scopons und der Tropasäure mit Atropin eng verwandt.

In *Datura meteloides,* einer Stechapfelart, findet sich das mit Atropin sehr eng verwandte Alkaloid Meteloidin.

Wirkung

Atropin hemmt das an bestimmten Nervenenden freigesetzte Azetylcholin, einen ›Neurotransmitter‹, indem es die chemischen Positionen (Rezeptoren) blockiert, auf die der Überträgerstoff von Nervenimpulsen einwirkt. Diese Wirkung erfaßt vor allem das parasympathische Nervensystem, welches als Gegenspieler des Sympathikus wichtige Lebensvorgänge regelt: Verdauung,

Speichelsekretion, Herzschlag, Pupillenkontraktionen. Die Körperbewegungen werden durch Atropin nicht gehemmt.

Besonders leicht ablesen läßt sich die Atropin-Wirkung am Auge: Die Pupille erweitert sich. Daher auch der Name Belladonna (ital. ›schöne Frau‹) für die Tollkirsche *(Atropa belladonna)*. Ins Auge geträufelt, erweitert Tollkirschenextrakt die Pupille und macht – freilich auf Kosten der Sehschärfe – schöne, tiefe Augen. Physiologisch geschieht dabei folgendes: Atropin hemmt die Übertragung der für Pupillen-Kontraktionen verantwortlichen Nervenimpulse, so daß sich die Pupille automatisch erweitert. Zugleich wird die Anpassung der Sehkraft an die Nähe (Akkomodation) verschlechtert, da auch die dafür verantwortlichen Muskeln gelähmt werden. Träufelt man nur ein Milligramm Atropin ins Auge, so bleibt dieser Effekt bis zu einer Woche lang erhalten.

Atropin entfaltet in höheren Dosen (1 bis 2 mg subkutan oder intravenös) eine ausgeprägte Kreislaufwirkung. Da die parasympathisch-bremsenden Einflüsse auf das Herz wegfallen, beginnt es sehr schnell zu schlagen (ca. 150mal pro Minute). Liegt, wie vor allem bei älteren Menschen, eine Koronarsklerose vor oder hat der Betroffene einen Herzinfarkt überstanden, kann das sehr gefährlich sein. Weiterhin wird die Speichelsekretion im Mund gehemmt (trockenes Gefühl im Mund); Spannungszustände im Magen-Darm-Bereich und in der Gallenblase klingen ab.

Skopolamin wirkt auf das vegetative Nervensystem qualitativ genau wie Atropin; quantitativ bestehen erhebliche Unterschiede, da Skopolamin offensichtlich das Zentralnervensystem dämpft, während Atropin es erregt. Da in den meisten Nachtschatten-Drogen beide Alkaloide in wechselnder Mischung enthalten sind, ergibt sich ein variationsreiches Bild, das sich vor allem aus den ganz verschiedenen Wirkungen ablesen läßt, die man der →Mandragora zuschreibt. Dadurch, daß die natürlichen Drogen (also nicht die chemisch reinen, standardisierten Präparate) die wirksamen Alkaloide in stark schwankenden Konzentrationen enthalten, kann sich das Bild noch weiter komplizieren.

Dennoch kann man mit Erich Hesse die Grundzüge der typischen Vergiftung durch Solanazeen als ›anticholinergisches‹ (gegen den Neurotransmitter Azetylcholin gerichtetes) Wirkungsbild zusammenfassen. Es bleibt weitgehend konstant, gleichgültig ob der Berauschte nun drei bis fünf Tollkirschen, den Extrakt von vier Gramm Belladonnawurzeln, stechapfel- und bilsenkrauthaltigen Tee oder 20 bis 60 Milligramm reines Atropin aufgenommen hat.

Zunächst erweitern sich die Pupillen, und die Haut rötet sich. Wegen der quälenden Mundtrockenheit muß der Berauschte dauernd schlucken oder trinken. Sein Herz schlägt sehr schnell, er kann nur verschwommen sehen, ja selbst zeitweilige Blindheit ist möglich. Zu den körperlichen Symptomen treten seelische: Der Berauschte ist – wenn Atropin überwiegt – verwirrt und erregt, er bewegt sich hastig, tanzt oder singt, hat Halluzinationen, in denen oft erotische Elemente hervortreten, unterhält sich lebhaft mit Personen, die nur in seiner Phantasie existieren.

Daß Solanazeen-Drogen verborgene sexuelle Wünsche aktivieren können, zeigt ein von Hesse geschilderter Vorfall: Eine 54jährige Frau schluckte irrtümlich zum Einträufeln in das Auge vorgesehene Atropin-Skopolamin-Tropfen. Sie geriet in einen Rausch, in dem sie nicht nur mit ihrer Zimmerwirtin lesbisch zu verkehren suchte, sondern auch unverblümt deren hinzukommenden Bräutigam dazu einlud. Nachher erinnerte sie sich nicht mehr an diese Vorkommnisse.

Obschon als Gift sehr berüchtigt, sind Tollkirschen und andere atropinhaltige Nachtschattengewächse nicht besonders gefährlich. Die ›therapeutische Breite‹ (→RA III) von Atropin ist außerordentlich groß; Vergiftungen mit dem 200-fachen der wirksamen Dosis sind schon vielfach überlebt worden. Erst wenn die Dosis so hoch ist, daß Atropin auch das Atemzentrum lähmt, droht Lebensgefahr; deshalb ist auch die in manchen →Hexensalben empfohlene Mischung von Solanazeen mit den gleichfalls in hoher Dosis das Atemzentrum lähmenden →Opiaten gefährlich. Während Skopolamin in einer Solanazeen-Droge die Erregungszustände durch Atropin mildert und sie möglicherweise als lebhafte Traumbilder in einem betäubungsähnlichen Schlaf erscheinen läßt (→Hexensalben), gewährt es keinen Schutz gegen die Atemlähmung durch sehr hohe Atropin-Dosen.

Im Gegensatz zu den zentral erregenden Wirkungen des Atropins führt Skopolamin zu einem halbwachen Zustand, in dem die Willenskraft des Berauschten stark beeinträchtigt scheint. Während Denk- und Sprechfähigkeit erhalten sind, wirkt der Betroffene wie ein Hypnotisierter in tiefer Trance. Er beantwortet Fragen über Sachverhalte, die er sonst geheimhält. Diesen Effekt benützen offenbar manche Rezepte der Volksmedizin, die Solanazeen-Drogen als Liebeszauber empfehlen. In Spanien wiederum mischt man zum gleichen Zweck die Samen des Stechapfels *Datura stramonium* in Likör.

Unter Skopolamin-Einfluß wird der Berauschte erotischen Suggestionen kaum widerstehen können. Aus ähnlichen Gründen ist Skopolamin auch schon als ›Wahrheitsserum‹ verwendet worden, wurde aber später durch Natrium-Pentothal ersetzt. Die Wirkungen der mexikanischen Droge →Ololiuqui wurden früher ebenfalls auf Skopolamin zurückgeführt (Møller 1951), doch hat sich inzwischen herausgestellt, daß Lysergsäure-Derivate in diesem Fall das wirksame Prinzip darstellen. Doch auch in Mexiko pflegen gewissenlose Don Juans spröde Frauen mit einer Solanazeen-Droge (Toloache, d. i. *Datura tatua L.)* gefügig zu machen. Obschon weder gelähmt noch bewußtlos, läßt das Opfer alles mit sich geschehen. Später ist die Erinnerung an das Vorgefallene verwischt, wobei allerdings schwer zu bestimmen sein dürfte, was vergessen und was verdrängt wird. Die Hexen jedenfalls erinnerten sich an ihre ›Sabbate‹.

Der Toloache-Rausch

Einen Versuch mit Toloache-Blättern schildert Victor A. Reko. Da nur sehr wenige Zeugnisse über Solanazeen-Räusche vorliegen (→Hexensalben), zitieren wir ihn hier in Auszügen. Rekos Gewährsmann schreibt:

»Ich bereitete mir einen Tee, indem ich vier mittelgroße Toloache-Blätter mit heißem Wasser übergoß, und nahm davon vor dem Schlafengehen. Das Resultat war zunächst ein bleierner Schlaf und dann, nach dem Erwachen, ein Zustand von Benommenheit und Verwirrtheit, wie etwa in einem Fieber. Ich wollte Wasser trinken und saugte an meiner Taschenuhr, obwohl mir das Unsinnige meiner Handlung völlig klar war ... Die Trockenheit im Hals und Schlund waren höchst lästig, daneben fühlte ich im Gesicht eine brennende Hitze und hatte die Empfindung, als sei meine Haut auf das äußerste gespannt, so daß nur noch ein kleines Mehr genüge, um sie platzen zu lassen ... Höchst unangenehm war das gesteigerte Tastgefühl. (Auch eine typische Halluzinogen-Wirkung! – W. S.) Meine Zunge stieß wie ein Fremdkörper im Mund überall an, und ich hatte förmlich das Bedürfnis, sie herauszunehmen und wegzulegen ... Mit den Fingern durfte ich keinem Gegenstand nahekommen, ohne daß mich Ströme von Hitze und Kälte durchflossen. Wenn das Federbett meine Zehen berührte, die sonderbarerweise immer krampfhaft gespreizt auseinander standen, hatte ich geradezu Brechreiz ...

Mit meinem neben meinem Bette liegenden Hund wurde ich ungemein zärtlich und bedauerte ihn außerordentlich, daß er alles nur so von unten sehen konnte. Ich lebte mich in diese Idee ein und glaubte bald, es gehöre gar nicht viel dazu, selbst ein Hund zu werden und sich in so einen schwarzen Kerl zu verwandeln. (Man beachte die gesteigerte Autosuggestibilität, ebenfalls ein typisches Zeichen des Halluzinogen-Effektes. – W. S.)

Das Unvermögen, klar und scharf zu sehen, war beim Erwachen ... noch am nächsten Tag vorhanden. Ich empfand es, wie wenn mir Fett oder Seife in die Augen gekommen wäre, aber durchaus nicht wie einen Defekt. An eine Atropinwirkung dachte ich nicht im entferntesten ... Am nächsten Tage, als ich nach einem wundervollen, erquicklichen Schlaf erwachte, fühlte ich mich etwas verkatert, aber sonst völlig normal ... Der unangenehme Zustand hielt ... ohne Unterbrechung, wie ein richtiger Katzenjammer, bis gegen Abend an ...

Die nächste Nacht verbrachte ich unter ziemlich gutem, nur wiederholt durch Zusammenschrecken und Herzklopfen unterbrochenem Schlaf und unruhigen Träumen von erschreckender Greifbarkeit. Noch nie in meinem Leben, soweit ich mich erinnere, habe ich so ungemein plastisch, so klar und deutlich geträumt. Die Pupillen blieben ... noch mehrere Tage unnormal erweitert.«

Tonga-Trinker in Peru

Berichte von Ethnographen über Indianer, die aus rituellen Gründen (Reise ins Geisterreich) Nachtschatten-Drogen nehmen, bestätigen, daß die Solanazeen in der Regel zwar seltsame und neuartige Empfindungen spenden, aber keine Euphorie. Tschudi hat einen Schamanen beschrieben, der Tonga (Abkochung von *Datura Sanguinea)* trank.

Seine Augen füllten sich mit Tränen, die Haut wurde fahl, kalter Schweiß bedeckte das Gesicht, die Adern an Hals und Stirn traten hervor. Mit blutunterlaufenen Augen begann der Berauschte krampfhaft zu zucken, sein Puls schlug rasend schnell, Schweiß bedeckte den Körper, Gesicht und Gliedmaßen waren verzerrt. Leises Murmeln wechselte mit gellendem Geschrei, dumpfem Heulen und tiefem Stöhnen. Erst nach Stunden milderten sich diese Symptome; Frauen wuschen den Medizinmann mit kaltem Wasser und betteten ihn bequem. Er schlief ein und erzählte am Abend, erwacht, was er mit den Geistern seiner Ahnen besprochen hatte.

Die unangenehmen Begleitsymptome haben auch dazu geführt, daß die Solanazeen-Drogen eigentlich nur in einem religiösen Rahmen regelmäßig in halluzinogener Dosierung genommen werden. Die Berichte aus Mexiko (Reko), wo angeblich *Datura tatula* (Toloache, s. o.) von manchen Yaqui-Indianern gewohnheitsmäßig geraucht oder gekaut wird*, sind nicht genügend bezeugt. Vor allem bleibt unklar, ob die Solanazee allein oder zusammen mit Alkohol und Hunger einen so unerfreulichen Zustand hervorruft.

Daß Nachtschatten-Drogen (mit Ausnahme des Tabaks, der keine Rauschdroge, sondern ein Genußgift ist) eine Sucht erzeugen, ist noch nicht bewiesen

* ›Lebende Leichname‹ sollen die Betäubten genannt werden, die taumelnd und desorientiert durch die Dörfer wanken.

worden. Die Tatsache, daß sie überall dort nicht mehr von den Eingeborenen benutzt werden, wo Alkohol billig zu haben ist, spricht eher dagegen. Wegen der unangenehmen Neben- und Nachwirkungen ist auch die Wahrscheinlichkeit gering, daß die Solanazeen-Drogen einen Platz in dem mit Rauschgiftmitteln experimentierenden *underground* gewinnen werden. Jedenfalls wird nur selten einmal über den Mißbrauch von ›Asthmazigaretten‹ berichtet, die unter anderem auch Stechapfel enthalten, wie die ›Fumigatio antiasthmatica STADA‹. W. S.

Literatur: Degkwitz, R., *Leitfaden der Psychopharmakologie,* Stuttgart 1967. – Fischer, G., *Heilkräuter und Arzneipflanzen,* Ulm 1966. – Führer, H., »Solanazeen als Berauschungsmittel«, in: *Archiv für experimentelle Pathologie und Pharmakologie* 111, 1925, S. 281. – Hesse, E., *Rausch-, Schlaf- und Genußgifte,* Stuttgart 1966. – Møller, K. O., *Rauschgifte und Genußmittel,* Basel 1951. – Koelle, G. B., u. a., *Pharmacology of Cholinergic and Adrenergic Transmission,* Oxford 1965. – Reko, V. A., *Magische Gifte,* Stuttgart 1938.

Nanacatl → Psilocybin

O

Ololiuqui *(Bador, Badoh, Morning Glory, Piule, Purpurwinde)*

Geschichte

Francisco Hernandez, der Botaniker und Historiograph Philipps II. von Spanien in Mexiko, beschreibt eine Droge, der er den aztekischen Namen Ololiuqui (›Rundes Korn‹) gibt. Wenn die Indianer ihre Götter befragen wollten, so äßen sie die Samen dieser Pflanze, bis sie Visionen sähen. Auch Bernardino de Sahagún erwähnt Ololiuqui; dazu erfährt man aus seiner Chronik Mexikos auch, daß die entsprechende Pflanze bei den Azteken den Namen *Coatl xoxouqui* (›Grüne Schlange‹) trug – eine anschauliche Beschreibung der Windenarten *Rivea corymbosa* oder *Ipomea violacea* (Trichterwinden), die nicht ganz verständlich erscheinen läßt, warum so viele Toxikologen und Anthropologen (Reko, LaBarre) bis in die dreißiger Jahre hinein Samen bestimmter →Stechapfel-Arten *(Datura)* als Ololiuqui identifizierten.
»Die Grüne Schlange«, schreibt Sahagún weiter, »bringt ein Korn hervor, das den Namen Ololiuqui trägt. Es berauscht und macht wahnsinnig. Man gibt es den Personen, denen man übelwill, in einem Getränk. Die es trinken, haben Visionen und schauen unerhörte Dinge. Die Zauberer geben es denen zu essen, die sie hassen, um ihnen Übles zu tun.« Als Kaiser Maximilian von Mexiko hingerichtet worden war, wurde seine Gattin, Prinzessin Charlotte von Belgien, wahnsinnig. Es ging das Gerücht, sie sei mit Ololiuqui vergiftet worden (Roger Heim). Psychopharmakologisch gesehen ist ein solches Verbrechen allerdings mehr als unwahrscheinlich, da nur bei disponierten Personen ein Halluzinogen über den *bad trip* hinaus eine psychotische Reaktion auslösen kann (→RA II, →LSD).

Chemisches Prinzip

1960 erhielt Albert Hofmann, der Entdecker des →LSD und des →Psilocybins, als Original-Ololiuqui braune und schwarze Samen von Hanfkorngröße.

Die beiden Windenarten *Rivea corymbosa* und *Ipomea violacea* konnten unschwer im Treibhaus gezogen werden. Die chemische Analyse ergab, daß die Samen von *Rivea* 0,01 Prozent und die von *Ipomea* 0,05 Prozent eines Alkaloid-Gemisches enthielten, die – zum großen Staunen Hofmanns – in ihrer Struktur teilweise dem von ihm fast 20 Jahre vorher synthetisierten Halluzinogen Lysergsäure-Diäthylamid oder LSD glichen. Man hatte nicht erwartet, solche Stoffe auch bei höheren Pflanzen zu finden, da man Lysergsäure bisher nur in primitiven Pilzen angetroffen hatte. Die wichtigsten halluzinogenen Stoffe in Ololiuqui sind d-Lysergsäureamid und das spiegelbildlich aufgebaute d-Isolysergsäureamid sowie Lysergol, alle drei chemisch eng untereinander und mit LSD verwandt, aber in ihrer Wirkung erheblich schwächer.

Wirkung

Ololiuqui ist ein typisches Halluzinogen, das allerdings das Bewußtsein mehr trübt als etwa →LSD und →Meskalin. Vielleicht läßt sich darauf, mehr aber noch auf die Kombination mit Alkohol seine Verwendung als ›Wahrheitsdroge‹ durch die sogenannten *Piuleros* erklären. Diese verwenden einen Ololiuqui-Auszug in Agavenschnaps (Mescal), womit ein Trance-Zustand erzielt wird, in dem der Betroffene – ähnlich wie im Skopolamin-Rausch (→Nachtschatten-Drogen) – auf eindringliche Fragen willenlos antwortet und möglicherweise Geheimnisse ausplaudert, die er streng hüten möchte. Mexikanische Banditen sollen diese Methode benützt haben, um Gutsbesitzer dazu zu bringen, ihnen das Versteck ihrer Gelder zu verraten; Medizinmänner unter den Indianern suchen mit Hilfe von Ololiuqui verlorene oder gestohlene Gegenstände (→Banisteriopsis).
Die Rein-Alkaloide von Rivea und Ipomea sind 20mal weniger wirksam als LSD; die halluzinogene Dosis beim Menschen dürfte 0,4 bis 1 Milligramm betragen. Die rohe Droge wird seit dem Verbot von LSD und anderen Halluzinogenen in vielen Ländern von unternehmungslustigen Hippies selbst hergestellt. Die durchschnittliche Dosis schwankt zwischen 50 und 100 Samenkörnern der *Ipomea violacea,* die in der Regel verwendet wird. In den Vereinigten Staaten setzte 1967, als die psychotropen Eigenschaften von *Ipomea (morning glory)* in *underground*-Blättern beschrieben wurde, ein Run auf Samengeschäfte ein, deren Bestände in wenigen Wochen ausverkauft waren. In der Subkultur ist es üblich, die Samen zu feinem Mehl zu zerstoßen, dieses in kaltem Wasser einzuweichen und durch ein Tuch zu filtern. Die Flüssigkeit wird dann getrunken. Wer besonders sorgfältig vorgehen will, nimmt destilliertes Wasser.
Wegen der starken Schwankungen, denen der Gehalt an wirksamen Alkaloiden bei allen pflanzlichen Drogen ausgesetzt ist (je nach Standort, Erntezeit, Düngung usw.), ist die rohe Droge ein sehr unzuverlässiges Rauschmittel. Manchmal tritt, wie bei vielen Halluzinogenen, zu Beginn des Effektes Übelkeit auf.

Gefahren

Reko, dessen Angaben notorisch unzuverlässig sind, berichtet von Dauerschäden durch wiederholten Gebrauch von Ololiuqui. Es ist zu fragen, ob man sie dem Halluzinogen ankreiden darf oder ob nicht vielmehr der Agavenschnaps verantwortlich gemacht werden muß, mit dem Ololiuqui meist zusammen genommen wird. Aber auch andere Autoren weisen auf potentielle

Gefahren durch die Purpurwinde hin: Von den sechs bekannten Derivaten der Lysergsäure in Ololiuqui sind nämlich erst fünf völlig identifiziert. Doch auch bei ihnen, noch viel weniger beim sechsten Derivat, kann man das Risiko nicht ausschließen, daß sie – ähnlich wie die Mutterkorn-Alkaloide (→LSD) – zu Kontraktionen und dem Verschluß kleiner Blutgefäße führen. Die Folge wären, ebenso wie beim Ergotismus, Durchblutungsstörungen bis zum ›Brand‹ (Gangrän) in Fingern und Zehen. Bisher ist dieses Risiko wiederholten Konsums von Windensamen in hohen Dosen noch nicht bestätigt worden, aber man konnte es auch noch nicht ausschließen.

Eine weitere Warnung muß sich gegen die Gepflogenheit richten, die Samen unbesehen aus Samenhandlungen zu beziehen. Sie sind dann nämlich oft mit einem giftigen Insektizid überzogen, das seinerseits für manche Vergiftungserscheinungen nach dem Genuß von Ololiuqui (Erbrechen, Mattigkeit, Durchfall) verantwortlich sein mag. Nach den bisherigen verstreuten Berichten haben manche Ololiuqui-Esser unter den amerikanischen Studenten überhaupt nichts gemerkt, während andere die typischen ›mystischen‹ Erfahrungen eines Halluzinogen-Rausches erlebten.

Die psychischen Risiken sind ähnlich wie die von →LSD. Sidney Cohen berichtet von einem besonders tragischen Fall. Ein junger Mann kaute ausdauernd 300 Ololiuqui-Samen und erlebte acht Stunden lang mit Genuß einen intensiven Rausch mit farbenprächtigen Visionen. Die nächsten 16 Stunden waren von beträchtlichen Zweifeln verdunkelt, ob er es auch schaffen würde, ›zurückzukommen‹. Es gelang, aber drei Wochen später setzte der halluzinogene Rausch wieder ein *(flashback,* →RA II, →LSD). Jetzt wurde der Betroffene langsam nervös und unsicher. Die Angst, verrückt zu werden, begann ihn zu plagen. Eine Woche lang kämpfte er mit wechselndem Erfolg gegen diese Angst und gegen Erlebnisse der Entfremdung, der Losgelöstheit und Irrealität (Depersonalisation). Eines Morgens erwachte er völlig aufgeregt, weil er sich schon wieder aus dem Gleichgewicht geraten fühlte. Er zog sich an, bestieg sein Auto und fuhr mit einer geschätzten Geschwindigkeit von 140 Stundenkilometern gegen ein Haus.

Da in den subtropischen und tropischen Gebieten der USA Purpurwinden wie Unkraut gedeihen, rechnet man mit erheblichen Problemen, wenngleich die Samen der *morning glory* kein Suchtgift sind. Doch die psychischen und – potentiell – körperlichen Gefahren der Halluzinogene liegen auf einer anderen Ebene (→LSD). In Mitteleuropa, wo die Purpurwinde kaum gedeiht und ihre Samen wahrscheinlich (wegen des mangelnden Sonneneinfalls) arm an psychotropen Stoffen sind, besteht diese Gefahr nur in abgemilderter Form. W. S.

Literatur: Cohen, S., *The Beyond Within,* New York 1968. – Hofmann, A., »Die Wirkstoffe der mexikanischen Zauberdroge Ololiuqui«, in *Planta medica* 9, 1961, S. 354. – Hofmann, A., und H. Tscherten, »Isolierung von Lysergsäurealkaloiden aus der mexikanischen Zauberdroge Ololiuqui«, in: *Experientia* 16, 1960, S. 414. – LaBarre, W., *The Peyote Cult,* Yale 1938. – Reko, V. A., *Magische Gifte,* Stuttgart 1938. – Sahagun, B. de, *Historia general de las cosas de Nueva España,* Mexico 1829.

Opiate

Die Opiate sind Wirkstoffe des Schlafmohns *(Papaver somniferum);* ihre wichtigsten Vertreter sind Opium, Morphium, Heroin und Kodein.

Die botanische Familie Mohn wächst über die ganze Welt verstreut in mehr als 600 Spielarten, aber nur *Papaver somniferum* produziert die begehrten Alkaloide. Unser roter Klatschmohn ist ihm nahe verwandt, enthält jedoch keine der genannten Substanzen. Der Schlafmohn wird bis zu eineinhalb Meter hoch und trägt oben auf dem kahlen Stengel eine weiße, innen meist dunkelviolette Blüte. In den Monaten Juni bis August entsteht daraus eine walnußgroße, eiförmige Kapsel mit einer Strahlenkrone.

Die Kapselwand wird von einem Netz feinster Gefäße und Schläuche durchzogen, die sich prall mit Saft füllen. Sie produzieren die Wirkstoffe des Opiums und seiner Abkömmlinge. Zur Erntezeit wird die äußere Kapselwand behutsam mit einem mehrklingigen Spezialmesser angeritzt. Die austretende Mohnmilch verfärbt sich rasch braun und trocknet ein. Man schabt sie anderntags ab und sammelt sie in Gefäße oder auf Mohnblätter. Pro Kapsel erhält man etwa 0,05 Gramm Rohopium. Hildebert Wagner hat ausgerechnet, daß man für ein Kilogramm gut 20 000 Mohnkapseln auf einem Feld von 400 Quadratmetern abernten muß. Beim derzeitigen Verkaufspreis von 30 DM entspräche das einem Stundenlohn von rund 15 Pfennig – kein Wunder, daß Opium nur in Ländern angebaut wird, die neben einem günstigen Klima auch billige Arbeitskräfte haben. Hauptlieferanten sind auf dem Balkan Bulgarien, Jugoslawien und die Türkei; im Nahen Osten Persien; im Fernen Osten China und Indien.

Paul Gide hat 1910 beschrieben, wie noch Anfang des Jahrhunderts das Rohopium in Spezialküchen weiterbereitet wurde. Man zerschnitt die ein bis drei Kilogramm schweren ›Kuchen‹ in kleinere Teile und erhitzte sie in Kupferkesseln. Der Sud wurde gewalkt und zu Fladen geknetet, die man erneut auf 200°C erhitzte. Nach einigen weiteren Behandlungsstufen ließ man den Teig oxydieren, wodurch er sein Aroma gewann, und schließlich vier bis fünf Monate in Steintrögen fermentieren. Das Endprodukt war Rauchopium, in China auch *Chandu* genannt. Heute wird dieser komplizierte Herstellungsprozeß nur noch in abgelegenen Anbaugebieten durchgeführt. Das weltweite Verbot des Opiums für nichtärztliche Zwecke (die allerdings weit überwiegen) führte dazu, daß jetzt der Opiumkonsument sein Chandu selbst zubereiten muß: Er kocht es in destilliertem Wasser und filtriert dann ab. Nach drei solchen Prozeduren wird das Opium sirupähnlich. Um den Morphingehalt zu erhöhen, fügt man etwas *Dross* (Opiumabfälle) bei.

Für die Medizin ist vor allem das Morphium von Bedeutung. Es wird in modernen Laboratorien aus dem Rohopium extrahiert.

Eine beträchtliche Menge der Welternte, deren Umfang niemand genau kennt, wandert in illegalen Kanälen über die ganze Erde, nachdem sie in Unterwelt-Laboratorien zu der konzentrierteren Form des Morphiums oder Heroins veredelt wurde. Bei jeder Station in dem wohlorganisierten Verteilernetz steigt der Preis sprunghaft in die Höhe, so daß der Süchtige in London oder New York nicht selten das Tausendfache des ursprünglichen Herstellerpreises bezahlt.

Geschichte

Überreste in der Fledermaus-Höhle von Albanol bei Granada und in Schweizer Pfahlbauten weisen darauf hin, daß der Mohn in Europa mindestens seit 4000 Jahren bekannt ist. Wagner meint jedoch, daß man ihn damals in erster

Linie wegen seiner ölreichen (opiatfreien!) Samen kultivierte und nicht wegen der narkotisierenden Wirkung des Saftes.

Inzwischen weiß man jedoch (Scott 1969), daß schon vor 6000 Jahren auf sumerischen Ideogrammen der Mohn als Rauschmittel erwähnt wird. Die Sumerer nannten ihn ›Pflanze der Freuden‹. Auf unbekannten Wegen gelangte die Kenntnis davon nach Ägypten. Es ist gut möglich, daß die Priester ihn bei ihren verschiedenen Mysterien-Kulten verwendeten. Auf jeden Fall machten sich die Ärzte die betäubende Wirkung des Opiums zunutze und verleibten es ihrem Heilmittelschatz ein. Von ihnen erfuhren die griechischen Mediziner, wie man die Droge zubereitet: Theophrast von Eresos (ca. 370–287 v. Chr.) berichtet darüber.

Die Griechen gaben der Mohnmilch auch ihren bei uns üblichen Namen Opium (von *opos,* d. i. ›Saft‹). Das Elixier ging alsbald in ihre Sagenwelt ein; so war die Mohnkapsel das Symbol des Schlafgottes Morpheus und des Todesgottes Thanatos. Die Homerischen Helden kannten ihn vermutlich in Form des Freude und Mut spendenden Zaubertrankes *Nepenthes* →RA I).

Mit der Eroberung Griechenlands durch Rom gelangte die Droge weiter nach Westen. Cornelius Nepos demonstrierte ihren Giftcharakter, als er seinen Vater mit ihr umbrachte. Andere Römer begingen Selbstmord damit. Vergil spricht vom »Mohn, der mit dem Schlaf der Lethe getränkt«. Andromachus, der Leibarzt Neros, mischte Opium seiner Patentmedizin Theriak bei, die angeblich gegen alle Krankheiten half. 1500 Jahre später erfand Paracelsus, der größte Arzt des Mittelalters, eine ähnliche Wunderarznei, deren Opiumgehalt nicht wenig zu seinem Ruhm beigetragen haben dürfte. Er nannte sie Laudanum und Arkanum.

Schon vorher jedoch, im sechsten und siebenten Jahrhundert, brachten die Araber das Opium (unter dem Namen *afyun*) auf ihren Kriegszügen nach Persien, Indien und China. Wie das Haschisch (→Cannabis) war ihnen die Mohndroge durch Mohammed nicht untersagt worden, ganz im Gegensatz zum →Alkohol. Dennoch spielte Opium bei ihnen kaum eine Rolle. Lediglich in Persien gelangte es zu einer gewissen Berühmtheit unter islamischer Herrschaft. Mit großer Sprachkraft besangen es einige Dichter.

Abu 'l-Qâsem Yazdi gibt in seinem »Traktat für Opiumraucher« (1898) minuziöse Anweisungen für das Zeremoniell, das damals in Persien unter Eingeweihten befolgt wurde und womit man das Opiumrauchen zu einer regelrechten Kunst erhoben hatte:

Mindestens eine Stunde, ehe man zu rauchen anfängt, sollen die Vorbereitungen getroffen werden. Der Raum soll sauber und aufgeräumt sein; Kohlenbecken, Samowar, Wasser- und Opiumpfeife, Feuerzange, Teetassen, Tabak und Zucker müssen in reinlichem Zustand und möglichst guter Qualität, jedes an seinem vorbestimmten Platz, griffbereit sein. Ebenso das Opium. Es gilt als verpönt, allein zu rauchen, denn »ist der Raucher allein, steht zu befürchten, daß ihm die Dämonen Gesellschaft leisten«. Ebenso soll man nicht unter Fremden oder Nichtrauchern die Droge zu sich nehmen. Ideal ist ein kleiner, in sich geschlossener Freundeskreis.

Zu den wichtigsten Regeln gehört: Anwärmen des porzellanenen Pfeifenkopfs vor Gebrauch; Beendigung des Gesprächs, sobald das Opium brutzelt; ein Gefäß unter den Pfeifenkopf stellen, damit fallende Funken die Raucher nicht beunruhigen oder ablenken. Der Rauch soll möglichst tief eingezogen und möglichst lange in der Lunge behalten, der Rest stoßweise durch die Nase entlassen werden. Die Raucher sollen drei ›Pillen‹ (je etwa 1 g Opium) hintereinander rauchen, anschließend heißen Tee trinken, Wasserpfeife rauchen, die Augen halb schließen, sich zurücklehnen und »wachträumen« – und dann sollen sie sich möglichst schweigend verhalten und »höchstens auf zehn Worte ein einziges langsam antworten« (nach Gelpke 1966).

In China, wo die Droge ihre größte Bedeutung erlangte und wo sie vor allem zum Narkotikum der breiten Masse wurde, rauchte man sie zunächst nicht, sondern aß sie. Zu ihrer Beliebtheit trug sicher nicht wenig bei, daß diese meditative, nach innen gerichtete Form des Rausches der chinesischen Mentalität jener Zeit sehr entgegenkam. Ein noch triftigerer, viel banalerer Grund dürfte jedoch gewesen sein, daß Opium massiv den Appetit dämpft, was bei den häufigen Hungerkatastrophen im ›Reich der Mitte‹ dem Opium eine besonders traurige Rolle verschaffte. Auch die Chinesen bauten das *Chandu*-Rauchen zu einem ästhetischen Zeremoniell aus, das später in Europa bei Künstlern und Intellektuellen sehr beliebt wurde.

Im Durchschnitt rauchte man 20 bis 40 Pfeifen pro Tag, was einer Dosis von sechs bis sieben Gramm entspricht. Wer 80 bis 100 Pfeifen schaffte, wurde von den Chinesen ehrfurchtsvoll als ›Großer Raucher‹ tituliert.

Scott führt den Übergang vom Opiumessen auf das Opiumrauchen darauf zurück, daß Kaiser Tsung Cheng seinen Untertanen 1644 das beliebte Tabakrauchen verbot – worauf sie zum Chandu griffen. Der Genuß dieser Droge wiederum wurde 1729 verboten. Interessanterweise ging man sehr modern vor, indem man die Händler bestrafte, die Konsumenten jedoch ungeschoren ließ.

Obwohl auch in China Mohn angebaut wurde, importierte man – nicht zuletzt wegen der besseren Qualität – große Mengen aus Indien. Vor allem die englischen Kaufleute der ›East India Company‹, aber auch Portugiesen und Amerikaner bestritten mit ganzen Flotten das lukrative Geschäft. Man schätzt diese Importe auf insgesamt 20 bis 30 Millionen DM. Ein kaiserliches Edikt führte dazu, daß Opium zum Politikum wurde. Nachdem der Sonderbeauftragte Lin Tsê-Hsü die ›barbarischen‹ Handelsherren gezwungen hatte, ihm 1000 Tonnen (!) Opium auszuhändigen, die er anschließend vernichten ließ, schickte die britische Regierung 10 000 Soldaten. Im Opiumkrieg von 1839 bis 1842 zwangen sie das Riesenreich mit 370 Millionen Einwohnern in die Knie (→RA I). Die Droge war allerdings nicht der eigentliche Grund, obwohl man das immer wieder kolportiert hat. Genausowenig stimmt es, daß die Briten versuchten, die Chinesen durch Opium systematisch zu verseuchen und gewissermaßen ›sturmreif‹ zu machen. Der Zwischenfall mit dem Opium war der Regierung in London lediglich ein längst vorhergesehener, willkommener Anlaß, das chinesische Reich, das sich so lange gegen einen Kontakt mit dem Westen gewehrt hatte, mit Gewalt zu öffnen.

In Mao Tse-tungs Imperium sind Rauschdrogen streng verpönt. Das hindert die Rotchinesen nicht, einer der wichtigsten Opiumlieferanten der Welt zu sein. Wagner schätzt ihre jährliche Produktion auf 6000 bis 8000 Tonnen – bei einer Deviseneinnahme von rund fünf Millionen DM pro Tonne eine beachtliche Quantität. (In der offiziellen Statistik führt Indien mit jährlich 700 Tonnen, gefolgt von der Türkei mit 300 und der Sowjetunion mit 150 Tonnen, die ausschließlich für medizinische Zwecke bestimmt sind.)

Im 19. Jahrhundert hatte der Opium-Konsum längst die europäischen Länder erobert. Vor allem bei den armen Industrie- und Hafenarbeitern Englands und Frankreichs war er weit verbreitet. Thomas de Quincey berichtet darüber: »Drei achtbare Apotheker in London ... sagten mir ... die Zahl der Opiumesser sei ungeheuer groß ... Als ich einige Jahre später nach Manchester kam, versicherten mir mehrere Baumwollfabrikanten, die Gewohnheit, Opium zu nehmen, bürgere sich in der Arbeiterschaft ein; Samstag nachmittags stapelten sich auf den Ladentischen der Apotheken kleine Päckchen mit je einem oder zwei Gran Opium, die man schon zuvor für den Abend hergerichtet habe. Der Grund dafür sei der kümmerliche Lohn, der den Arbeitern nicht erlaubt, sich Bier oder Schnaps zu kaufen.«

Nach Brau gab es um 1840 in Paris und den großen Hafenstädten wie Marseille unzählige mehr oder weniger heimliche Rauchsalons.

Weniger um sich von der Mühsal und körperlichen Plackerei des Alltags zu erholen, sondern um ihre Phantasie zu bereichern (und wohl auch, um ihre neurotischen Probleme zu dämpfen, →RA II), nahmen einige Schriftsteller die Droge: Edgar Allen Poe, sein französischer Übersetzer Charles Baudelaire (»Ein Opiumesser«, 1860), der englische Dichter Samuel Taylor Coleridge (»Kublai Khan«, 1816), vielleicht auch Novalis (»Hymnen an die Nacht«, 1797).

Althea Hayter ist in ihrer Studie »Opium and the Romantic Imagination« (1968) sorgfältig der Frage nachgegangen, welchen Einfluß die Mohndroge auf das Schaffen dieser und einiger weiterer Männer hatte. Sie kommt zu dem Schluß, daß gewisse Metaphern und Situationen bei allen auftauchen (versteinerte Landschaften, menschenfressende Dirnen, Treibsand, eisige Kälte, überschwemmte oder verwehte Tempel, beobachtende Augen, Ausgestoßene). Aber dann stellt sie fest:

»Keines dieser Bilder ist für die Schreibweise Süchtiger eigentümlich, und keiner der Süchtigen/Autoren verwendet nur diese Bilder und keine anderen; sie bilden jedoch ein erkennbares Muster. Diese ... Autoren waren unterschiedlich begabt und unterschiedlich erfahren, und Opium wirkte auf ihre jeweilige Natur und Fähigkeit und brachte Abweichungen in ihrer Schreibweise hervor.«

Am berühmtesten wurden de Quinceys »Bekenntnisse eines englischen Opiumessers« (1822, 1845), in denen er Himmel wie Hölle seiner Sucht schilderte.

Auch in unserem Jahrhundert reizten das Opium und seine gefährlicheren Abkömmlinge immer wieder die Neugierigen. So berichtete Fernande Olivier, die langjährige Gefährtin von Pablo Picasso, daß der Maler in seinen jungen Jahren die Droge in einem kleinen Kreis von Freunden probierte. Während Picasso nicht süchtig wurde, mußte Jean Cocteau schwer kämpfen, die Droge wieder loszuwerden (1930).

Drei Jahrzehnte später nahm William Burroughs das Thema noch einmal auf und gab in »Junkie« die wohl eindringlichste autobiographische Schilderung der Opiatsucht. Er nahm allerdings nicht mehr allein das relativ schwache Opium. »Opiate habe ich in vielfacher Form genommen«, schreibt er in seiner »Eidesstattlichen Erklärung«, »Morphium, Heroin, Dilaudid, Eukodal ... Ich habe sie geraucht, gegessen, geschnupft, in Venen, Haut und Muskeln injiziert und in den After eingeführt.«

Berühmtes Beispiel eines Morphinisten ist Hans Fallada (1955).

Bereits 1909 wurde in Hongkong angestrebt, die Opiate wegen der hohen Suchtgefährdung überall auf der Welt unter staatliche Kontrolle zu stellen.

Man brauchte sie zwar für Heilzwecke, wollte jedoch den Genuß verhindern, der unzählige Menschen nach kurzem, fragwürdigem Glück ins Elend der Sucht stürzt. Jedoch erst nach dem Ersten Weltkrieg konnten diese Bestrebungen in die Tat umgesetzt werden. Für Deutschland regelt das ›Opium-Gesetz‹ vom 10. Dezember 1929 den Umgang mit diesen Substanzen. Darin heißt es:
»Mit Freiheitsstrafen bis zu drei Jahren wird bestraft, wer (solche) Stoffe und Zubereitungen ohne die ... vorgeschriebene Erlaubnis einführt, ausführt, gewinnt, herstellt, verarbeitet, Handel mit ihnen treibt, sie erwirbt, abgibt, veräußert oder sonst in den Verkehr bringt, oder sie an nicht genehmigten Örtlichkeiten gewinnt, herstellt, verarbeitet, aufbewahrt, feilhält oder abgibt.« Mit dem letzten Zusatz wird praktisch auch der – nicht ausdrücklich genannte – Besitz strafbar.
Nach dem Ersten Weltkrieg wurde – besonders in Amerika und im Mittelmeerraum (Ägypten) – Heroin zur regelrechten Volksseuche. Es verdrängte sogar Morphin und Kokain. Um 1925 zahlten viele ägyptische Unternehmer ihren Arbeitern den Wochenlohn in Form von Heroin aus. Heroin-Pillen wurden von den gewissenlosen Händlern mit hochtrabenden Phantasienamen wie ›Zauberpferd‹ oder ›Wilder Tiger‹ angepriesen.
Waren früher jedoch in erster Linie Erwachsene Opfer des Heroins und der anderen Opiate, so sind sie in den letzten Jahren zu einer ungeheuren Gefahr für Jugendliche geworden. Immer mehr gehen von den schwächeren →Cannabis-Präparaten auf ›O-Tinktur‹, Morphium und Heroin über. In England rechnet man mit einer Verdoppelung der Zahl der *fixer* alle 18 Monate (Birdwood 1970).
Der Morphinismus ist, neben dem Alkoholismus, die verbreitetste Sucht in Deutschland. Vor allem Ärzte, Krankenschwestern und Apotheker verfallen ihr, weil Angehörige der Heilberufe relativ einfach an die Droge gelangen können.
Ein weiteres Opiat, das Kodein, wurde schon 1832 aus dem Mohnsaft isoliert. Im Grunde ist es ein Morphin von etwas anderer chemischer Beschaffenheit, genaugenommen der Monomethyläther des Morphins. Die Wirkung auf den Organismus ist jedoch wesentlich harmloser.
Kodein narkotisiert in geringen Dosen von 20 bis 50 Milligramm das überreizte Hustenzentrum und wird deshalb in einer Reihe von Hustensäften verwendet. Allerdings stehen diese alle unter Rezeptpflicht: Kodein wirkt ebenfalls suchtbildend. Deshalb hat man es am 9. Januar 1934 gleichfalls unter das ›Opium-Gesetz‹ gestellt.
Dem Kodein chemisch nahe verwandt ist Dextromethorphan, eine Substanz, die durch das Hustenpräparat Romilar eine gewisse Berühmtheit erlangt hat. Anfang der sechziger Jahre wurden in München mitten im Sommer plötzlich große Mengen Romilar-Tabletten, vorwiegend zur Nachtzeit, in den Apotheken verlangt. Es stellte sich heraus, daß bei hohen Dosen (40 bis 60 Pillen) ausgesprochen halluzinogene Effekte auftraten. Wie bei Meskalin häufig der Fall, traten auch hierbei vor dem eigentlichen Rausch starker Brechreiz und Angstgefühle auf.
Einer der Autoren (J. v. Sch.) hat während seines Studiums einmal 30 Dragees geschluckt. Er erlebte dabei starke Sinnestäuschungen im optischen und akustischen Bereich. Während eines Kinobesuchs unter Romilar-Einfluß identifizierte er sich zeitweise völlig mit den Vorgängen auf der Leinwand. So wur-

den grasfressende Schildkröten gezeigt (Dokumentarbericht über die Galapagos-Inseln), und er hatte das verblüffende Gefühl, *selbst* – und zwar als Schildkröte – Gras zu fressen.
Während das Mittel heute in Deutschland aus dem Verkehr gezogen ist, wird es in der Schweiz und in Österreich noch immer verkauft. K. Kryspin-Exner (1970) von der psychiatrisch-neurologischen Universitätsklinik Wien berichtet sogar von Romilar-*trips* mit bis zu 100 Pillen, einer nahezu tödlichen Dosis.

Chemische und physiologische Wirkungen

Im Rohopium sind 25 verschiedene Wirkstoffe (Alkaloide) enthalten, deren Quantität und Mischungsverhältnis je nach Herkunft schwankt. Der stärkste und zugleich wichtigste Bestandteil ist mit zehn bis zwölf Prozent das Morphin. In seiner reinen Form wird es auch Morphium genannt, nach Morpheus, dem griechischen Gott des Schlafes. Andere Alkaloide sind Narkotin (5–6 %), Kodein (0,15–1 %) Papaverin (0,1–0,4 %) sowie Narcein, Thebain, Laudanosin, Xanthalin, Noscapin.
Das fermentierte Rauchopium enthält mehr Morphin (11,65 % statt 6,88) und dafür weniger andere Alkaloide (13,77 % statt 15,26). Die narkotisierende, schmerzstillende Wirkung geht nur von Morphin, Kodein und Thebain aus, die zur weiteren Familie der Morphin-Alkaloide gehören; die anderen nennt man Benzylisochinolin-Alkaloide.
Der Opiat-Rausch wird hauptsächlich vom Morphin verursacht. Aus Tier- und Menschenversuchen weiß man allerdings, daß die anderen Substanzen die Morphinwirkung steigern oder schwächen können. So verfünffacht Narcein die Schmerzstillung. Eine Noscapin-Beigabe setzt die lähmende Wirkung auf das Atemzentrum herab, erhöht aber die Giftigkeit des Morphins bis auf das Sechsfache.
Am stärksten greift Opium, also die Kombination aller Alkaloide, in die biochemischen Prozesse des Körpers ein, wenn es gespritzt wird; Rauchen und Essen folgen gleich danach (→RA III). Wegen der störenden Nebenwirkungen der übrigen Alkaloide wurde die orale Aufnahme früher jedoch vorgezogen. Erst in jüngster Zeit hat sich, vor allem bei Jugendlichen, das Spritzen von ›O-Tinktur‹ (Opium-Lösung) eingebürgert.
Hesse hat dargestellt, wie sich die beiden Haupteigenschaften des Opiums, nämlich Schmerzen zu lindern und Krämpfe auszulösen, auf die sechs Hauptalkaloide verteilen. Die Pfeile zeigen an, daß beide Wirkungen genau gegenläufig stärker werden:

zunehmende Schmerzunempfindlichkeit	↑	Morphin Papaverin Kodein Narkotin Narcein Thebain	↓	zunehmende Krampfwirkung

Beim Rauchen bleiben zwar trotz Hitzeentwicklung sämtliche wichtigen Alkaloide erhalten, aber da das Morphin von Natur aus am stärksten vertreten ist, überwiegt auch seine narkotisierende Wirkung. Der Raucher gerät in einen Dämmerzustand zwischen Schlafen und Wachen. Traumbilder steigen auf, ohne daß das Bewußtsein völlig verlorengeht. Immer wieder wird auf das Vorherr-

schen erotischer Phantasien hingewiesen. Es ist jedoch keineswegs sicher, ob das nicht einfach Reaktionen auf sexuelle Frustrationen sind (die ja hinter vielen Fällen von Drogenkonsum stehen; →RA II).
In diesem Dämmerzustand verblassen alle körperlichen und seelischen Beschwerden – der Hauptgrund für die psychische Abhängigkeit, die sich bald einstellt. Nach einigen Stunden schläft man ein. Das Aufwachen ist häufig mit einem scheußlichen Katzenjammer verbunden. Zu Übelkeit und Unruhe treten oft Schuldgefühle und andere seelische Reaktionen.
Bei häufigerem Gebrauch kommt es, wie bei jeder Droge, zu zunehmender psychischer Gewöhnung (Flucht vor der Wirklichkeit des Alltags), der beim Opium allerdings eine körperliche Gewöhnung parallel läuft: Wird das Opium vorenthalten, so treten typische Entzugserscheinungen auf, die denen eines Morphinisten (siehe unten) ähneln, aber schwächer sind.
Die Opium-Menge, die für einen Rausch benötigt wird, schwankt sehr. Bei zehn Gramm Chandu, was Wagner als durchschnittliche Tagesration angibt, nimmt der Raucher rund ein Gramm Morphin auf, wovon allerdings nur 0,2 bis 0,3 Gramm in den Blutkreislauf gelangen; der Rest wird durch die Hitze und andere Zerstörungsprozesse vernichtet. Thomas de Quincey gibt seinen höchsten Tagesverbrauch mit 15 Gramm Opium an (1,5 g Morphin). Andere Quellen berichten von noch höheren Mengen bis zu 40 Gramm.
Nach neuen Forschungen (Tremmel 1975) wirken Opiate folgendermaßen im Organismus: Offenbar gibt es im Gehirn bestimmte Chemorezeptoren, welche das – eigentlich körperfremde – Gift bevorzugt anlagern. Die Opiatkonzentration durch solche Opiatrezeptoren ließ sich vor allem im Limbischen System nachweisen, das wie ein Gewebesaum den Hirnstamm umgibt (→RA III). Hier befindet sich die Amygdalae, ein Hirngebiet, das bei Furcht- und Fluchtreaktionen eine Rolle spielt und in dem Morphium eine Euphorie auszulösen vermag.
Insgesamt läßt sich sagen, daß die Opiatrezeptoren in Gebieten des Gehirns vorkommen, die Leitungswege für Schmerzreize enthalten, womit sich die schmerzlindernde Wirkung von Opiaten erklären läßt.
Morphium, das man schwangeren Schafen einspritzt, verringert den Sauerstofftransport zum Foetus, der normales Zellwachstum garantiert; so erklärt man sich, daß heroin- oder opiumsüchtige Mütter leichtgewichtigere und kleinwüchsigere Babies zur Welt bringen.
Seitdem man erkannt hat, wie die Opiate in den Körperhaushalt eingreifen, versucht man noch gezielter, Medikamente zu schaffen, die zwar Schmerzen lindern (und darin sind die Opiate noch immer unübertroffen), ohne jedoch die fatalen Nebenwirkungen des Morphiums zu zeigen. Ein Ergebnis dieser Forschungen war das Valeron, das angeblich nicht süchtig machen soll. Allerdings sind die Drogenabhängigen bald darauf gekommen, daß selbst oral zugeführte Valeron-Tropfen, in entsprechender Dosierung, einen angenehmen Effekt haben und Entzugssymptome zu dämpfen vermögen – was bei nicht wenigen Fixern zu einer (zumindest psychischen) Abhängigkeit von Valeron geführt hat.
Ein anderes Produkt dieser Forschungen ist Polamidon (Methadon, s. u.), das jedoch nur oral genommen harmlos ist – sobald man es spritzt, wirkt es ähnlich wie das Heroin, welches ersetzt werden soll.
Wesentlich stärker als Opium wirkt Morphin (= Morphium), das Friedrich

Wilhelm Sertürner 1806 erstmals isolieren konnte. Reines Morphin löst die gleichen Körperreaktionen aus wie Opium. Es betäubt Schmerzen, ohne das Bewußtsein völlig auszuschalten, und euphorisiert. Auf der gesunden, unverletzten Hautfläche bleibt es wirkungslos. Es durchdringt jedoch die Schleimhäute und setzt die Reizempfindlichkeit des Nervensystems herab. An verletzten Hautstellen dringt es direkt in den Kreislauf. Deshalb ›weichten‹ die Süchtigen vor der Erfindung der Injektionsspritze durch Pravaz im Jahr 1864 die Haut an geeigneten Stellen durch ein blasenziehendes Pflaster auf und applizierten danach dort das Morphin. Am schnellsten wirkt es jedoch, wenn man es unter die Haut oder in einen Muskel spritzt. Bereits nach einer Viertelstunde erreicht es dann die inneren Organe und vor allem das Gehirn.
Die Injektionsspritzen entwickelten ursprünglich Ärzte, die glaubten, bei ihren Patienten auf diese Weise eine Sucht verhindern zu können. Während des Deutsch-Französischen Krieges von 1870/71, als man Morphium erstmals in großem Umfang zur Linderung der Wundschmerzen einsetzte, stellte sich diese Annahme als böser Irrtum heraus. Unzählige Soldaten verließen die Feldlazarette als Morphinsüchtige, die sich selber Injektionen gaben.
Noch schlimmer wurde es, als man nach neuen Stoffen suchte, die die schmerzlindernden Eigenschaften des Morphins hatten, ohne – wie man glaubte – süchtig zu machen. Eine dieser Substanzen war das Diacetylmorphin, das durch eine chemische Reaktion von Morphin und Essigsäure entsteht. Aufgrund der – im positiven Sinne – ›heroischen‹ Wirkungen, die man dem Arzneimittel in der ersten Begeisterung zuschrieb, nannte man es Heroin. 1898 wurde es in den Elberfelder Farbenfabriken zum erstenmal hergestellt. Es sollte vor allem Morphinsüchtige von ihrer Abhängigkeit heilen. Wie sich bald zeigte, trieb man dabei wirklich den Teufel mit Beelzebub aus; Heroin ist nämlich das schlimmste Suchtmittel, das man bisher entdeckt hat.
Für den Rauschgifthandel ist Heroin zudem das lohnendste Objekt geworden. Zehn Kilogramm Rohopium, die im Vorderen Orient etwa 70 DM kosten, werden in geheimen Laboratorien zu einem Kilogramm Morphium im Wert von 3000 bis 3500 DM verarbeitet. Wenn diese Menge – inzwischen zu Heroin umgewandelt – das Abnehmerland erreicht, kostet das Kilogramm bereits 80 000 bis 100 000 DM. Diese Angaben machte Jean Nepote von der Interpol-Zentrale in Genf Anfang 1970 auf einer Tagung in Rüschlikon.
Wagner schätzt den Gesamtumsatz an Heroin allein in den USA auf jährlich 350 Millionen Dollar – das sind etwa 1,2 Milliarden DM.
Bereits eine vier- oder fünfmalige Wiederholung des *fix* (der Injektion) ruft in der Regel starke Suchtsymptome hervor. Der Körper gewöhnt sich rasch an das Gift, so daß – wie auch bei Morphium – der Süchtige bald Dosen von mehr als einem Gramm benötigt, die einen normalen Menschen umbrächten.

Psychische Wirkung

Die anfängliche, doch kurzfristige Euphorie des Opiatrausches wird von keiner anderen Droge erreicht. De Quincey* schildert das traumhafte Erleben mit den Ausdrucksmöglichkeiten des Dichters in glühenden Farben. Er weist darauf hin, daß Traum und Wirklichkeit immer mehr ineinander übergehen, bis

* De Quincey verwendete eine Mischung von Opium und Wein in unterschiedlichem Verhältnis, die in Anlehnung an Paracelsus Laudanum genannt wurde.

sie schließlich zu einer Einheit verschmelzen. Die ›Träume‹ selbst nehmen nach anfänglich schönen Visionen allmählich immer unheimlichere Formen an.

»Nacht für Nacht schien ich – nicht metaphorisch, sondern buchstäblich – in Schlünde und sonnenlose Abgründe zu versinken, in Tiefen unter Tiefen, aus denen emporzusteigen es keine Hoffnung gab. Auch wenn ich erwachte, hatte ich oft nicht das Gefühl, emporgestiegen zu sein. Doch will ich hierbei nicht verweilen, denn von der Düsternis, welche jenen prachtvollen Schauspielen folgte und die sich am Ende zu einem Dunkel selbstmörderischer Verzweiflung verdichtete, vermögen Worte nicht Kunde zu geben.«

Die Beziehung zur Umwelt wird ebenfalls charakteristisch verändert: »Die Empfindungen des Raumes und der Zeit waren beide mächtig erregt. Gebäude und Landschaften erstanden vor mir in so ungeheuren Größenverhältnissen, wie das natürliche Auge sie nicht fassen kann. Der Raum schwoll an und erreichte unaussprechliche Ausdehnung. Dies aber beunruhigte mich nicht so sehr wie die ungeheure Ausdehnung der Zeit. Zuweilen war es mir, als hätte ich in einer einzigen Nacht 70 oder 100 Jahre lang gelebt. Ja, manchmal hatte ich das Gefühl, als seien 1000 Jahre in der Zeit vergangen oder jedenfalls eine Dauer, welche die Grenzen der menschlichen Erfahrung weit übersteigt.«

Und schließlich verweist de Quincey auf die Fähigkeit des Rausches, verschüttete Erlebnisse der Vergangenheit aus dem Gedächtnis zu befreien (→RA II). »Die unbedeutendsten Erlebnisse meiner Kindheit oder längst vergessene Szenen aus späteren Jahren tauchten oft wieder zu neuem Leben herauf ... Ich glaube ganz sicher, daß so etwas wie Vergessen dem Gedächtnis im Grunde gar nicht möglich ist.«

Opiatsucht

So wichtig Psychologen und Psychotherapeuten die Beschäftigung mit dem Traumleben erachten – für de Quincey waren die nächtlichen Erlebnisse, die er auch ohne direkten Opiumeinfluß hatte, »die unmittelbarste und nächste Ursache« seiner »bittersten Leiden«. Angst vor Persönlichkeitszerstörung, vor Ungeheuern aus dem Unbewußten, vor der Eiseskälte der inneren Regionen, oder auch Angst ohne faßbaren Inhalt, die schlimmste aller Ängste, prägten das vom Opium gezeichnete Leben de Quinceys.

Es wird immer wieder betont, daß Opium – im Gegensatz zu seinen Derivaten Morphium und Heroin – relativ unschädlich sei, keine Zerstörungen des Körpers, vor allem des Gehirns, verursache; de Quincey mit seinem immerhin 75 Jahre währenden Leben ist ein Beispiel dafür. Um so quälender sind die seelischen Begleiterscheinungen der Sucht, die der Engländer trefflich zu schildern weiß.

Überhaupt sind autobiographische Berichte Süchtiger die beste Information über dieses körperlich-seelische Leiden. Psychiatrische Studien klammern mit ihrer nüchternen Sprache gerade die erschütternde Selbsterfahrung aus, wie sie eindrucksvoll Hans Fallada berichtet hat. Einen anderen schonungslosen Einblick in die Welt der Morphinisten, die nur noch um die Droge selbst zentriert ist, gibt Heinz Liepmanns nach Tatsachen gestalteter Roman »Der Ausweg« (1966).

Noch weit stärker als beim traumanregenden Opium herrscht beim Morphium die zunehmende Auflösung der Persönlichkeit im Rausch vor. Dieses Nirwana-Gefühl ist beim Heroin-Spritzer nochmals gesteigert. Für den Drogenhungrigen gibt es nichts Sehnlicheres als den erlösenden *flash* (Blitz), wenn das Heroin in den Kreislauf und anschließend ins Gehirn eintritt und schlagartig die wirklich höllischen Entzugsschmerzen löscht. Denn der Heroinist sucht nicht mehr allein die Euphorie, die ›Bewußtseinserweiterung‹, sondern in allererster Linie die Befreiung vom Heroinmangel. Unbeschwert schön und aufregend sind nur die ersten paar Spritzen. Was dann folgt, ist im Grunde genommen eine endlose Flucht vor der Zeit, in der die Wirkung des letzten *fix* nachläßt, in der die Euphorie lediglich eine kurze Schnaufpause vor den erneuten Schrecknissen der Abstinenzschmerzen darstellt.

Sobald der Morphinspiegel im Blut und Gewebe absinkt, wird der Süchtige reizbar, verstimmt und depressiv. Anfangs kann neuerliche Alkaloidzufuhr diesen Zustand für kurze Zeit korrigieren; nach einigen Wochen fortdauernden Spritzens wird er jedoch zum Dauergefühl. Den psychischen Störungen gesellt sich der körperliche Abbau hinzu:

»... fahles Aussehen, Schweißausbrüche bei geringsten Anlässen, Magen-Darm-Störungen, Hautausschläge, Angina-pectoris-Anfälle, Störungen der Sexualsphäre mit Dys- und Amenorrhoe oder Potenzminderung mit Keimdrüsenschäden, ohne daß Erbschäden bei der Nachkommenschaft auftreten« (Hesse).

Zum körperlich-seelischen Abstieg kommt der intellektuelle. Anfangs bleibt zwar die Verstandestätigkeit, trotz durch den Rausch gestörter Wahrnehmungsfähigkeit, in erstaunlichem Ausmaß intakt. Intellektuelle können trotz jahrelangem Mißbrauch von Opiaten noch bedeutende wissenschaftliche und künstlerische Leistungen vollbringen. Aber die fortlaufende Untergrabung der Konzentrationskraft, Gedächtnisstörungen und schließlich psychotische Zustandsbilder greifen auch in diesem Bereich nach einiger Zeit so massiv ein, daß eine sekundäre ›Verdummung‹ häufig unvermeidlich ist.

Der soziale Abstieg ist das Resultat. Der Süchtige isoliert sich aus seinen früheren Bezugsgruppen, meidet die früheren Kontakte und schließt sich neuen Kreisen an, in denen die Droge benützt oder – was immer wichtiger für ihn ist – gehandelt wird. Sehr fatal wirkt sich hierbei aus, daß die gesetzliche Situation den Opiat-Süchtigen zum Verbrecher stempelt; zunächst zum kleinen Gesetzesbrecher, der gegen das ›Opium-Gesetz‹ verstößt.

Moralische Entrüstung der früheren Freunde und Bekannten, Schuldgefühle aufgrund der rechtlichen Lage beim Süchtigen selbst und schließlich zunehmende materielle und psychische Not zwingen jedoch den Kranken mehr und mehr auf die schiefe Bahn. Sofern er nicht ausgesprochen wohlhabend ist, muß er bald Rezeptblöcke stehlen, Rezepte fälschen, seine Umwelt durch Lügen täuschen oder sich die Droge durch Apothekeneinbrüche besorgen. Außerdem wird er zum idealen Opfer für Erpressungen. All dies wird durch den zwangsläufigen Umgang mit den meist kriminellen Lieferanten nicht gebessert. Sicher ließe sich durch eine vernünftige Gesetzgebung und durch Bereitstellung besserer Therapie-Möglichkeiten diese sekundäre Kriminalisierung und die damit verbundene Verschlechterung der Lage der Opiat-Süchtigen wesentlich verbessern.

Nicht umsonst hat man die Diskriminierung dieses Personenkreises mit der Diskriminierung der Homosexuellen verglichen (Leonhardt 1969).

Schwangere, die morphin- oder heroinsüchtig sind, bringen Kinder zur Welt, die eindeutige Abstinenzsymptome zeigen. Die Neugeborenen müssen deshalb das Alkaloid zunächst in passender Dosierung bekommen, und dann muß es

ihnen behutsam entzogen werden. Solche Fälle sind in jüngster Zeit besonders unter den amerikanischen Teenagern beobachtet worden; es wird jedoch nicht lange dauern, bis sie auch in der Bundesrepublik auftreten werden.
Analog zu den Erfahrungen, die man mit →Alkohol, →Haschisch und Coca (→Kokain) gemacht hat, gibt es in den Heimatländern des Opiums bestimmte Bevölkerungsgruppen, die die Droge in mäßigen Mengen konsumieren, ohne deshalb gleich abhängig zu sein. Sowohl bei den schwer körperlich Arbeitenden wie bei den »Kopf«-Arbeitern dient eine Pfeife Opium nach Feierabend oder während einer Party am Wochenende der Entspannung und Distanzierung von der Arbeitswelt. Nach Berichten aus Thailand, Singapur, Vietnam und ihren Nachbarländern ist diese Art des kontrollierten, gering dosierten Opiumrauchens heute noch ebenso im Gebrauch wie einstmals im kaiserlichen China. Wie bei anderen Drogen und in anderen Ländern entstehen Probleme auch in diesen Ländern erst dann, wenn der Konsum außer Kontrolle gerät, meist infolge sozialer und psychischer Deprivation. Ein warnendes Beispiel hierfür war die Opiumwelle nach dem Bürgerkrieg in Nordamerika (1861–1865), als vier bis fünf Prozent der Bevölkerung Opiummißbrauch betrieb – das ist das Zehnfache der Zahl der Heroinsüchtigen in den heutigen USA!

Möglichkeiten der Heilung Süchtiger

Bei Neugeborenen scheint die Entziehungskur wenig Schwierigkeiten zu bereiten; wie sich die Droge auf Gehirn und Nervensystem auswirkt, läßt sich dabei erst abschätzen, wenn man genügend solcher Kinder zehn, zwanzig Jahre lang beobachtet hat.
Jugendliche haben erfahrungsgemäß um so bessere Heilungschancen, je jünger sie sind und je früher sie behandelt werden.
Von erwachsenen Morphinisten wird die Entziehung als die reine Hölle bezeichnet, und selbst für die Ärzte, die diese Roßkur überwachen, ist es eine nervenaufreibende Angelegenheit, die Patienten auf diese wirklich entsetzliche Art leiden zu sehen. De Ropp (1964) schildert eine solche Prozedur:
»Etwa zwölf Stunden nach der letzten Dosis Morphium oder Heroin beginnt der Süchtige, unruhig zu werden. Ein Schwächegefühl überkommt ihn, er gähnt, erschauert und schwitzt gleichzeitig, während ihm eine wäßrige Flüssigkeit aus den Augen und durch die Nase rinnt, was ihm vorkommt, als ›liefe heißes Wasser in den Mund empor‹. Für ein paar Stunden fällt er, sich ruhelos wälzend, in einen abnormen Schlaf, den die Süchtigen als ›Gierschlaf‹ bezeichnen. Beim Erwachen, 18 bis 24 Stunden nach Einnehmen der letzten Dosis, betritt er die tieferen Regionen seiner ›persönlichen Hölle‹. Das Gähnen kann so heftig werden, daß er sich die Kiefer verrenkt. Aus der Nase fließt dünner Schleim, die Augen tränen stark. Die Pupillen sind sehr erweitert, die Haare auf der Brust sträuben sich, die Haut selbst ist kalt.« Sie wird zu einer extremen Gänsehaut, welche die Süchtigen Nordamerikas treffend als *cold turkey* (wörtlich ›kalter Truthahn‹ – wegen der eigenartigen Oberfläche des Kammes dieser Tiere) bezeichnen; der Jargon-Ausdruck wird auch für die Entziehung selbst gebraucht, wenn sie abrupt und nicht durch allmähliche Reduzierung der Dosis durchgeführt wird.
Der Zustand des Kranken verschlimmert sich zusehends, »denn seine Därme beginnen mit unerhörter Gewalt zu arbeiten. Die Magenwände ziehen sich ruckweise stark zusammen und verursachen explosives Erbrechen, wobei oft

auch Blut mit austritt. So gewaltig sind die Kontraktionen der Eingeweide, daß der Leib außen ganz geriffelt und knotig aussieht, als seien unter der Haut Schlangen in einen Kampf verwickelt. Die starken Leibschmerzen steigern sich rapid. Der Darm wird immerfort entleert, so daß es bis zu 60 wäßrigen Stuhlgängen am Tag kommen kann.«

36 Stunden nach seiner letzten Dosis ist der Süchtige völlig am Ende. In verzweifelten Versuchen, die Kälteschauer, die seinen Körper quälen, zu mildern, legt er sich sämtliche Decken über, die er finden kann. Der ganze Körper wird von Zuckungen geschüttelt, und seine Füße machen unfreiwillig tretende Bewegungen, für die die Süchtigen den makabren, aber höchst anschaulichen Ausdruck *kicking the habit* (wörtlich: ›Die Gewohnheit wegtreten‹) geprägt haben.

An Schlaf oder Ruhe ist während der Entziehung nicht zu denken. Schmerzhafte Krämpfe der gesamten Körpermuskulatur werfen den Sterbenskranken unaufhörlich umher. Nicht selten fängt er entsetzlich zu brüllen an. Am Ende dieses Stadiums passiert es nicht selten, daß er sich in seinem eigenen Erbrochenen und seinen eigenen Exkrementen wälzt und völlig vertiert wirkt.

Es darf deshalb nicht verwundern, wenn selbst erfahrene Ärzte (geschweige denn befreundete Helfer bei einem privaten Entwöhnungsversuch) gelegentlich schwach werden, weil sie – nicht zu Unrecht – um das Leben ihres Patienten fürchten. Schon die kleinste Dosis Morphium oder Heroin schaltet die scheußlichen Symptome aus. »Es ist ein dramatisches Erlebnis«, schreibt der amerikanische Drogen-Spezialist Harris Bell, »zu beobachten, wie ein jammervoller, elender Mensch, sobald ihm etwas Morphium intravenös eingespritzt wurde, eine halbe Stunde später rasiert, sauber, lachend und scherzend vor einem steht.«

Es dauert nur etwa acht Stunden, bis der Rückfall mit sämtlichen unangenehmen Begleiterscheinungen wiederkommt. Bleiben die Helfer diesmal standhaft, so klingen die Symptome nach einer Woche von alleine ab. Der Entzogene allerdings ist völlig entkräftet, nervös und leidet meist an einem unangenehmen Dickdarm-Katarrh.

Heutzutage wendet man diese radikale Kur – zumindest in Deutschland – kaum noch an. Vor allem wenn hohe Dosen gespritzt wurden, baut man die Dosis behutsam ab. Auf jeden Fall muß die Entziehung von einer entsprechenden medizinischen Betreuung begleitet sein, zu der auch kreislaufstützende Medikamente, Tranquilizer und Vitaminpräparate gehören. Sobald er sich etwas erholt hat, braucht der Patient eine passende Diät, seine Verdauung muß medikamentös reguliert und sein Wasserhaushalt saniert werden.

Große Probleme bereiten auch jene Fixer, die noch verhältnismäßig wenig »drücken« und deshalb kaum Entziehungserscheinungen aufweisen, wenn sie eine Zeitlang keine Opiate mehr erhalten. Bei ihnen steht im Vordergrund die psychische Entwöhnung, was entsprechend intensive psychotherapeutische Betreuung voraussetzt, und zwar ebenfalls möglichst nicht ambulant, sondern stationär, am besten in einer eigens hierfür geschaffenen Klinik unter ständiger ärztlicher und psychologischer Aufsicht. Alles andere ist Selbstbetrug und Augenwischerei!

Alle diese Voraussetzungen sind nicht gegeben, wenn der Süchtige versucht, sich allein oder mit Hilfe von Freunden zu entziehen. Diese Angst vor der ›offiziellen‹ Entziehung lohnt sich jedoch nicht – es ist weniger schrecklich,

diese Prozedur in einer Klinik und von Fachkräften betreut (die vor allem nicht im entscheidenden Stadium schwach werden) über sich ergehen zu lassen.
Allerdings sind, vor allem bei älteren Süchtigen, die Heilerfolge auch unter günstigen Voraussetzungen zur Zeit noch minimal. Nach Angaben der Berliner Psychotherapeutin Lilian Barth ist »die Erfolgsziffer gleich Null«. Einer ihrer Patienten selbst sagt: »Unsere Rückfallquote beträgt 99 Prozent.« (»Der Spiegel« 1970.)
Man hofft, diese entmutigenden Verhältnisse mit neuen Behandlungsmethoden bessern zu können. In Frage kommen drei weitere Möglichkeiten (→auch RA II):
1. Ambulante Entziehung, bei der mit ständig kleineren Dosierungen und unter ärztlicher Aufsicht die Sucht in einer Klinik im Laufe eines Jahres abgebaut wird. Ob sich dieses englische Verfahren besser bewährt als das andere Extrem, bei dem man – wie in Kalifornien – den Patienten während eines ganzen Jahres in der geschlossenen Abteilung einer Entziehungsanstalt verwahrt, ist abzuwarten. Die Versuchungen, sich ›draußen‹ doch mehr als geplant zu spritzen, sind riesengroß, und es gehört eine gewaltige Willenskraft (woran es wegen der geringen Ich-Stärke den Süchtigen meist mangelt) und aufopfernde Betreuung durch die Umgebung (woran es ebenfalls meist mangelt) dazu, diesen Versuchungen zu widerstehen. Zur Zeit ist England der einzige Staat, der seinen Süchtigen so liberal zu helfen versucht.
2. Völliger Abstinenz und rigoroser Kontrolle durch die anderen Entwöhnungskandidaten sowie durch die bereits entwöhnten ›Aufpasser‹ müssen sich die Mitglieder der amerikanischen ›Synanon‹-Bewegung unterwerfen. Diese wurde, ähnlich den ›Alcoholics Anonymous‹ (›Anonyme Alkoholiker‹), in den USA von ehemals Süchtigen gegründet, die sich auch heute noch – mit geringer Hilfe von außenstehenden Ärzten, Psychologen und Geistlichen – aus eigener Kraft betreuen. Dazu kommt eine an der Verhaltenstherapie und dem ›Psychodrama‹ nach Jacob Moreno orientierte Gruppenarbeit, in der vor allem unverarbeitete und gestaute Aggressionen abgebaut werden, die Hauptursache der der Sucht zugrunde liegenden depressiven Zustände.
Solange die Entzogenen sich im Umkreis dieser neuen Bezugspersonen und ihrer strengen, durch Strafen (Haareabschneiden u. ä.) verschärften Kontrolle befinden, sollen die Erfolge ganz beachtlich sein. Man spricht von bis zu 30 Prozent ›Heilungen‹. Allerdings wird bei diesem Verfahren die Droge praktisch nur durch die rigorose Gruppen-Moral ersetzt, der Süchtige jedoch nicht im Sinne einer Psychotherapie von Grund auf geändert und psychisch gestärkt. Deshalb nimmt die erneute Gefährdung – und entsprechend die Rückfallquote – beim Verlassen der ›Synanon‹-Gruppe wieder stark zu.
3. Um auch den zum gegenwärtigen Zeitpunkt unheilbar Süchtigen wenigstens ein wenig helfen zu können, macht man in den USA inzwischen großangelegte Versuche mit dem 1940 in Deutschland hergestellten Medikament Methadon. Es wirkt physiologisch wie Heroin und erspart zunächst einmal die Entziehungsbeschwerden.
Diese Ersatzdroge vermeidet jedoch den euphorischen Dämmerzustand, der viel zum persönlichen und sozialen Abstieg des Heroinisten beiträgt. Die Patienten werden wieder arbeitsfähig und fühlen sich gesünder. Allerdings macht Methadon seinerseits süchtig, und es ist gut möglich, daß die anfälligen Personen dieses Medikament lebenslang einnehmen müssen, ähnlich wie die Zuk-

kerkranken ihr Insulin. Allerdings hofft man, durch intensive psychotherapeutische Nachbetreuung die Abhängigkeit von Methadon allmählich beheben zu können. Das sollte eigentlich leichter sein als ein entsprechender Versuch bei einem Heroinsüchtigen, denn Arbeitsfähigkeit und Wohlbefinden erleichtern den psychischen Heilungsprozeß sehr.

In jüngster Zeit haben jedoch Wissenschaftler sehr ernste Bedenken gegen die Methadon-Programme erhoben, die – vor allem in den Großstädten der USA – mit großer Intensität vorangetrieben werden. Speziell der kalifornische Medizinsoziologe Henry H. Lennard und der Direktor des New Yorker Rehabilitationszentrums »Phoenix House«, Mitchell S. Rosenthal, haben sehr polemisch dagegen protestiert, daß man mit dem Methadon wiederum nur eine Chemikalie an den Süchtigen verabreiche, anstatt ihm die nötige menschliche Hilfe zu geben (Lennard et al. 1974).

Auf jeden Fall wird man, auch in der Bundesrepublik in wachsendem Ausmaß, für die Behandlung und vor allem für die rechtzeitige Prophylaxe der Opiatsucht weit mehr Mittel einsetzen müssen, in finanzieller Hinsicht genauso wie in personeller. Vor allem das erschreckende Ansteigen der Zahl heroin- und morphiumsüchtiger Jugendlicher fordert das.

Bereits 1920 waren unter 7464 Süchtigen, die an der New Yorker Betäubungsmittel-Klinik behandelt wurden, neun Prozent Minderjährige unter 20 Jahren (Biener 1969). Mitte 1970 waren es allein in der Stadt New York schon 25 000 Jugendliche, und man fürchtet, daß sich die Zahl binnen kurzem vervierfacht (nicht zuletzt wegen der rigorosen Bekämpfung des weit weniger gefährlichen Marihuana; →Cannabis).

Entsprechend stieg die Zahl der Todesopfer. Hauptursache ist hier die zunehmende Verengung der ›therapeutischen Breite‹, die auch sehr erfahrene *fixer* nicht immer richtig abschätzen können. Gemeint ist jene Distanz zwischen der Dosis, die den gewünschten psycho-physischen Zustand hervorruft, und der Dosis, die der Körper gerade noch verträgt. Infolge des Gewöhnungs-Effekts braucht der Konsument ja immer höhere Mengen, um die ersehnte Euphorie zu erzielen; andererseits reagieren Herz und Kreislauf wie gewohnt. Schließlich kommt es fast zwangsläufig zum Kollaps, der das Ende bedeuten kann.

Die Zahlen sprechen für sich. So gab es nach Angabe von Milton Helpern von der städtischen Gesundheitsbehörde in New York im Zeitraum von 1950 bis 1969 insgesamt 5310 Herointote, die sich wie folgt verteilten:

Zeitraum	Tote
1950–1954	465
1955–1959	611
1960–1964	1299
1965–1969	2935

Der Anteil der Jugendlichen und Kinder unter diesen Opfern der Droge nahm folgendermaßen zu:

Jahr	unter 15	unter 20
1960	0	15
1964	0	38
1967	0	79
1969	20	224

Etwa 70 Prozent der Verstorbenen hatten eine Überdosis Heroin genommen; der Tod trat durch Atemlähmung und extremen Abfall des Blutdrucks ein. Infektiöse Leberentzündung (Spritzen-Hepatitis) durch unsaubere Injektionsnadeln, Wundstarrkrampf oder Infektionen der Herzklappen waren in den übrigen 30 Prozent die Todesursachen (»Selecta« 1970).

Das erschreckendste sind die Hintergründe. Im Falle des 12jährigen Negerjungen Walter Vandermeer, der Mitte Dezember 1969 im Badezimmer der Elendswohnung seiner Mutter in New York aufgefunden wurde, traten sie offen zutage. Seine sämtlichen Freunde, alle zehn oder elf Jahre alt, wußten, daß Vandermeer Heroin nahm. Sein Tod hat sie, nach den Worten eines Untersuchungsbeamten, »nicht sonderlich beunruhigt. Sie wissen, daß dies zum Tod führen muß, aber das hindert sie nicht daran, Rauschgift zu nehmen. Heroin zu spritzen gilt als männlich, den Tod zu riskieren ist männlich.«

Das Kind Vandermeer war bereits mit zehn Jahren ein ausgeprägter Alkoholiker, mit elf rauchte es Marihuana, mit zwölf fand man es leblos neben zwei leeren Heroinpäckchen und einer Injektionsspritze. Wie in einer Zeitraffer-Aufnahme zeigt sein kurzes Süchtigen-Leben eine Entwicklung, die bei anderen viel länger dauert, ehe sie zum gleichen Ergebnis führt.

Auch sein familiärer Hintergrund ist typisch für solche Lebensläufe. Vor allem das Fehlen des Vaters* wirkt verheerend. Es führt zu schweren Identifikations-Schwierigkeiten und läßt die eigene Männlichkeit schließlich nur noch im Gebrauch einer gefährlichen Droge finden.

Untypisch ist nur das ärmliche Milieu. Inzwischen ist die Sucht nach Heroin und den anderen Opiaten nämlich längst auch in die Mittelklasse und in die begüterteren Kreise vorgedrungen, ist sie längst neben einer ›Sucht der Armen‹ zu einer ›Flucht der Reichen‹ geworden, mit allen dazwischenliegenden sozialen Schattierungen. Denn die psychischen Probleme, die hinter der materiell so unterschiedlichen Fassade verborgen sind, gleichen sich überall (→RA II).

J. v. Sch.

(In eine Studie über die Drogenkarriere [1976] hat vom Scheidt einige kürzere Fall-Skizzen aufgenommen, die das Schicksal von jungen Fixern etwas näher beleuchten. Sehr empfehlenswert ist der dokumentarische Bericht »Der lange Tod des Fixers P.« von Ursula Dechêne [1974], der detailliert und einfühlsam die Entstehungs- und Leidensgeschichte eines solchen Opiatabhängigen schildert.)

Literatur: Baudelaire, Ch., »Un mangeur d'Opium«, in: *La Revue contemporaine,* 15. und 31. Jan. 1860; deutsch in: Baudelaire, Ch., *Die künstlichen Paradiese,* Hamburg 1964. – Biener, K., »Jugend und Rauschgift«, in: *Fortschritte der Medizin* 87, 1969, S. 1449 bis 1452. – Birdwood G., »Eine Pille gegen die Krankheiten der Gesellschaft«, in: *Deutsches Ärzteblatt* 1970, S. 3220–3224. – Brau, J. L., *Vom Haschisch zum LSD,* Frankfurt a. M. 1969. – Burroughs, W. S., *Junkie,* Wiesbaden 1963. – Cocteau, J., *Opium,* Paris 1930; deutsch: *Opium. Ein Tagebuch,* München 1968. – Coleridge, S. T., *Kublai Khan,* London 1816. – Dechêne, U., *Der lange Tod des Fixers P.,* München 1974. – Fallada, H., »Der tödliche Rausch. Bericht über das Glück, ein Morphinist zu sein«, in: *Neue Illustrierte* vom 19. Nov. 1955. – Gelpke, R., *Vom Rausch im Orient und Okzident,* Stuttgart 1966. – Gide, P., zitiert bei Brau, J. L.,

* Näheres zu diesem Problem findet sich in allgemeinerer Form bei Alexander Mitscherlich, »Auf dem Weg zur vaterlosen Gesellschaft«, München 1963.

a. a. O. – Hayter, A., *Opium and the Romantic Imagination,* London 1968. – Hesse, E., *Rausch-, Schlaf- und Genußgifte,* 3. Aufl., Stuttgart 1966. – Holt, E., *The Opium Wars in China,* London 1964. – Kryspin-Exner, K., »Polytoxikomanie bei Jugendlichen«, in: *Pharmakopsychiatrie/Neuro-Psychopharmakologie* 3, 1970, S. 116 bis 122. – Lennard, H. L., Epstein, L. J. und M. S. Rosenthal, »Die Methadon-Illusion«, in: Scheidt, J. vom (Hrsg.), *Die Behandlung Drogenabhängiger,* München 1974. – Leonhardt, R. W., *Wer wirft den ersten Stein?,* München 1969. – Liepmann, H., *Der Ausweg,* Reinbek 1966. – Lippert, H., *Einführung in die Pharmakopsychologie,* Bern 1959. – Marcovitz, E., »Bemoaning the lost Dream: Coleridge's ›Kublai Khan‹ and Addiction«, in: *International Journal of Psycho-Analysis* 45, 1964, S. 411–425. – Nepote, J., Diskussionsbeitrag während des Symposions *Rauschmittel und Süchtigkeit,* Rüschlikon/Zürich, 15./16. Jan. 1970. – Novalis, *Hymnen an die Nacht,* 1797. – Olivier, F., *Neun Jahre mit Picasso,* München 1959. – Quincey, Th. de, *Confessions of an English Opium-Eater,* London 1822, 1845; deutsch: *Bekenntnisse eines englischen Opiumessers,* München 1965. – Römpp, H., *Chemische Zaubertränke,* Stuttgart 1939. – Ropp, R. S. de, *Bewußtsein und Rausch,* München 1964. – Scheidt, J. vom, *Der falsche Weg zum Selbst – Studien zur Drogenkarriere,* München 1976. – Scott, J. M., *The White Poppy,* London 1969. – Stille, W., Göggel, K. H., und B. Kunkel, »Hippie-Hepatitis«, in: *Medizinische Klinik* 65, 1970, S. 993–995. – Wagner, H., *Rauschgift-Drogen,* Berlin 1970. – »Todesfälle alarmieren«, in: *Selecta* Nr. 35, 1970. – »Hoher Preis. Rauschgift – harte Welle«, in: *Der Spiegel* Nr. 33, 1970. – Tremmel, R., »Wirkmechanismus der Droge«, *Süddeutsche Zeitung* vom 24. Oktober 1975.

Opium → Opiate

O-Tinktur → Opiate

P

pep pills → Weckamine

Peyotl (Peyote) → Meskalin

Piule → Ololiuqui

Psilocybin
Nanacatl, Teo-Nanacatl, Quahtlananacatl; Varietäten von Psilocybe

Geschichte
Mexikanische Chroniken, in der Regel aus dem 16. und 17. Jahrhundert, enthalten eine Reihe von Hinweisen auf rituelle und profane Verwendung von Pilzen als Rauschdroge.
»Die Chichimeken«, bemerkt Bernardino de Sahagún, »hatten große Kenntnisse von Pflanzen und Wurzeln und kannten ihre Eigenschaften und Kräfte. Sie selbst entdeckten und benutzten als erste die Wurzel, die sie *peiotl* nennen (→Meskalin) und die sie sammelten und aßen, um sie zu verwenden wie Wein, und dasselbe taten sie mit Nanacatl, giftigen Pilzen, die einen trunken machen wie Wein.« Später erwähnt Sahagún noch einmal Teo-Nanacatl (›Gottes Fleisch‹), eine Sorte kleiner Pilze, die unter Wiesengras wachsen, einen hohen, dünnen Stiel haben und gerne gegessen werden, weil sie trunken machen. Genauer noch beschreibt Fray Toribio de Benavente (Motolina) in seiner »Histo-

ria de los Indios de la Nueva España« (1569) den Genuß und die Wirkungen der Pilze während religiöser Zeremonien:
»Als erstes aß man während des Festes kleine schwarze Pilze, Nanacatl genannt, die einen trunken machen, Visionen und selbst Wollust hervorrufen. Sie aßen sie, ehe der Tag anbrach ... mit Honig, und sobald sie sich durch ihren Einfluß genug erhitzt* fühlten, begannen sie zu tanzen. Andere sangen, wieder andere weinten, weil sie berauscht waren, anderen versagte die Stimme. Diese setzten sich in einen Raum, wo sie in sich wie versunken blieben. Die einen hatten das Gefühl, sie stürben, und weinten in ihren Halluzinationen, andere sahen sich von einem wilden Tier aufgefressen, wieder andere bildeten sich ein, sie nähmen einen Feind im Kampfgetümmel gefangen. Dieser glaubte, er sei reich, jener, er hätte eine große Anzahl von Sklaven. Es gab welche, die glaubten, man habe sie beim Ehebruch ertappt und werde ihnen nun den Kopf wegen dieser Missetat zerschmettern oder sie hätten sich irgendwelcher Diebstähle schuldig gemacht, wofür man sie jetzt töten werde ..., und noch tausend andere Visionen. Nachdem der Rausch vorbei war, unterhielten sie sich untereinander über ihre Halluzinationen.«
Resoluter als Motolina beschreibt Padre Jacinto de la Serna den »Götzendienst mit den kleinen, gelben Pilzen«, die von Priestern und alten Leuten gesammelt wurden, die eine ganze Nacht neben ihnen im Gebet verharrten und im Morgengrauen, wenn ein leichter Wind zu wehen begann, die Pilze aßen, »denen sie göttliche Eigenschaften zuschrieben, mit denselben Eigenschaften wie →Ololiuqui oder →Peyote, da sie, gegessen oder getrunken, die vergiften, welche sie nahmen, sie ihrer Sinne berauben und tausend Irrtümer glauben lassen.«
Besonders interessant an Motolinas Beschreibung ist die Tatsache, daß schon in dem urtümlichen, mexikanischen Kontext die Effekte der halluzinogenen Pilze nicht durchweg lustvoll erlebt wurden. Es gab angstbetonte Begegnungen mit dem Pilz-Gott, in denen die Berauschten von wilden Tieren bedroht, von Feinden verfolgt, in eine Todesangst nach der anderen verfielen.
Ein weiterer Historiograph, Tezozomoc, ein bekehrter Indio, beschreibt in seiner »Crónica Mexicana«, wie bei der Krönung des später von den Spaniern ermordeten Montezuma die Mexikaner fremden Besuchern wilde Pilze *(hongos montesinos)* gaben, worauf die Gäste trunken wurden und wilde Tänze begannen. Diego Duran (»Historia de los Indios«) geht noch weiter ins Detail: Nachdem die üblichen Menschenopfer dargebracht worden waren, aßen alle Teilnehmer an der Krönungszeremonie rohe Pilze *(hongos crudos),* die sie betrunkener machten als viel Wein. In ihrer Ekstase töteten sich viele mit eigener Hand, andere erlebten durch die Macht der halluzinogenen Pilze Visionen und Offenbarungen über die Zukunft.
Der aztekische Pilzkult ist inzwischen in dem überwiegenden Teil Mexikos erloschen. Früher muß er sogar in anderen Gegenden Amerikas verbreitet gewesen sein. Sein Alter läßt sich nur schätzen; jedenfalls haben ihn die Azteken von erheblich älteren indianischen Kulturen übernommen: Wie S. d. Borhéguy nachgewiesen hat, spielten schon im 13. vorchristlichen Jahrhundert steinerne Bilder in Form von Pilzen eine Rolle in guatemaltekischen Kulten. Danach wäre der Pilzkult weit über 2000 Jahre alt.

* Vermehrter Blutandrang im Gesicht ist eine der ersten Wirkungen nach dem Genuß von Psilocybin, der wirksamen Substanz in Teo-Nanacatl.

Das Verdienst für die erste wissenschaftliche Beschreibung von Teo-Nanacatl gebührt dem amerikanischen Botaniker Richard E. Schultes, der 1939 narkotische *Basidiomyceten* in Mexiko entdeckte. Doch während Schultes' Entdeckung nur einem engen Kreis von Fachleuten bekannt wurde, erregte die sehr gründliche Erforschung noch bestehender mexikanischer Pilzkulte durch das Ehepaar Valentina Pavlovna und Gordon Richard Wasson mehr Aufsehen. Sie gaben auch den Anstoß dazu, daß die wirksamen Stoffe in Teo-Nanacatl entdeckt wurden. Seit 1953 unternahmen Wasson und seine Frau jedes Jahr während der Regenzeit (in der die Pilze wachsen, das Reisen aber höchst beschwerlich ist) Expeditionen nach Südmexiko. In Dörfern, wo die meisten Indios kein Spanisch sprechen, suchten sie das Vertrauen der Eingeborenen zu erwerben und die Pilze innerhalb der religiösen Zeremonien zu konsumieren.
»Unsere Haltung war die demütiger Bittsteller, welche gekommen sind, um die Geheimnisse der heiligen Pilze zu erfahren, um ihrem eigenen Volk zu nützen«, erläutert Wasson den Geist dieser Forschungen.
Bei den Indianern gelten die Pilze als heilig, obschon der alte Name Teo-Nanacatl erloschen ist. Sie werden nicht verkauft, sondern privat überbracht, sorgfältig eingewickelt und stets hinter verschlossenen Türen gegessen. Man spricht nicht öffentlich über sie und ›befragt‹ den Pilz nur, wenn wirklich ernsthafte Gründe vorliegen – etwa eine Krankheit, für die man ein Heilmittel zu erfahren sucht, oder wenn man Nachrichten über den Zustand eines weit verreisten Verwandten erhalten will. Der Pilz, bemerkt Wasson, überbringt »wie die Post Botschaften des Abwesenden, teilt mit, ob er lebt und gesund ist, ob krank oder im Gefängnis, ob er verheiratet ist oder Kinder hat.« Bei den Mixe ißt der Fragende die Pilze allein, ein Freund bleibt bei ihm, der seine Worte in der prophetischen Trance (→RA I) bezeugen kann. In anderen Religionen fällt diese Rolle einem besonders befähigten Mann oder einer Frau zu, dem *curandero* oder der *curandera* (Heiler bzw. Heilerin), die innerhalb einer komplexen schamanistischen Zeremonie die Pilze essen und die Fragen beantworten, sobald sie in Trance geraten. Es gibt echte *curanderos* und Betrüger, welche die Trance nur heucheln. Eine der beiden echten Heilerinnen, welche die Wassons entdeckten, die Mazatekin Maria Sabina in Huantla de Jiminez, ist geradezu berühmt geworden. René de Solier hat sie in einem Buch geschildert.
Der solchermaßen Begabte wird von Gott berufen. Er ergreift diese Tätigkeit, wenn die Pilze, die er ißt, sie ihm anbefehlen.

Botanische Hinweise und chemische Wirkung

Die heiligen Pilze Mexikos gehören vorwiegend zu der Gattung *Psilocybe* und sind mit wenigen Ausnahmen vor den Studien Wassons, den auf späteren Reisen der französische Mykologe Roger Heim begleitete, wissenschaftlich nicht bekannt gewesen. Nach ihrem Vorkommen teilen Wasson und Heim sie in folgende Gruppen:
A. Sierra Mazateca: *1. Ps. Mexicana Heim; 2. Ps. semperviva Heim, 3. Ps. caerulescens Murrill var. Mazatecorum Heim; 4. Ps. yungensis Singer & Smith; 5. Ps. acutissima Heim; 6. Steopharia cubensis Earle; 7. Conocybe silinginoides Heim.*
B. Abhänge des Popocatepetl, Tal von Mexiko: *8. Ps. Aztecorum Heim.*
C. Tenango del Valle: *9. Ps. Wassonii Heim.*

D. San Agostin Loxicha in der Sierra costera: *10. Ps. Zapotecorum Heim.*
E. Mixería in der Region von San Juan Mazatlán: *11. Ps. Hoogshageni Heim; 12. Ps. cordispora Heim; 13. Ps. mixaeensis Heim.*
F. Yaitépec bei Chatino (Sierra costera): *14. Ps. caerulescens Murril var. nigripes Heim.*
Heim und seinem Mitarbeiter Roger Cailleux gelang, nach Paris zurückgekehrt, die Zucht verschiedener Psilocybe-Exemplare, zunächst in sterilen Nährböden, später in Treibhäusern auf Kompost. Mit diesem Rohmaterial konnte ein Team von Sandoz-Chemikern unter Leitung von Albert Hofmann, der bereits →LSD entdeckt und die Wirkstoffe von →Ololiuqui analysiert hatte, auch das wirksame Halluzinogen in den mexikanischen Psilocybe-Arten finden. Es handelt sich um zwei chemisch eng verwandte Stoffe, Psilocybin und Psilocin, die sich voneinander nur dadurch unterscheiden, daß Psilocybin eine Phosphorgruppe enthält, die Psilocin fehlt. Im Effekt besteht kein Unterschied zwischen Psilocybin und Psilocin. Wenig später gelang es Hofmann, Psilocybin (O-Phosphoryl-4-hydroxy-N-dimethyl-tryptamin) synthetisch herzustellen. Es wurde von Sandoz unter dem Warenzeichen Indocyn verkauft. Psilocybin beziehungsweise Psilocin sind eng mit →Bufotenin und →DMT verwandt (die Strukturformel findet sich in RA III).

Wirkung

In Dosen von acht bis zwölf Milligramm wirkt Psilocybin wie ein typisches Halluzinogen (ausführliche Beschreibung →LSD); doch hält der Effekt erheblich weniger lange an (maximal vier bis sechs Stunden) als der von →LSD oder →Mescalin. Deshalb ist Psilocybin auch sehr viel in der Psychotherapie eingesetzt worden, da seine kürzere Wirkungsdauer den Rausch leichter kontrollierbar macht. Für seinen Wert innerhalb der Psychotherapie gilt grundsätzlich dasselbe wie für →LSD und →Meskalin, ebenso für seine Bedeutung als Hilfsmittel zu religiös-mystischer Erfahrung.
Wie bei allen Halluzinogenen, wird der Rausch durch die Erwartungen geprägt, die der Berauschte in ihn setzt, und durch die Umwelt, in der er stattfindet (→RA II). Als Beispiel dafür zitieren wir die Berichte der beiden Männer, die sich besonders um die Entdeckung des Psilocybins verdient gemacht haben. Gordon R. Wasson nahm den Pilz in der verräucherten Hütte einer *curandera,* die mit Hilfe des Halluzinogens durch Raum und Zeit reiste und Fragen an die Geister beantwortete:
»Die heiligen Pilze Mexikos ergreifen den Esser mit unwiderstehlicher Gewalt. Sie führen zu einer vorübergehenden ... Pseudo-Schizophrenie, während der der Körper bleischwer auf der *petate,* der Matte, liegt, während man Notizen macht und Erfahrungen mit dem Nachbarn austauscht, während die Seele zu den Enden der Welt, und tatsächlich zu anderen Existenzebenen davonfliegt ... Ich selbst hatte Halluzinationen. Was ich sah, sah ich klarer als alles, was ich je zuvor gesehen hatte. Zuletzt schaute ich mit dem Auge der Seele, nicht mehr durch die groben Linsen meiner natürlichen Augen ... Alle meine Visionen besaßen eine Qualität der Ursprünglichkeit: Sah ich das Chorgestühl einer ... Kathedrale, so war es nicht schwarz von Alter und Weihrauch, sondern so frisch, als wäre es gerade eben geschnitzt aus der Hand des Meisters gekommen. Die Paläste, Gärten, Meeresküsten und Berge, die ich sah, trugen jenen Ausdruck der Neuheit, der frischen Schönheit, der uns alle gelegentlich wie ein

Blitz überfällt ... Es ist ein seltsames Gefühl: Mit der Geschwindigkeit des Gedankens wird man an jeden Ort versetzt, an den man sich wünscht, und man ist dort, ein vom Körper gelöstes Auge, frei im Raum, sehend, ohne gesehen zu werden, unsichtbar, körperlos.«
Wasson erlebte also einen Abglanz der schamanistischen Seelenreise, während Hofmann, der 32 mittelgroße, getrocknete Exemplare von *Psilocybe mexicana* (sie wogen zusammen nur 2,4 g) aß, sich dem Eindruck eines aztekischen Ritus nicht entziehen konnte: »Eine halbe Stunde nach der Einnahme der Pilze begann sich die Außenwelt fremdartig zu verwandeln. Alles nahm einen mexikanischen Charakter an. Weil ich mir voll bewußt war, daß ich aus dem Wissen um die mexikanische Herkunft dieser Pilze mir nun mexikanische Szenerien einbilden könnte, versuchte ich bewußt, meine Umwelt so zu sehen, wie ich sie normalerweise kannte. Alle Anstrengungen des Willens, die Dinge in ihren altvertrauten Formen zu sehen, blieben jedoch erfolglos. Mit offenen oder bei geschlossenen Augen sah ich nur indianische Motive und Farben. Als der den Versuch überwachende Arzt sich über mich beugte, um den Blutdruck zu kontrollieren, verwandelte er sich in einen aztekischen Opferpriester, und ich wäre nicht erstaunt gewesen, wenn er ein Messer aus Obsidian gezückt hätte. Trotz dem Ernst der Lage erheiterte es mich, wie das alemannische Gesicht meines Kollegen einen rein indianischen Ausdruck angenommen hatte.«

Gefahren

Körperliche Gefahren durch Psilocybin sind bisher nicht bekanntgeworden; die psychischen Risiken gleichen denen von →LSD. Daß *bad trips* vorkommen, erweisen schon die historischen Berichte über Teo-Nanacatl. W. S.

Literatur: Benavente, T. de (gen. Motolina), *Historia de los Indios de la Nueva España,* Madrid 1569. – Heim, R., und G. Wasson, *Les champignons hallucinogènes du Mexique,* Paris 1958. – Hofmann, A., »Psychotomimetika. Chemische, pharmakologische und medizinische Aspekte«, in: *Svensk Kemist Tidskrift* 72, 1960, S. 121. – Sahagún, B. de, *Historia general de las cosas de Nueva España* (Hrsg. C. M. Bustamente), Mexico 1829/30. – Schultes R. E., »Teonanacatl: The Narcotic Mushroom of the Aztecs«, in: *American Anthropologist* 27, 1940, S. 53. – Wasson, G., *The Hallucinogenic Mushrooms of Mexico: an Adventure of Ethnomycological Research* (Transactions of the New York Academy of Sciences), Februar 1959. – Wasson, G. R. und V. P., *Mushrooms, Russia and History* (Pantheon), New York 1957. – Tezozomoc und Duran wurden zitiert nach: Kingsborough, L. (Hrsg. Kind), *Antiquities of Mexico,* London 1831.

purple hearts → Weckamine

Quatlanacatl → Psilocybin **Q**

Rauschpfeffer → Kawa-Kawa

Romilar → Opiate

Rote Bohnen *(Meskal-Bohnen, Colorines, Frijolillo, Coral bean)*

Geschichte

In Nordmexiko und bei den Indianern der südlichen Ebenen wurden vor der Jahrhundertwende die Samen von *Sophora secundiflora* rituell verwendet. Sie sollten bei Medizinmännern und während der Initiationszeremonien die Fähigkeit zu religiösen Visionen fördern. Heute hat den Kult der *mescal beans* durchweg der peyote-Kult ersetzt (→Meskalin). Peyote wurde noch längere Zeit mit den *mescal beans* verwechselt und übernahm teilweise den Namen *(mescal buttons* wurden früher die abgeschnittenen Köpfe des Peyote-Kaktus *Lophophora Williamsii* genannt, →Meskalin).
In Mexiko gelten die Colorines als Liebesmittel; die Prostituierten sollen früher Ketten Roter Bohnen um den Hals getragen haben. Solche Ketten sind auch bei manchen Prärie-Indianern innerhalb der Peyote-Zeremonien üblich. Die Bohnen selbst werden nur noch gelegentlich am Abschluß verwendet – man kocht sie in einem großen Topf, jeder trinkt eine Tasse, erbricht und wird auf diese Weise ›gereinigt‹ (Pawnee). Daß bei den Roten Bohnen psychotrope und toxische Effekte eng beieinanderliegen, zeigt auch eine Legende der Chiricahua-Apachen, in der Koyote, der *trickster* (Spaßmacher), den Indianern Rote Bohnen zu essen gibt und ihnen dann, während sie betäubt daliegen, die Haare so zustutzt, wie die Apachen sie bis heute tragen.

Chemie und Wirkung

Sophora secundiflora enthält in Blättern und Samen das Alkaloid Sophorin ($C_{11}H_{14}ON_2$), das chemisch mit Cytisin, dem Alkaloid des Goldregens, identisch ist.
Cytisin ist eine hochtoxische Substanz, deren Effekte jenen von Nikotin gleichen: In geringen Dosen erregt es die Nervenzellen des Vegetativums und das Mark der Nebennieren; in höheren Dosen lähmt es diese Ganglien (durch Dauer-Depolarisierung). Da sich erregende und lähmende Effekte überschneiden, je nachdem, wie sich die Dosis im Körper verteilt und welche Ganglien (sympathische oder parasympathische) betroffen werden, ist Cytisin therapeutisch ebenso unbrauchbar wie Nikotin. Höhere Dosen führen durch Atemlähmung zum Tode; die kritische Grenze dürfte etwa bei 50 Milligramm liegen. Indianer aus der Nähe von San Antonio berichteten, sie hätten die Bohnen früher als Rauschmittel verwendet, wobei eine halbe Bohne eine toxische Psychose mit Delirium auslöste, während eine ganze bereits einen Mann töten konnte.
Manche ältere Autoren behaupten, die Roten Bohnen seien ein wirksames Aphrodisiakum. Dazu müßte die Dosis sehr genau gewählt werden, da sonst der Betroffene nicht nur zur Liebe, sondern auch zum Leben untauglich werden kann. Durch die Wirkung auf die Ganglien des vegetativen Nervensystems läßt sich immerhin erklären, warum die Roten Bohnen in kleinen Dosen einen leichten Rausch hervorrufen, der in der Regel von heiterer Stimmung begleitet wird, wobei jede – auch die leichteste – Berührung der Haut als Kitzeln emp-

funden wird (Übererregbarkeit peripherer Nervenzellen). Der Beeinflußte bekommt leicht Lachkrämpfe; in einer erotischen Atmosphäre wird er womöglich besonders erregbar, daher der Ruf der Roten Bohnen als Liebeszauber. Man darf diesen Effekt allerdings nicht (wie es Jean Louis Brau tut) den Bohnen aus der Gattung *Erythrina* zuschreiben, die denen von *Sophora* gleichen und auch für Halsketten verwendet werden, aber nicht narkotisch wirken.
Reko hat einen ›okkulten Nachtklub‹ beschrieben, der 1903 in Oklahoma von sich reden machte: Man pflegte dort Nacktkultur und sexuelle Freiheit; als Abschluß einer Bewirtung wurden Rote Bohnen serviert, die mit Zucker und Vanille zubereitet waren. Leider schweigt Reko über die Dosierung; wenn es mehrere Bohnen pro Person waren, kann es sich kaum um die Spezies von *Sophora* gehandelt haben, die in San Antonio verwendet wurde.
In Mexiko werden *Sophora*-Bohnen auch dem Agavenbier *(pulque)* beziehungsweise dem Agavenschnaps *(mescal)* beigemischt. Sie verstärken den narkotisierenden Effekt beträchtlich. In Chinas Hafenstädten dienten die Bohnen, mit alkoholischen Getränken vermischt, dazu, vertrauensselige Matrosen zu betäuben, um sie mühelos auszuplündern zu können.
Cytisin, das *Sophora*-Alkaloid, ist auch das wirksame Prinzip von *Genista canariensis,* einer ursprünglich nur in der Alten Welt beheimateten Ginsterart. Ihre halluzinogene Wirkung wurde aber erst von den experimentierfreudigen Medizinmännern Nordmexikos entdeckt, die auch in einigen anderen nach Amerika importierten Pflanzen *(Salvia divinorum,* den die Mazatec-Indianer rituell benutzen, sowie den Buntnessel-Arten *Coleus pumila* und *Coleus Blumei)* halluzinogene Eigenschaften entdeckten, auf welche man in Europa nie gekommen war. Die hohe soziale Bewertung von Visionen bei den Indianern spielt hier sicher eine wichtige Rolle (→Meskalin). W. S.

Literatur: Brau, J. L., *L'histoire de la drogue,* Paris 1968. – Efron, D. H. (Hrsg.), *Ethnopharmacologic Search for Psychoactive Drugs,* Washington 1967. – Havard, V., »Drink Plants of the North American Indians«, in: *Torrey Botanical Club Bulletin* 23, 1896, S. 33, – LaBarre, W., *The Peyote Cult,* Hamden 1964. – Møller, K. O., *Rauschgifte und Genußmittel,* Basel 1951. – Reko, V. A., *Magische Gifte,* Stuttgart 1938. – Safford, W. E., »Narcotic Plants and Stimulants of the Ancient Americans«. *Annuals of the Smithsonian Institute* 1916, S. 387.

Schlafmittel als Rauschdrogen **S**

Geschichte

Viele Rauschdrogen wurden als Schlafmittel verwandt. →Opium, →Haschisch und die →Nachtschatten-Drogen sind die bekanntesten von ihnen. Auch Alkohol, vor allem Bier, gilt vielfach als wirksames Schlafmittel. Da Euphorie, hemmende Wirkung auf die Großhirnrinde und Schlaf eng zusammenhängen, verwundert es nicht, wenn umgekehrt Schlafmittel als Rauschdrogen mißbraucht worden sind, sehr oft in Kombination mit anderen psychoaktiven Stoffen (z. B. →Weckaminen). Das älteste synthetische Schlafmittel ist das Chloralhydrat, 1832 von Justus von Liebig entdeckt, aber erst 1869 von Liebreich in die Behandlung von Schlafstörungen eingeführt. Zu legendärem Ruhm gelangte das erste Schlafmittel auf Barbitursäurebasis, Veronal (kristallisierte Diäthylbarbitursäure). Joseph von Mering, sein Entdecker, schlief auf einer Erholungsreise nach Italien ein und erwachte erst, als der Schaffner »Verona« rief. In diesem Augenblick nahm der Handelsname für ein Präparat Gestalt an, das lange Zeit in Romanen und Filmen eine wichtige Rolle spielte. Veronal wurde 1903 synthetisiert; eine lange Reihe verbesserter Barbiturate und anderer Schlafmittel schloß sich an.

Chemische Wirkung

Da zwar sämtliche bisher bekannten Schlafmittel mißbraucht worden sind, aber zur Zeit Barbiturat-Mißbrauch die bei weitem häufigste Form darstellt, werden hier nur die Schlafmittel auf Barbitursäurebasis ausführlicher besprochen. Für die übrigen mag eine Liste genügen, die auch die chemischen Ausgangsstoffe und Handelsnamen wiedergibt:

1. Alkohole (Amylenhydrat, Chloralose): sehr selten verwendet.
2. Aldehyde (Chloralhydrat): veraltet, war aber früher ein typisches Suchtgift, das zu schweren Nervenschäden führte.
3. Bromierte Harnstoffe, Carbamide (Adalin, Bromural, Sedormid): Sedormid wird heute wegen seiner Nebenwirkungen (Blutschäden) nicht mehr verwendet.)
4. Urethan (Äthylurethan): Selten verwendet.
5. Sulfone (Sulfonal, Trional).
6. Piperidine (Doriden, Noludar, Persedon): Sie wirken qualitativ wie Barbiturate. Mit ihnen verwandt ist Thalidomid (Contergan), das zu Nervenentzündungen und den berüchtigten Mißbildungen von Kindern geführt hat, deren Mütter zu Beginn der Schwangerschaft das Präparat genommen hatten. Noludar, das im Gegensatz zu den meisten anderen Schlafmitteln längere Zeit nicht rezeptpflichtig war, mußte wegen zunehmenden Mißbrauchs (vor allem in Kombination mit Alkohol) unter Rezeptpflicht gestellt werden.
7. Chinazolinone (Biosedon, Revonal).
8. Benzodiazepine (Mogadan): Der Benzodiazepin-Gruppe gehören auch die höchst erfolgreichen Tranquilizer (Beruhigungsmittel, ›Glückspillen‹) Librium und Valium an, die – ebenso wie die Tranquilizer auf Meprobamat-Basis (Miltaun, Cyrpon, Aneural) – zu Gewöhnung und Sucht führen können. Verschiedentlich wurden schon »Valium-Trips« beobachtet, d. h. Drogenkonsumenten machten sich die paradoxe Erscheinung zunutze, daß eine Überdosis dieses Beruhigungsmittels rauschähnliche Zustände hervorrufen kann, die recht gefährliche psychopathologische Folgen haben.
9. Barbiturate: Die zahlreichen Substanzen auf Barbitursäure-Basis gehören gewiß zu den erfolgreichsten Medikamenten, die es gibt. 1948 wurden in den Vereinigten Staaten rund 300 Tonnen Barbiturate verbraucht. Es gibt mehr als 1000 verschiedene Derivate, die pharmakologisch geprüft wurden. Durch verschiedene Seitenketten, die man an drei Stellen des Barbitursäure-Moleküls ›anhängt‹ (substituiert), hat man langwirkende, kurz- und ultrakurzwirkende Barbiturate herstellen können, wobei in der Regel die langwirkenden Barbiturate älter sind als die kurzwirkenden.

Ein langwirkendes Barbiturat wie etwa das erste seiner Art, das Veronal, führt notwendig zu einem *hang over*. Da am Morgen nach dem künstlich erzwungenen Schlaf noch 80 bis 90 Prozent der Wirkstoffe im Organismus sind, fühlt sich der Betroffene schlapp und müde. Er sucht sich mit Kaffee auf die Beine zu bringen oder greift gar zu einem aufputschenden Mittel (→Weckamine). Da er dann am Abend schlecht einschlafen kann und wieder zu dem Schlafmittel greift, kann bald ein Teufelskreis in Gang kommen, der zu einer kombinierten Weck-Schlafmittel-Sucht führt. Um das *hang over,* den länger als erwünschten Effekt, zu bekämpfen, hat man Barbiturate entwickelt, die viel schneller abgebaut werden (Zusammenstellung unten).

Nach wiederholter Zufuhr werden die meisten Barbiturate schneller abgebaut als beim ersten Mal. Sie haben die für ihren Abbau nötigen körpereigenen Stoffe zu vermehrter Aktivität angeregt (Enzyminduktion). Wir stellen hier die wichtigeren Barbiturate nach ihrer Wirkungsdauer zusammen:

1. *Ultralang:* Barbital (Veronal, Medinal), dessen Konzentration im Organismus nur um ungefähr 15 bis 20 Prozent pro Tag fällt (daher auch die Gefahr einer Kumulation, →RA III). Mittlere Dosis: 0,25 bis 0,50 Gramm.
2. *Lang:* Phenobarbital (Luminal, Phenaemal) und Methylphenobarbital (Prominal). Mittlere Dosis: 0,1 bis 0,2 Gramm.
3. *Mittellang* (Durchschlafmittel): Heptabarbital (Medomin), Cyclobarbital (Phanodorm) und Aprobarbital (Numal), die alle in Dosen zwischen 0,1 und 0,2 Gramm wirken, sowie Butallylonal (Pernocton), von dem 0,2 bis 0,3 Gramm gegeben werden.
4. *Kurzwirkend:* Hexobarbital (Evipan), von dem 0,25 bis 0,5 Gramm gegeben werden. Es wird binnen weniger Stunden ausgeschieden, ist also ein Einschlaf-, kein Durchschlafmittel. Etwas länger hält der Effekt von Pentobarbital (Nembutal, Neodorm) an, das bereits in einer Dosis von 0,1 Gramm zur Wirkung kommt.

Wirkung der Barbiturate

Die Unterschiede zwischen den einzelnen Derivaten sind rein quantitativ. Jedes Barbiturat wirkt zuerst beruhigend, führt bei höheren Gaben zum Schlaf und bei sehr hohen zu einer Narkose. Der durch Barbiturate ausgelöste Schlaf gleicht dem natürlichen objektiv und subjektiv; wie dieser Effekt physiologisch zustande kommt, ist trotz intensiver Forschungen noch unbekannt.

Gewöhnung und Sucht

Schlafstörungen können sehr verschiedene Ursachen haben; ausgesprochen körperliche sind aber sehr selten. Die *Enzephalitis lethargica Economo,* eine Gehirnhautentzündung, die zu hartnäckiger Schläfrigkeit führt, tritt heute fast nirgends mehr auf. Bei alten Leuten kann mangelnde Gehirndurchblutung nächtliche Unruhe auslösen. Sie begehen aber einen großen Fehler, sich selbst – ohne ärztliche Konsultation – ein Schlafmittel zu verordnen, da viele Hypnotica den Blutdruck senken und die innere Unruhe bis zu Verwirrtheit und Desorientierung steigern können. Gehirntumore und eine Gehirnerschütterung sowie heftige körperliche Schmerzen sind weitere Ursachen von Schlaflosigkeit aus dem körperlichen Bereich.

Eine zweite Gruppe von Ursachen der Schlaflosigkeit sind ungünstige Umweltbedingungen: unbequeme Betten, Lärm, spätes Essen mit viel Kaffee- oder Tabak-Konsum, Wohnen an einer Hauptverkehrsstraße. In dieser Gruppe von Ursachen macht sich aber bereits die Komponente der psychischen Verarbeitung bemerkbar. Viele Menschen werden auch an der verkehrsreichsten Kreuzung schlafen, während andere schon das Geräusch einer Wasserspülung hochschreckt oder ein tropfender Wasserhahn zur Verzweiflung treibt. Die Selektion bestimmter Reize während des Schlafs ist oft beobachtet worden. Der Maschinist eines Schiffes schläft im Maschinenlärm und erwacht, wenn die Maschine stillsteht; der Arzt im Bett überhört den Verkehrslärm, erwacht aber, wenn das Telefon läutet; die Mutter schläft, wenn draußen geschrien wird, erwacht aber, sobald sich ihr Kind meldet.

Sicherlich die häufigsten Ursachen von Schlaflosigkeit sind seelische Konflikte, welche die psychische Spannung so erhöhen, daß die Entspannung, welche den Schlaf herbeiführen kann, nicht mehr gelingt. Wenn die Rauschgiftkommission der Weltgesundheitsorganisation 1962 den zunehmenden Schlafmittelmißbrauch eine ernstliche Gefahr nannte, so ist das hauptsächlich darauf zurückzuführen, daß die Schlafmittelkonsumenten, psychologisch gesehen, oft neurotische Störungen haben, die ihrerseits wiederum die Gefahr von Mißbrauch und Sucht erhöhen. Viele Menschen, die überzeugt sind, ohne Schlafmittel nicht einschlafen zu können, steigern im Lauf der Zeit die verwendeten Dosen nicht und wechseln auf Anraten ihres Arztes gelegentlich das Medikament, um sich nicht daran zu gewöhnen. Andere aber lernen, über die schlafanstoßende Wirkung ihres Hypnotikums hinaus, andere Effekte schätzen. Sie merken, daß es ihre psychischen Spannungen mildert, Konflikte durch eine angenehme Dösigkeit übertönt und sie sogar aufmuntert und anregt.

Dieser paradoxe Effekt von Barbituraten und anderen Schlafmitteln ist gar nicht selten beobachtet worden. Die Tatsache, daß ein einschläferndes Mittel bestimmte Menschen anregt und euphorisch macht, ist nicht so widersinnig, wie man meinen möchte. Barbiturate wirken bei manchen Tieren erregend, Narkotika haben in niedriger Dosis ebenfalls solche Effekte (Erregungsstadium, →Lösungsmittel). Es gibt also zwei Gründe, warum Barbiturate mißbraucht werden. Entweder wird die konfliktdämmende Dösigkeit und Beruhigung unabhängig vom Einschlafen gesucht, oder das Schlafmittel wirkt nicht mehr beruhigend, sondern stimulierend-euphorisierend. Möglicherweise ist diese Wirkungsumkehr in (ererbten?) Besonderheiten des Stoffwechsels der betreffenden Menschen begründet.

Gefahren durch Barbiturate

Man muß hier die akute Vergiftung durch Schlafmittel von der chronischen durch dauernden Mißbrauch unterscheiden. Akute Barbiturat-Vergiftungen kommen oft vor, da sie immer noch die häufigste Form des Selbstmordversuchs darstellen. Die Symptome entsprechen der einer Barbiturat-Narkose, die über das Toleranzstadium hinausgeht: Bewußtlosigkeit, Atemhemmung und – wenn die Dosis genügend groß war und Hilfe nicht rechtzeitig eintrifft – Tod durch Kreislaufversagen. Durch energische Therapie und Intensivpflege (künstliche Beatmung mit Sauerstoff, Schockbekämpfung, künstliche Niere, um im Blut kreisendes Barbiturat auszuschalten) kann heute die früher in der Regel tödliche Barbituratvergiftung sehr oft erfolgreich behandelt werden; die Sterblichkeit ist in den letzten 20 Jahren auf ein Zehntel gesunken.

Innerhalb des chronischen Mißbrauchs von Barbituraten muß man zwischen der reinen Gewöhnung an das Schlafmittel bei Menschen, die jede Nacht hohe Dosen brauchen, um einzuschlafen, und der echten Sucht unterscheiden. Die Gewöhnung ist relativ harmlos. In der Regel genügt vernünftige Aufklärung,

verbunden mit Umstellung auf andere Mittel oder dem Erlernen psychischer Methoden, Schlaf zu finden (z. B. Autogenes Training), um die schlechte Gewohnheit abzustellen. Bei der Barbituratsucht ist das erheblich schwieriger. Die Betroffenen nehmen Barbiturate, oft in enormen Dosen, auch tagsüber und bekämpfen die Zeichen der zentralen Hemmung (Sprachstörungen, unsicherer Gang) mit Weckmitteln (→Weckamine). Sie müssen eine regelrechte Entziehungskur durchmachen, wobei sehr wichtig ist, daß das Barbiturat langsam vermindert wird. Unterbricht man nämlich seine Zufuhr abrupt, können heftige epileptische Krämpfe und Kollapszustände auftreten.
Zeichen der Barbituratsucht sind Gangstörungen (gestörte Koordination der Muskeln), Händezittern, Lidflattern, übermäßiges Schwitzen. Psychisch wird der Süchtige reizbar und möglicherweise jähzornig; Interesse und Antriebe sind eingeengt. Selten kommt es zu einem *Delirium tremens,* das sich nicht von dem nach →Alkohol-Mißbrauch unterscheiden läßt.
Sinngemäß gilt das, was über die Gefahren der Barbiturate gesagt worden ist, auch für eine andere Gruppe von Schlafmitteln, die »Methaqualone« (das wohl bekannteste und bei Drogenkonsumenten beliebteste trägt den Markennamen »Mandrax«). Ursprünglich hatte man große Hoffnungen in diese neuen Präparate gesetzt, vor allem glaubte man, die Suchtgefahr und die Nervenschädigungen bei Dauergebrauch gemeistert zu haben. Dies hat sich jedoch als Irrtum erwiesen: Nicht wenige Jugendliche haben entdeckt, daß eine bestimmte Überdosis dieses Schlafmittels paradoxerweise eine Art Euphorie zu erzeugen vermag, die dann immer wieder gesucht wird, bis sich eine ausgesprochene Abhängigkeit entwickelt hat. Darüber hinaus hat man inzwischen Neuritiden und andere Schädigungen als Folge des Mißbrauchs festgestellt. W. S.

Literatur: Battegay, R. R., »Sucht nach Abusus von Doriden«, in: *Praxis* 1957, S. 991. – Bresser, P. H., u. a., »Das klinische Bild der chronischen Intoxikation mit Schlaf-, Beruhigungs- und Schmerzmitteln«, in: *Medizinische Welt* 17, 1962, S. 971. – Degkwitz, R., *Leitfaden der Psychopharmakologie,* Stuttgart 1967. – Engelmeier, M. P., »Schlafstörungen und ihre Behandlung«, in *Deutsche medizinische Wochenschrift* 90, 1965, S. 1182. – Geert-Jorgensen, E., »Schlafmittel als Rauschgifte«, in: Møller, K. O., *Rauschgifte und Genußmittel,* Basel 1951, S. 269 ff. – Hesse, E., *Rausch-, Schlaf- und Genußgifte,* Stuttgart 1966. – Kuschinsky, G., und H. Lüllmann, *Pharmakologie,* Stuttgart 1966.

Schnüffelstoffe → Lösungsmittel

Skopolamin → Nachtschatten-Drogen

Solanazeen → Nachtschatten-Drogen

speed Slang-Ausdruck für injizierte → Weckamine (auch → STP)

Stechapfel → Nachtschatten-Drogen

STP

(2,5,Dimethoxy-4-methylamphetamin)
STP, das manchmal auch *DOM* oder *speed* genannt wird, ist eine synthetische Rauschdroge, die Grundstrukturen von Amphetamin (→Weckamine) und →Mes-

kalin verbindet. STP wurde 1967 in Kalifornien von einem *underground*-Chemiker produziert und als Super-LSD verkauft.

Wirkung

STP ist ein starkes Gift, das über die halluzinogenen Effekte (→LSD, →Meskalin) hinaus das Bewußtsein im Sinne einer toxischen Psychose mit Verwirrungszuständen und Desorientiertheit verändern kann. Es wirkt noch länger als LSD; der Effekt hält bis zu 72 Stunden an. Akute Angstreaktionen und längere Psychosen sind nach STP erheblich häufiger als nach jedem anderen Halluzinogen; deshalb hat sich die Droge auch nicht einmal illegal durchsetzen können.
Besonders alarmierend war nach den ersten Erfahrungen der Ärzte mit STP-Berauschten, daß neuroleptische Medikamente (in der Regel Chlorpromazin = Megaphen, Largactil), die einen LSD-Rausch – vor allem einen *bad trip* – in der Regel sofort beenden, den STP-Rausch eher verschlimmern. Sie können zu Atemlähmung, Krämpfen oder extrapyramidalen Symptomen führen. Nebenwirkungen von STP sind Oberbauchschmerzen, Magenbeschwerden, Übelkeit, Gangstörungen, Muskelkrämpfe. Über die genauen Dosen ist nichts bekannt, da SPT am Menschen nicht wissenschaftlich untersucht wurde. W. S.

Literatur: Snyder, S. H., Faillance, L. A., und L. Hollister, »2,5,Dimethoxy-4-methyl-amphetamin (STP). A New Halluzinogenic Drug«, in: *Science* 158, 1967, S. 669–670.

T

Teo-Nanacatl → Psilocybin

Tollkirsche → Nachtschatten-Drogen

Toloache → Nachtschatten-Drogen

Tonga → Nachtschatten-Drogen

Tranquilizer → Schlafmittel als Rauschdrogen

W

Weckamine

(Amphetamin = Benzedrin und verwandte Stoffe, *pep pills, purple hearts,* ›Ferientabletten‹. Handelsnamen: u. a. Pervitin, Preludin, Elastonon, Eventin, Captagon)

Geschichte

Amphetamin (= Benzedrin, Elastonon) wurde zuerst 1887 von dem Chemiker Edeleanu synthetisiert, der sich aber nicht für die pharmakologischen und psychoaktiven Eigenschaften des Stoffs interessierte. Die genaue chemische Bezeichnung lautet d,1-1-Phenyl-2-aminopropan, die des chemisch eng verwandten Methylamphetamins (= Isophen, Pervitin) 1-Phenyl-2-methyl-aminopropan.

1910 entdeckten die beiden englischen Physiologen Barger und Dale, daß Amphetamin dem Hormon Adrenalin chemisch ähnelt, das in den Nebennieren gebildet wird, ein Gegenspieler des Insulins ist und auf fast alle Organe des Körpers wirkt. Adrenalin erhöht den Blutdruck, läßt das Herz schneller schlagen, hemmt die Darmbewegungen und erweitert die Bronchien. Wenn wir heftig erschrecken, spüren wir anschließend eine ganze Reihe solcher Adrenalinwirkungen. Die ersten Versuche, Amphetamin als Adrenalin-›Ersatz‹ zu verwenden, schlugen fehl. Seine ›periphere‹ Wirkung, das heißt der Effekt auf die Körperorgane, war gering. Die ›zentrale‹ Wirkung auf das Gehirn wurde erst erheblich später zufällig entdeckt. Man hatte Amphetamin Tieren gegeben, die narkotisiert wurden, und festgestellt, daß die Narkose dann besonders kurze Zeit dauerte. Amphetamin mußte also eine ›weckende‹, das heißt das Gehirn erregende Aktivität auslösen, welche dem Adrenalin fehlt. Erste therapeutische Versuche unternahm man deshalb bei der *Enzephalitis lethargica,* einer speziellen Form der Gehirnentzündung, die zu dauernder Schlafsucht führt. Hier half Amphetamin den Kranken, ihr übermäßiges Schlafbedürfnis besser zu beherrschen.

In den dreißiger Jahren setzte eine Reihe psychologischer Studien ein, in denen die seelische Leistungsfähigkeit unter Amphetamin-Einfluß geprüft wurde. Es zeigte sich, daß die Spitzenleistungen nicht deutlich erhöht werden, Amphetamin aber Ermüdung und Schläfrigkeit sehr wirksam bekämpft und darum höhere Dauerleistungen gestattet. Die ersten Signale eines Mißbrauchs sah man 1937, als Studenten der Universität Minnesota, die von dem Weckamin gehört hatten, erprobte Mittel gegen Studienmüdigkeit wie Kaffee und Tee im Stich ließen und sich die begehrten *pep pills* verschafften (amerikan. *pep up* = aufmöbeln, in Schwung bringen).

Damals hörte man auch die ersten Warnungen. Amphetamin und verwandte Stoffe wirken wie die Peitsche auf ein müdes Pferd. Sie führen dazu, daß körperliche Reserven bis zum Zusammenbruch ausgeschöpft werden: Der Konsument unterdrückt gewaltsam die schützende, sein seelisches und körperliches Gleichgewicht erhalten helfende Müdigkeit. Amphetamine können zur Sucht führen. Sie sind auch eines der bekanntesten Mittel zum Doping beim Sport, die vor allem von Radfahrern und Langstreckenläufern verwendet werden, um jedes Gefühl der Müdigkeit zu unterdrücken und die körperlichen Reserven voll auszuschöpfen. Benzedrin hatte im Zweiten Weltkrieg so etwas wie eine strategische Bedeutung. Es wurde auf beiden Seiten viel verwendet, um Piloten im Einsatz auf langen Strecken wachzuhalten und das verhängnisvolle Einschlafen am Steuer des Flugzeugs zu verhindern.

Die einzelnen Amphetamine

Ist einmal ein pharmakologisch aktives Molekül entdeckt, dann experimentiert man mit geringfügigen Abwandlungen seiner chemischen Struktur, um den Effekt zu verbessern oder neue Effekte zu erzielen. Zwischen Amphetamin (Benzedrin) und Methamphetamin (Pervitin) bestehen keine Wirkungsdifferenzen. Beim Propylhexedrin (Eventin) ist der sogenannte Phenylrest des Amphetamins durch einen Zyklohexyl-Rest ersetzt; der Effekt gleicht aber ebenfalls dem des Amphetamins. Verknüpft man das Amphetamin-Molekül mit einem anderen anregenden Mittel, dem Theophyllin, so erhält man Captagon, das ähnlich wie Amphetamin wirkt und mit derselben Vorsicht benutzt werden muß (Suchtgefahr!).

Ergänzt man das einfache Methamphetamin-Gerüst zu einem zweiten Ring, so erhält man das Phenmetrazin (Preludin), das früher als ›Appetitzügler‹ bei Schlankheitskuren verwendet wurde, aber ebenfalls eine Euphorie auslöst und deshalb bei anfälligen Menschen zu einer Sucht führen kann. Diese Gefahr scheint bei einem weiteren Appetithemmer, dem Chlorphentermin (Avicol), geringer zu sein, während Methylphenidat (Ritalin) in seinem Wirkungsbild wieder mehr dem Amphetamin gleicht und deshalb ähnlich vorsichtig verwendet werden muß. Da nur Weckamine mit Amphetamin-ähnlichen Wirkungen als Rauschdroge benutzt worden sind, werden wir im Folgenden vor allem das Wirkungsbild dieses Stoffes schildern.

Psychische Wirkung

Im Gegensatz zu Adrenalin wirkt Amphetamin vorwiegend auf das Gehirn und erst in zweiter Linie auf die Körperorgane. Das Schlafbedürfnis fällt fort, das Gefühl der Müdigkeit wird unterdrückt (weshalb müde Menschen die Amphetaminwirkung viel deutlicher spüren als ausgeruhte). Die Denktätigkeit wird beschleunigt bis zur Gedankenflucht, die Initiative erhöht. Unter Amphetamin-Einfluß redet man lieber und ist von der Gültigkeit, ja Originalität des Gesagten überzeugter als sonst. Routinearbeit macht mehr Spaß, Widerwärtigkeiten prallen eher ab, der soziale Kontakt funktioniert besser.

Ein Selbstbericht des deutschen Psychiaters Kurt Schneider zeigt deutlich, daß diesem erhöhten Selbstgefühl und der erlebten Förderung geistiger Leistungen keine entsprechende Mehrleistung gegenübersteht, die einer kritischen Betrachtung standhält. »Unter der Pervitin-Wirkung schrieb ich viel und ausführlich, aber ich mußte am nächsten Tag das meiste wieder streichen. Der Gedankenverlauf zeigte eine wesentliche Verkürzung und war nicht mehr streng logisch. An zwei Abenden verfiel ich in unbegründete Hypothesenbildungen, die am nächsten Tag keiner Kritik standhielten. Die Initiative war vermehrt, gleichzeitig mit einem optimistischen Grundton in den Gefühlen. Ein Brief, den ich einem guten Freund schrieb, wurde mit den Worten beantwortet: ›Ich habe mich über deinen kindlichen Optimismus gefreut.‹«

Nur ein sehr kritischer Geist wird die subjektive Steigerung der Leistungsfähigkeit durch die Weckamine auf seine verminderte Selbstkritik und nicht auf eine tatsächliche Steigerung seiner geistigen Fähigkeiten zurückführen. Das haben vor allem Studenten vor einem Examen oft schmerzlich erfahren müssen. Zwar gelingt es unter Umständen wegen der unterdrückten Schläfrigkeit, mehr Stunden als sonst zu lernen. Doch der Erfolg ist oft nur subjektiv. Dank der Euphorie glaubt der Student, mehr zu beherrschen, als er tatsächlich kann. In der Prüfung wird er unter Amphetamin-Einfluß glauben, flüssig und geistreich zu sprechen und alle Fragen richtig beantwortet zu haben, während der Prüfer einen viel weniger günstigen Eindruck hat, ja den Kandidaten wegen seiner oberflächlichen Einfälle ungünstig beurteilt.

Im übrigen ist jeder Lernprozeß unter dem Einfluß bestimmter Drogen möglicherweise einem – neben anderen – von den kanadischen Psychologen Thomas Storm und William K. Caird untersuchten Phänomen unterworfen. Was gelernt wird, während ein bestimmtes Psychopharmakon auf das Nervensystem einwirkt, kann möglicherweise nur dann erinnert werden, wenn eben dasselbe Pharmakon wieder im Nervensystem vorhanden ist. Ein Student, der mit Hilfe eines Psychopharmakons – etwa eines Weckamins – büffelt, vor der Prüfung aber ein anderes Mittel – etwa einen beruhigenden Tranquilizer – nimmt, wird möglicherweise nichts von dem, was er gelernt hat, im Examen parat haben und unweigerlich durchfallen. Welche der heute verwendeten Psychopharmaka solche Folgen haben, ist allerdings noch nicht genau erforscht. Doch ist die Tatsache des drogenabhängigen Lernens und Vergessens so zweifelsfrei erwiesen, daß man bei jeder psychoaktiven Substanz diesen Verdacht hegen sollte. (Ähnliche Vorgänge können auch erklären, warum es so schwierig ist, einen Rauschzustand nüchtern zu schildern.)

Dosierung

Amphetamin und seine Derivate wirken in Gaben von wenigen Tausendstel Gramm. Pervitin kommt in der Regel in Dosen von drei Milligramm in den Handel; eine solche Tablette genügt, um bei den meisten Menschen Schläfrigkeit zu vertreiben und die zentral erregende Wirkung deutlich zu machen. Höhere Dosen über 20 Milligramm können bei Menschen, die (anders als z. B. der Amphetamin-Süchtige) nicht an den Effekt gewöhnt sind, zu sehr unangenehmen körperlichen Begleiterscheinungen führen, welche die stimulierende Wirkung überschatten: Herzklopfen, Mundtrockenheit, Kopfweh, Übelkeit mit Erbrechen, innere Unrast und quälende Schlaflosigkeit.
Noch höhere Dosen, die gelegentlich in Selbstmordabsicht genommen werden, führen zu völliger Unrast und zerfahrenem Denken; der Kreislauf kann versagen (Kollaps) oder tiefe Bewußtlosigkeit (Koma) einsetzen. Krämpfe hat man seltener gefunden. Unbehandelt führt eine solche Intoxikation (100 bis 200 mg) in der Regel zum Tode; die heutige Medizin kennt allerdings wirksame Gegenmittel (Barbiturate, Neuroleptika, Ergotamin).

Mißbrauch und Sucht

Bei den Amphetaminen ist die Grenze zwischen Mißbrauch und Sucht nicht leicht zu ziehen, da die körperliche Abhängigkeit schwächer ist als bei den →Opiaten. Eine noch kontrollierte Verwendung von Amphetamin, um die eigene Leistung zu steigern, kann unter ungünstigen Umständen zur Sucht werden, obwohl der Betreffende vorher jahrelang die Dosis konstant halten konnte und auch zwischendurch immer wieder auf das Rauschmittel verzichtete.
Ein Beispiel, das Per F. Hansen zitiert: Ein Student nahm im Verlauf von drei Jahren dreimal je zwei Monate lang täglich fünf bis zehn Milligramm Benzedrin, weil er entweder körperlich hart arbeiten mußte, ohne genügend Schlaf zu finden, oder sich auf ein Examen vorbereitete. Das nächste Jahr sollte er sich wieder auf ein Examen vorbereiten, doch war er diesmal müde und von einer Halsentzündung geschwächt. Jetzt begann er plötzlich die Dosis zu steigern und erreichte rasch 60 Milligramm pro Tag. Er konnte nun nicht mehr auf das Mittel verzichten; er war süchtig geworden. Nach zwei Jahren wurde er durch eine Entziehungskur zumindest vorläufig geheilt.
Eine ausgezeichnete autobiographische Schilderung der Amphetamin-Sucht mit all ihren Begleiterscheinungen und Konsequenzen gibt Birgitta Sternberg in »Süchtig« (1970).

Für die Weckamine gilt dasselbe wie für die meisten Rauschdrogen: Süchtig wird nur, wer dazu disponiert ist. Disponiert ist in der Regel ein Mensch, dem der Effekt des betreffenden Mittels eine psychische Krücke verschafft, die ihm anfänglich dazu verhilft, mit seinen persönlichen Spannungen besser fertig zu werden (im Fall der Amphetamine etwa: neurotische Hemmungen, Bequemlichkeit o. ä.; →RA II). Ein amerikanischer Psychiater hat bei 300 psychisch stabilen Menschen, die während einer Abmagerungskur Amphetamin nahmen, keinen einzigen Fall von Sucht beobachtet, während Versuche an neurotischen Patienten zeigten, daß nahezu alle schon nach wenigen Wochen nicht mehr auf das betreffende Weckamin verzichten wollten.
Amphetamine sind insofern typische Suchtmittel, als die Dosis ziemlich rasch und sehr stark gesteigert werden kann – bis zu Mengen, die für nicht Gewöhnte tödlich sind (200 bis 300 mg Pervitin). Die pharmakologische Gewöhnung ist also stark, aber ungleichmäßig. Der Süchtige muß zwar immer höhere Mengen nehmen, um die gewünschte Euphorie zu erzielen, gleichzeitig kann er aber nurmehr sehr schlecht schlafen. Amphetaminsüchtige haben oft monatelang jede Nacht nur wenige Stunden geschlafen. Auf die Dauer kann das Nervensystem dem permanenten Streß nicht mehr standhalten. Vielfach kommt der Weckamin-Süchtige in einem Zustand in das Nervenkrankenhaus, der sich kaum von einer akuten Geisteskrankheit (in der Regel einer paranoischen Schizophrenie) unterscheidet. Er leidet unter Wahrnehmungen, fühlt sich von Unbekannten bedroht und verfolgt, hört Stimmen und ist völlig verwirrt.
In weniger schweren Fällen wird die Stimmung dauernd mißmutig und gespannt. Die ursprüngliche Euphorie ist fast völlig verschwunden; selbst große Dosen führen nur dazu, daß der Süchtige sich ›erträglich‹ fühlt. Am Morgen ist der Zustand am schlechtesten (und zu diesem Zeitpunkt werden in den Apotheken die meisten gefälschten Weckamin-Rezepte vorgelegt). Alle Bewegungen scheinen ungeheure Energie zu erfordern – eine Gegenregulation des Körpers auf die dauernde, stimulierende Wirkung des Rauschgiftes. Ein süchtiger Arzt brauchte in diesem Zustand einen halben Tag, um einige Glühbirnen einzuschrauben (Hansen).

Polytoxomanie

Weckamine spielen vielfach eine Rolle in der sogenannten Polytoxomanie (→RA II), dem gleichzeitigen Konsum verschiedener Rauschdrogen. Amphetamin wird etwa von Alkoholikern oder auch Morphiumsüchtigen verwendet, die sich am Morgen aufputschen wollen (es kann offensichtlich auch die Abstinenzerscheinungen unterdrücken und ist in dieser Beziehung wirksamer als selbst Kokain).
Eine Polytoxomanie kann auch durch Benzedrin eingeleitet werden. Beispiel: Ein Depressiver bekommt vom Arzt Benzedrin (heute ein Kunstfehler!), wodurch er noch schlechter schläft als bisher. Deshalb nimmt er abends ein Schlafmittel in einer so hohen Dosis, daß er am nächsten Morgen träge erwacht und mehr Benzedrin braucht. Der Kranke gerät in einen Teufelskreis von künstlicher Aufregung und ebenso künstlicher Dämpfung, der den natürlichen Wach-Schlaf-Rhythmus total durcheinanderbringt.
Besonders verheerend scheint eine Kombination von Alkohol und Weckaminen zu wirken. Sie führt offensichtlich häufig zu einem ›pathologischen Rausch‹ (→Alkohol S. 23), wird aber trotzdem in Nachtlokalen manchmal angeboten.

Große Mengen von Weckaminen werden auf dem Schwarzmarkt gehandelt, da viele Rauschgifthändler entdeckt haben, daß die Amphetamine alle Forderungen an ein Suchtgift erfüllen. Die *pep pills, purple* hearts* und wie die populären Bezeichnungen für Weckamin-Tabletten noch lauten mögen, haben vielfach eine unheilvolle Rolle in der Bandenkriminalität Jugendlicher gespielt und spielen sie noch immer. Die Kombination von Weckaminen mit Alkohol kann vielfach sinnlose Aggressivität provozieren: Hansen berichtet, daß ein Benzedrinsüchtiger, der Alkohol getrunken hatte, mit einer Axt auf seine Eltern losging.

Entwöhnung

Die körperlichen Abstinenzerscheinungen nach Entzug von Amphetaminen sind viel schwächer als die nach einer Opiatsucht. Die Zeichen einer akuten Geisteskrankheit, die vielfach zur Aufnahme in die Klinik und zur Entwöhnung führten, klingen fast immer nach wenigen Tagen, höchstens Wochen ab. Typisch ist später ein enormes Schlafbedürfnis. Oft schläft der Kranke tagelang und später während einiger Monate jede Nacht 12 bis 14 Stunden.
Der Schlaf normalisiert sich nur sehr langsam; auch tagsüber ermüdet der Kranke rasch und leidet an Niedergeschlagenheit. Gerade bei solchen Zuständen ist die Gefahr groß, daß er wieder in der stimulierenden Wirkung des Suchtmittels Zuflucht sucht, wenn er nicht dauernd überwacht wird. Zu wünschen ist fast immer die psychotherapeutische Behandlung des Grundleidens, jener neurotischen Persönlichkeitsstruktur, die sich durch das Suchtgift zugleich verriet und selbst auszubessern suchte. W. S.

Literatur: Alwall, N., »Frequenz und Dauer der subjektiven Wirkungen von Benzedrin und Pervitin bei hochgradiger Ermüdung«, in: *Acta Medica Scandinavia* 114, 1943, S. 6. – Bett, W. R., u. a., *Amphetamin in der klinischen Medizin,* Berlin 1956. – Bonhoff, G., und H. Lewrenz, *Über Weckamine,* Berlin 1954. – Kuschinsky, G., und H. Lüllmann, *Pharmakologie,* Stuttgart 1966. – Møller, K. O., *Rauschgifte und Genußmittel,* Basel 1951, Kap. 10. – Sternberg, B., u. a., »Enhancement of Human Performance by Coffeine and the Amphetamines«, in: *Pharmacological Revue* 14, 1962, S. 1.

Y

Yagé (Yayé) →Banisteriopsis caapi

* ›Purpurherzen‹, so genannt wegen Farbe und Form.

Zweiter Teil

Aspekte der Rauschdrogen

I: Soziologie

Frühgeschichte

Rauschdrogen haben eine lange Vergangenheit, aber eine kurze Geschichte. Gerade in jüngster Zeit ist die Bedeutung bewußtseinsverändernder Stoffe in den archaischen Kulturen der sogenannten Primitiven neu erkannt worden. So wichtige Drogen wie →Meskalin und →Psilocybin verdanken wir Ethnologen, welche die rituelle Verwendung des Peyote-Kaktus oder der magischen Pilze Mexikos beobachteten und die betreffenden Pflanzen chemisch und pharmakologisch untersuchen ließen.
Man tut deshalb gut daran, dem Wort Primitiver oder dem Begriff primitive Kultur den abschätzenden Nebensinn zu nehmen und in diesen archaischen Gesellschaften jenen natürlichen Reichtum, jenes fundierte, wenngleich mythisch formulierte Wissen um Pflanzen, Tiere und die Psyche des Menschen anzuerkennen, das die modernen Ethnologen uns eindringlich schildern.
Schon früh hat die Forscher das ausgedehnte Wissen um Pflanzen und Tiere überrascht, das selbst die urtümlichsten Menschengruppen besitzen und weitergeben, ehe der Fortschritt der Zivilisation es zunichte macht. Aspirintabletten, hinter denen die ganze materielle Überlegenheit der europäischen Technik steht, laufen den pflanzlichen Heilmitteln ebenso den Rang ab, wie billiger Schnaps die traditionellen, meist weniger schädlichen Rauschdrogen ersetzt. Eine Generation genügt, um die in Jahrtausenden gesammelte Erfahrung einer Kultur zu zerstören. Wie Andreas Lommel beobachtet hat, können australische Eingeborene, die ihre Jugend bei einem weißen Farmer verbrachten, nicht mehr im Busch überleben. Sie wissen nicht mehr, welche Wurzeln und Knollen eßbar sind und wie man Jagdtiere ohne die weittragenden Waffen des weißen Mannes beschleicht und tötet. Man kann sich vorstellen, daß auf diesem Weg der Akkulturation auch ein großer Teil des archaischen Wissens um psychoaktive Pflanzen verlorengegangen ist.
Die einfachsten Entdeckungen sind stets am meisten bewundernswert. Ihre Erfinder werden uns immer unbekannt bleiben. Menschen auf altsteinzeitlichem Niveau – sie entsprechen also (wenn wir die Unsicherheit, die solchen Vergleichen anhaftet, außer acht lassen dürfen) unseren Ahnen vor rund 12 000 Jahren – kennen bereits Pfeilgifte und Rauschdrogen. Wie diese Drogen entdeckt wurden, entzieht sich nicht nur unserem Wissen, sondern spottet auch unserer Phantasie. Die Buschmänner bereiten ein Gift, mit dem sie ihre Pfeile salben, aus einer ganz bestimmten Art von Insektenpuppen. Es wirkt langsam, aber sicher. Das angeschossene Tier wird zunächst sich selbst überlassen, damit es nicht zu weit fortläuft, und am nächsten Tag – die archaischen Jäger sind unfehlbare Spurenleser – aufgesucht.
Die südamerikanischen Indianer, deren Pfeilgift Curare eine nicht zu unterschätzende medizinische Bedeutung gewann (es unterbindet etwa die entsetz-

lichen Krämpfe nach einer Tetanus-Infektion), kennen komplizierte chemische Methoden, um die gewünschte Konzentration herzustellen. Der durch Zerstampfen der Lianenrinde mit Wasser gewonnene Auszug wird stundenlang über kleinem Feuer eingedickt und dann, wenn er seine höchste Dichte erreicht hat, manchmal noch mit Schlangengift versetzt. Wie haben die Indianer diese Methode entdeckt? Wie lernten sie, aus tausend verschiedenen Pflanzen jene herauszufinden, die als Pfeilgift dienen konnte, jene, die eßbar war, jene andere, die berauschte?

Anfang oder Abstieg der Religion?

Wir müssen bedenken, daß während mindestens 99 Prozent der menschlichen Evolution unsere Vorfahren als primitive Jäger und Sammler lebten. In dieser Zeit ist die gegenwärtige körperliche und seelische Ausrüstung des Menschen entstanden – seine Intelligenz ebenso wie seine Neigung, in Gruppen zu leben, sein Mangel an instinktiven Verhaltensweisen wie seine Suche nach transzendenter Erfahrung. In dieser Zeit hat der Mensch, eng mit der Natur verbunden, praktisch ohne persönliches Eigentum gelebt, denn für den nomadisierenden Jäger und Sammler ist Besitz nur eines: eine Bürde. Sein Überleben hing davon ab, seine Umwelt genau kennenzulernen und dieses Wissen von Generation zu Generation weiterzugeben. Kenntnis eßbarer Pflanzen gehörte zu den wichtigsten Bestandteilen dieses Wissens. Auf der Suche nach dieser Kenntnis werden unsere Vorfahren auch die Rauschdrogen kennengelernt haben.
Viktor Reko hat berichtet, daß Rinder, die eine bestimmte Pflanze (mexikanischer Name: Chachaquila; botanisch: *Oxytropus Lamberti Pursh.)* fressen, in einen Erregungszustand geraten und ihr verfallen. Sie müssen regelrecht entwöhnt werden, da sie sonst über alle Hindernisse hinweg in wilder Jagd zu der Stelle laufen, wo die Pflanze wächst. In der Regel aber kennen Tiere keinen Rausch und streben ihn nicht an. Der Grund dafür liegt darin, daß Drogen auf Tiere ganz anders wirken als auf den Menschen. Während das tierische Verhalten in der Regel instinktiv, also vom Stammhirn her, kontrolliert wird, dienen beim Menschen erlernte Kontrollmechanismen, die man in der Hirnrinde lokalisieren muß, diesem Zweck.
Da diese Kontrollmechanismen immer in sozialen Prozessen erworben werden, gewinnt die Rauschdroge in der Regel ebenfalls eine soziale Bedeutung, und zwar in positiver wie in negativer Hinsicht: positiv im Falle des Schamanen, des religiösen Visionärs, der aus seinem Alltags-Ich heraustritt, um neue spirituelle Erfahrungen zu suchen, negativ im Fall des demoralisierten Süchtigen, der soziale Spielregeln verletzt, weil die Droge sein ganzes Wollen ausfüllt, so daß für andere Absichten kein Platz mehr ist.
Man kann sich zwei grundlegende Bewertungen der Rauschdrogen in der archaischen Gesellschaft vorstellen: Die eine betont ihre transzendentalen Möglichkeiten; die andere geht von einem durchaus neuzeitlichen Mißtrauen gegenüber der Einwirkung des Stofflichen auf das Geistige aus.
Beide Standpunkte sind von Forschern vertreten worden. Man hat in den Rauschdrogen sowohl Ausgangspunkt als auch Verfall der archaischen Religion angenommen. Wir wollen sehen, ob man den Gegensatz zwischen den Standpunkten nicht versöhnen kann.
Das Tier kennt keinen Gott; es kann nicht aus seiner tatsächlichen Erfahrung heraustreten, eine Zukunft vorwegnehmen und eine Vergangenheit mythisch

rekonstruieren, wie es in allen Religionen geschieht. Die Intelligenz, die der Mensch – als Nicht-Raubtier, das zum Großwildjäger wurde – im Lauf seiner Evolution erwarb, hat ihn auch aus der unmittelbaren Verklammerung mit seiner Umwelt herausgelöst und ihm die Reflexion ermöglicht. Es ist denkbar, daß die Gottesidee dieser erwachenden Intelligenz folgte. Gordon R. Wasson, der die psychotropen Pilze Mexikos erforschte (→Psilocybin), glaubt aber, »daß unsere primitivsten Vorfahren bei der Suche nach Nahrung auf unsere psychotropen Pilze stießen – oder auch auf andere Pflanzen mit derselben Eigenschaft –, sie aßen und auf diese Weise das Wunder der Ehrfurcht im Angesicht Gottes kennenlernten«.

Während sonst nur besonders visionär begabte Menschen Zugang zu mystischen Erlebnissen hatten und sich diesen oft mühsam durch Fasten, Isolierung* und Atemübungen bahnen mußten, stand das visionäre Reich Gottes, das die Rauschdrogen vermittelten, jedem offen, der ihr Geheimnis kannte oder dem durch den Priester das Halluzinogen gegeben wurde.

Auf der anderen Seite haben Religionshistoriker in der Auslösung mystischer Erlebnisse durch Rauschdrogen einen verwerflichen Abstieg und eine Profanierung gesehen. In seinem großen Werk über die Vision stellt Ernst Benz kategorisch fest: »Der faktische Unterschied zwischen der echten visionären Erfahrung und der ... neurochemischen Zwangsreaktion ist so abgrundtief, daß eine Identifikation für den Sachkenner von vornherein nicht in Frage kommt.«** Auch der Religionswissenschaftler Mircea Eliade hat die durch Rauschdrogen induzierte schamanistische Ekstase als Degenerationsform, nicht – wie Wasson – als primären Anstoß zur Suche nach dem Reich Gottes gedeutet.

Die Frage, ob die Rauschdrogen am Anfang der menschlichen Religion standen oder erst später in sie eindrangen, ist nicht nur kaum endgültig zu entscheiden, sondern auch anthropologisch falsch gestellt. Keine Droge vermag einem Menschen etwas zu geben, was nicht bereits latent in ihm vorhanden ist. Andrerseits kann sie ihm sehr viel nehmen, wie etwa aus dem Dreischritt der typischen narkotischen Wirkung hervorgeht:

- Erregung durch Enthemmung tieferer Gehirnzentren,
- Bewußtlosigkeit,
- Lähmung des Atem- und Kreislaufzentrums; Tod.

Selbst fanatische Anhänger der halluzinogenen, ›psychedelischen‹ Drogen haben nie behauptet, daß die Rauschdroge auch nur einen einzigen Gedanken ›macht‹ – sie ermöglicht ihn nur, sie führt den Berauschten zu ihm, indem sie Filter und Hemmungen des seelischen Normalzustandes beseitigt, der auf das Überleben des Individuums eingestellt ist.

Während Wasson möglicherweise die Bedeutung der Rauschdrogen über-

* Wie jüngst amerikanische Experimente nachwiesen, kann die Beraubung von Sinneseindrücken (*sensory deprivation*) zu Visionen führen, die sich vielfach kaum von den Erlebnissen unter Einfluß eines Halluzinogens (→LSD) unterscheiden lassen. Die Erfahrungen des Einsiedlers, der sich in eine Höhle zurückzieht, des künftigen Schamanen, der in die Wälder geht, des Yogis, der durch Konzentrationsübungen den sensorischen Zustrom ausschaltet, lassen sich hier auf einen gemeinsamen Nenner bringen.

** Wobei zu fragen wäre, ob Benz ein Sachkenner der Rauschdrogen ist. Er verwechselt Opium mit Haschisch und behauptet unzutreffend, daß Meskalin »langfristige Dauerschäden« hervorrufe, die viel schlimmer seien als die durch Opium (!).

schätzt, kann man den Vertretern der Gegenposition den Vorwurf nicht ersparen, daß sie Vorurteile aus einer technischen Zivilisation, die dazu neigt, den Unterschied zwischen Bewußtsein und Materie besonders zu betonen, auf die primitive Kultur übertragen, in der Pflanzen, Tiere und selbst Steine belebt sind und ein magisch durchtöntes Weltbild bestimmen. Andrerseits irrt auch Leary, wenn er behauptet, daß die Menschen schon immer die Chemie benutzt haben, um spirituelles Erleben zu steigern. Es war nicht die Chemie, sondern die Mythologie – die heiligen Pilze oder der von einem Geist bewohnte Peyote. Daß es heute die Chemie ist, gibt den ›künstlichen Paradiesen‹ der modernen Intellektuellen ihre ganze Fragwürdigkeit und erschwert es ihnen so sehr, die im Rausch versöhnten Gegensätze zwischen Geist und Materie auch in ihrem alltäglichen Leben zu versöhnen.

Trance, Rausch und Erlösung

Das menschliche Bewußtsein ist eng mit der Sprache verknüpft, einem Besitz, der den Menschen radikal vom Tier unterscheidet und dessen Entstehung er wohl dem Zwang verdankt, gemeinsam Großwildjagden organisieren zu müssen (wobei Gruppen, die sich besser verständigen, auch eher überleben). Schon sehr früh muß sich dieses Bewußtsein aber als höchst zwiespältige Errungenschaft erwiesen haben. Es begünstigte zwar die Eroberung der Umwelt und die Produktion von Werkzeugen, ließ aber auch quälenden Ängsten Raum, die mit unerbittlicher Folgerichtigkeit aus der Tatsache entspringen, daß der Mensch eine Vergangenheit hat und sich vor der Zukunft fürchten kann.

Lange Zeit war deshalb allen archaischen Religionen eine Tendenz eigen, die man als Suche nach seelischen Ausnahmezuständen, nach einer Ablösung des Bewußtseins von der Realität interpretieren kann. Dadurch wird ein Zustand erreicht, den man Trance oder Ekstase genannt hat. Beides sind keine scharf definierten Begriffe. Trance kommt von lateinisch *transitus,* dem ›Übergang‹ in eine andere Erlebnisform. Ekstase ist griechischer Herkunft; sie bezeichnet das Außer-sich-Sein. Psychologisch kann man beide als Zustände einer weitgehenden Ablösung von der Realitätsorientierung und einer stark erhöhten Auto- und Fremdsuggestibilität kennzeichnen, wobei allerdings die positiven Seiten der Trance nicht ganz in den Griff zu bekommen sind (enorm erhöhte Muskelstärke, prophetische Sicht, mystische Erlebnisse und Visionen).*

Trance und Ekstase können auf sehr verschiedenen Wegen erreicht werden. Rhythmische Musik und Tanz dürften die älteste Möglichkeit sein, die heute noch beim Trance-Tanz der Buschmänner kollektiv, bei schamanistischen Riten individuell verwendet wird. Ein anderer, oft beschrittener Weg ist jener, den die Rauschdrogen ebnen: von den prophetischen Reisen ins Geisterreich, die Medizinmänner nach dem Genuß heiliger Pilze (→Psilocybin, →Nachtschattendrogen) oder anderer Halluzinogene (→Banisteriopsis, →Cohoba, →Epéna) antreten, bis zur Ekstase der Mänaden (›Rasenden‹) des griechischen Gottes Dionysos, den ›Flügen‹ der Hexen zum Tanz um den Bock beim Hexensabbat (dieser Bock ist kein anderer als der ›Bock‹ Dionysos, zu dessen Ehren die Tragödien – ›Bocksgesänge‹ – in Athen aufgeführt wurden) oder den Liebesmählern der frühen Christen, in denen man sich am Blut Christi – dem Wein –

* In einer Arbeit »Zur Psychologie des Orakels« hat W. Schmidbauer die Trance näher untersucht (*Psychologische Rundschau* 21, 1970, S. 88).

berauschte und wartete, bis der Heilige Geist über einen oder mehrere der Anwesenden kam. So ermahnt der Apostel Paulus in einem Brief die Gemeinde zu Ephesus: »Und saufet euch nicht voll Wein, daraus ein unordentlich Wesen folgt, sondern werdet voll Geistes!« (Eph. 5, 18).
Später allerdings hat sich das Christentum von diesen heidnischen (aus den Dionysos-Mysterien übernommenen) Elementen gereinigt. In Trance, Ekstase und wohl auch in jenem Zustand, den die frühen Christen meinten, wenn sie sagten: »der Geist kam über ihn«, wird die in so vielen Religionen verheißene Erlösung augenblicklich verwirklicht und greifbar – ein Vorgeschmack der Erlösung im Jenseits. In allen ekstatischen Religionen identifiziert sich der Gläubige mit dem schöpferischen Prinzip des Kultes. Solche Religionen gibt es durchaus in modernen Staaten, vor allem in Südamerika (Voodoo, Macumba, Candomblé, ›Spiritismus‹ brasilianischer Prägung). Hier eine Schilderung aus dem Jahr 1964:
»Unvergeßlich ist mir ein zahnloser, ausgemergelter Neger, der plötzlich vom Herannahen des Gottes, dem er diente, wie von einem Blitz getroffen wurde ... Er stieß einen heulenden Ton aus ... seine Haltung wurde königlich, sein Gesicht glänzte von Schweiß ... aus seinem Mund fuhren Laute, deren er im normalen Leben niemals fähig gewesen wäre. Die übrigen Teilnehmer leisteten sofort Hilfsdienste, nahmen ihm die Jacke ab, zogen ihm die Schuhe aus ... Seine Existenz war ausgelöscht – ein anderer lebte in ihm. Der Sinn des Candomblé ist nicht, sich dem Gotte hinzugeben, sondern Gott zu werden. Der Candomblézeiro wird für eine Weile selbst zu einem übernatürlichen, mit unendlicher Kraft ausgestatteten Wesen. In diesem Zustand gewinnt er nicht nur eine Ahnung, er genießt eine konkrete Erfahrung der Übernatur und somit der eigenen Unsterblichkeit. In der Ekstase wird der Glaube abgelöst durch Gewißheit.«*

Die Profanisierung der Droge

Die gesamte gegenwärtige Problematik der Rauschdrogen, von der des gesellschaftlich erlaubten Alkohols bis zu jener um die verbotenen Drogen, Haschisch, LSD oder Heroin, stammt aus ihrer profanen Verwendung. Der Verlust der Ehrfurcht ging mit dem Mißbrauch Hand in Hand, wobei natürlich auch die psychischen Wirkungen der einzelnen Drogen eine sehr wichtige Rolle spielen. So scheint Opium nur sehr selten zu anderen als hedonistischen Zwekken verwendet worden zu sein, während von Peyote und den mexikanischen Pilzen (→Meskalin, →Psilocybin) bis in die jüngste Zeit kein Mißbrauch und keine rein hedonistische Verwendung bekannt wurde. (Diese Probleme sind in den Stichworten behandelt worden.)
Sicher bedeutete der Übergang von der Kultur der Jäger und Sammler, die in kleinen, nomadisierenden Gruppen lebten (weil größere Ansammlungen von Menschen die Nahrungsmittel in einem bestimmten Areal zu rasch erschöpften), zu den großen Dörfern und Stadtkulturen der neolithischen Ackerbauern auch einen wesentlichen Umbruch in der Geschichte der Rauschdrogen. Da-

* R. Raffalt, »Reise im Widerspruch«, in: *Gehört – Gelesen* 11, 1964, S. 1347; vgl. auch Schmidbauer, W., »Psychohygienische und (gruppen)psychotherapeutische Aspekte primitiver Riten«, in: *Jahrbuch für Psychologie, Psychotherapie und medizinische Anthropologie* 17, 1969, S. 238.

mals mag ihre weltliche Bedeutung stark zugenommen haben, während ihre religiöse Valenz abnahm. Feldstudien haben gezeigt, daß Jäger und Sammler nur höchstens drei Stunden am Tag arbeiten und sehr selten hungern (das gilt für Tropen und Subtropen, nicht für arktische Jäger wie die Eskimos). Das Leben des Ackerbauern ist bei weitem nicht so mühelos. Zugleich machen aber die Überschüsse an Nahrung, die er anhäufen kann, Arbeitsteilung und komplexere soziale Organisationen mit Handwerkern, Priestern und Soldaten möglich.

Es stimmt zu diesem Bild, daß die meisten euphorisierenden und betäubenden Rauschdrogen erst zusammen mit dem Beginn des Ackerbaus in Gebrauch kommen, während Halluzinogene, die dem Schamanen eine Reise ins Geisterreich ermöglichen, schon früher verwendet wurden, ebenso wie die Pfeilgifte urtümlicher Jäger und Sammler. Der Mohn (→Opiate) ist in Kleinasien wahrscheinlich nicht später kultiviert worden als andere Ackerfrüchte; die alten Ägypter kannten seine narkotisch-euphorisierende Wirkung gut. Opium dürfte auch der wirksame Stoff in dem *Nepenthes* Homers sein, das Helena in den Wein Telemachs mischt, der um seinen Vater Odysseus trauert (»Odyssee« IV, 220–233):

»Kostet einer des Weins, mit dieser Würze gemischet;
dann benetzet den Tag ihm keine Träne die Wangen,
wär ihm auch sein Vater und seine Mutter gestorben . . .«

Helena hat den *Nepenthes* von der Ägypterin Polydamna erhalten. Der Mohn selbst ist noch viel älter. Schon sumerische Keilzeitschriften aus dem dritten Jahrtausend v. Ch. weisen darauf hin, daß er im Zweistromland kultiviert wurde. Opium und Haschisch (→Cannabis) wurden in ihrer Bedeutung als Tröster des (durch den Ackerbau dem freien, sorglosen aber arbeitsamen Leben des Jägers und Sammlers entfremdeten) Menschen bald vom Alkohol übertroffen, dessen Siegeszug in aller Welt beispiellos ist. Dionysos eroberte den gesamten Orient mit seinem Thyrsosstab, Mänaden und Satyrn, mit Weinlaub und Epheu bekränzt, in seinem Gefolge.

Es ist bezeichnend, daß die Mythen berichten, wie Dionysos Widerstände niederzukämpfen hatte und es – dank seiner Kraft, die Menschen in Ekstase zu setzen – auch tat. Der König von Theben, der sich ihm widersetzte, wurde von den Mänaden (unter ihnen seine leibliche Mutter) in Stücke gerissen. Noch interessanter aber ist, daß das bestorganisierte Gemeinwesen Griechenlands, Sparta, sich dem Dionysos-Kult offensichtlich widersetzte. Der Mythos, der solche Vorgänge immer in den Streit von Personen (Heroen) konzentriert, beschreibt, wie der spartanische König Lykurgos, nur mit einem Ochsenspeer bewaffnet, die trunkene Armee des Dionysos aufrieb.

Nicht mehr dem Mythos, sondern der Geschichte gehört das Schicksal der dionysischen Mysterien in einem anderen Gemeinwesen an, das ebenfalls zu den politisch und militärisch am besten organisierten der Welt gehörte: dem alten Rom. Wie ein inschriftlich erhaltener Senatsbeschluß aus dem Jahr 186 v. Chr. besagt, wurden um diese Zeit die Bacchanalien – die ekstatischen Kultfeste des Dionysos – in ganz Italien bei Todesstrafe verboten. In seiner Geschichte Roms hat Titus Livius die Umstände dieses Verbotes geschildert (Buch 39, 8 ff.). Obschon die Zeugen nichts weniger als glaubhaft waren (eine Prostituierte, welche vom Senat später eine lebenslange Pension erhielt, spielte eine Schlüsselrolle), wurden die Anhänger des orgiastischen Kultes überall verfolgt,

viele von ihnen hingerichtet, ihre Heiligtümer zerstört. Anlaß (oder wahrscheinlicher: Vorwand) dazu waren sexuelle Orgien im Rahmen der Bacchanalien, angeblich aber auch Morde, Siegelfälschungen und Erbschleicherei.
Das römische Beispiel ist höchst lehrreich, denn es zeigt, wie sich ein organisiertes, verwaltungstechnisch hochstehendes Gemeinwesen nicht mit ekstatischen Kulten verträgt, sobald diese beginnen, den Rahmen örtlich und zeitlich gebundener Mysterien (wie in Eleusis) zu sprengen. Die Identität der Rauschdroge ist dabei weniger wichtig als der ekstatische Geist, das Herausfallen aus der Realitätsorientierung und damit auch aus den gesellschaftlichen Bindungen. Das gilt für die römischen Bacchanalien ebenso wie für die Hexenkulte des Mittelalters (→Hexensalben), und es gilt ungebrochen für die ›psychedelische‹ Religion, welche in Amerika soviel Aufsehen erregte (→LSD).
Alkoholische Getränke sind inzwischen in den meisten Gesellschaften integriert worden. Sie gehören, scheint es, zu den Tröstern nicht nur des hart arbeitenden Bauern, sondern auch zu denen des Industriearbeiters und des Managers. Unter Jägern und Sammlern waren sie unbekannt. Eine Vermischung weltlicher und ekstatischer Funktionen der Rauschdroge findet sich in der rätselhaften, historisch nur höchst unvollkommen rekonstruierten Bewegung der Assassinen (Haschischesser), die Josef von Hammer und Silvestre de Sacy zu rekonstruieren suchten (→Cannabis). In dieser mohammedanischen Sekte wurde die Bindung der einzelnen Mitglieder an das Credo des Ordens dadurch verstärkt, daß sie in einem paradiesischen Garten Haschisch aßen (das Rauchen ist erst viel später aufgekommen) und in Visionen vermeinten, im Reiche Allahs zu sein. Nachher wurde dem Berauschten versichert, seine Visionen würden Wirklichkeit, wenn er sich im Dienst des Ordens bewähre. Diese Bewährung ging bis zum selbstmörderischen Attentat, und obschon die christlichen Ritterorden (Templer und Johanniter) organisatorisch viel von den Assassinen lernten, hat sich in der französischen Sprache das Wort *assassin* unauflöslich mit ›Mörder‹ verknüpft. Der Orden bestand übrigens nur recht kurze Zeit (von 1090 bis 1257, da ihn die erobernden Mongolen auslöschten). Er war ein interessantes Beispiel für die Möglichkeit, Rauschgiftekstasen in eine funktionierende, aggressive soziale Organisation einzubauen. Die Geschichte ist sehr arm an Beispielen, daß so etwas möglich ist, und vielleicht ist auch der indische Soma-Kult →Fliegenpilz) erloschen, weil ihn die Herrschaft der eingewanderten Arier in Indien gefährdete und seine Organisation unterminierte, obschon man sich das bei einem so hochritualisierten Rauschgiftgenuß kaum vorstellen kann. Allerdings haben nur die rituellen Hymnen historische Aussagekraft gewonnen; ob man auch im Volk Soma aß, wissen wir nicht.

Ambivalenz und Askese

Es ist paradox genug, daß dieselbe Rauschdroge den sozialen Zusammenhang festigen und ihn zerstören kann; sie kann unentbehrliches Öl im Getriebe einer Sozietät sein (Spötter behaupten, der Wodka sei es immer noch für Sowjetrußland), aber auch Sand, der es heißlaufen läßt und zerstört. Sie kann Widersprüche in einer Gesellschaft kraß betonen, aber sie auch zudecken, sie vergolden und verharmlosen. Die erste Funktion wird dem Haschisch heute von manchen Vertretern der außerparlamentarischen Opposition zugeschrieben, die zweite hat dieselbe Droge über ein Jahrtausend lang im Orient erfüllt.
Meskalin setzte neben LSD die »grüne Revolution« der Hippies in Gang,

welche in den Vereinigten Staaten viele Bürger besorgt machte (obschon ihr Ausmaß und ihre Bedeutung viel geringer waren als die Publizität der fotogenen Hippies). Es ist andererseits innerhalb der »Native American Church« (→Peyote) eine Macht, die den sozialen Zusammenhalt und das Gemeinschaftsgefühl erhöht. Innerhalb dieses Panoramas der Widersprüche, welche jede pauschale und endgültige Aussage über den psychischen und sozialen Effekt einer bestimmten Rauschdroge unmöglich erscheinen lassen, ist auch ein historisches Kuriosum erwähnenswert: der Opiumkrieg, in dem ein zivilisierter Staat mit Maschinenwaffen eine alte Kultur zwang, tatenlos ihrer Selbstzerstörung zuzusehen. Von 1830 bis 1842 focht ein britisches Heer mit großem Erfolg auf chinesischem Boden – kein Kunststück gegen eine Armee, die mit Luntenflinten bewaffnet war und deren Oberbefehlshaber (wie der an der Front von Ning-Po) in einem Wettbewerb unter 30 Gelehrten ausgewählt wurde, die ein Siegespoem in Reimen abfassen mußten. Von 1850 bis 1878 stieg die Zahl der Opiumsüchtigen in China von zwei auf zwanzig Millionen; damals erhob sich in Europa keine Stimme, die gegen eine kaltblütige militärische Aggression protestierte, die keinem anderen Zweck diente, als die Belieferung von Millionen von Menschen mit Rauschgift aufrechtzuerhalten.

Als Entschuldigung mag dienen, daß man sich bis zur Jahrhundertwende in Europa durchaus nicht über die Gefahren der Rauschdrogen klar war. Erst 1909 wurde in der Konferenz von Schanghai das erstemal klar ausgesprochen, daß die Opiatsucht eine soziale und wirtschaftliche Geißel sei. Die unkritische Verwendung des Morphiums im amerikanischen Sezessionskrieg (1861–65) und im Deutsch-Französischen Krieg von 1870/71 hatte zuerst dazu geführt, daß man das Problem der Sucht erkannte. Noch in »Meyers Konversationslexikon« von 1897 wird Sucht als veraltete medizinische Bezeichnung für Seuche definiert – nichts weiter. Man muß sich auch erinnern, daß Rezeptpflicht und Rauschgiftgesetze, die heute dem Süchtigen das Leben schwermachen, sehr junge Einrichtungen sind. Jeder, der sich einem Apotheker verständlich machte und nicht gerade als Giftmischer galt, konnte alles, was er wollte, aus der Apotheke holen – solange er zahlte. Erst in unserem Jahrhundert hat sich das geändert. Max Weber hat auf die enge Verflechtung der protestantischen – vor allem der puritanischen – Ethik mit dem Kapitalismus und der Industrialisierung hingewiesen. Diese puritanische Ethik, welche die Gesetzgebung vieler Industriestaaten unterschwellig mitbestimmt, hat auch das Verhältnis zum Rausch und zu den Rauschdrogen seit dem 19. Jahrhundert zunehmend geprägt. Diese Ablehnung des Rausches drang dabei von den höheren sozialen Schichten allmählich zu den tieferen, was sich aus der Geschichte des Alkohols – der einzigen Rauschdroge von nennenswerter Breitenwirkung in Europa – ablesen läßt. Überall dort, wo sich die Arbeiter organisierten und durch die Gewerkschaften Macht gewannen, ging der Alkoholismus unter ihnen zurück. Erik Jacobsen hat beschrieben, wie im 18. und 19. Jahrhundert immer die unterdrückten Gesellschaftsschichten Alkohol gewissermaßen als tägliches Brot konsumierten: Die irischen Landpächter, die kujonierten Soldaten und Matrosen Großbritanniens, die Industriearbeiter, deren Lohn in der dunkelsten Zeit des Frühkapitalismus vielfach zum Teil direkt an die Wirte ausbezahlt wurde. Als die sozialistische Bewegung stärker wurde, konnte man in vielen Gewerkschaftshäusern lesen:

»Arbeiter, vermeide den Schnaps, stütze nicht das Junkertum.«

Zum Janusgesicht der Rauschdrogen scheint zu gehören, daß sie – wie gerade im 19. Jahrhundert klar deutlich wird – denen, die in ihnen den einzig möglichen Ausweg aus einem bedrückenden und erniedrigenden Dasein sehen, ebensogut dienen können wie denen, welche alle Reize kennen, und, abgestumpft, nach unbekannten Sensationen Ausschau halten. Vom chinesischen Kuli oder vom ägyptischen Landarbeiter, die Opium oder Haschisch rauchen, um ihren Hunger und ihre Müdigkeit zu vergessen, ist ein weiter Weg zu den luxuriösen Pariser Salons, in denen Baudelaire bei den Treffen des ›Club des Haschischins‹, zusammen mit Théophile Gautier, Moreau de Tours (dem Psychiater) und F. Boissard, dieselbe Droge nimmt. Und wie weit sind sie alle von dem Schamanen in der archaischen Gesellschaft entfernt, der an einer halluzinogenen Liane »in die Geisterwelt klettert«! W. S.

Die Rauschdrogen im 20. Jahrhundert

Der charakteristische Wendepunkt in der Sozialgeschichte einer Rauschdroge tritt stets dann ein, wenn am Ende einer Epoche die ursprüngliche Integration der Droge in die jeweilige Kultur zerfällt.

Die peruanischen Indios liefern dafür ein historisch gut belegtes Beispiel: Einstmals wurden Coca-Blätter (→Kokain) im Rahmen eines religiösen Zeremoniells oder zur Stimulation der Wahrnehmung beziehungsweise zur Entspannung innerhalb eines fest umrissenen gesellschaftlichen Bezugsrahmens gekaut. Die Spanier zerstörten mit der Inka-Kultur beide Möglichkeiten, nämlich die Droge ritualisiert oder zumindest sozial eingebettet zu gebrauchen. Darüber hinaus verursachten sie durch ihre Gewaltherrschaft so viel Elend, daß der Verzweiflungs-Cocaismus, eine krankhafte Entartungsform, als übles Relikt einer beeindruckenden Hochkultur übrigblieb. Für andere Kulturen läßt sich eine ähnliche Entwicklung zum Negativen hin ebenfalls nachweisen (→Alkohol, →Cannabis, →Hexensalben, →Ololiuqui, →Opiate).

Nachdem abzusehen ist, daß es den rauschdrogenfeindlichen Kräften in den USA über kurz oder lang auch gelingen wird, der ›Native American Church‹ den Peyotl-Kaktus endlich zu verbieten (→Meskalin), wird man wohl demnächst nur noch bei einigen primitiven Urwaldstämmen in Südamerika und Afrika Beweise dafür finden, daß es möglich ist, eine Rauschdroge und den Drogenrausch überhaupt in einer Kultur zu integrieren.

Diesem oft in Jahrtausenden gewachsenen rituellen Drogengebrauch stehen seit dem 19. Jahrhundert Versuche von Intellektuellen und Künstlern gegenüber, der einen oder anderen Droge von neuem einen höheren Status als den des reinen hedonistischen Genusses oder der Flucht aus dem bedrückenden Alltag zu geben (→LSD). Für den Haschisch läßt sich der ›Club der Haschischins‹ anführen, der Mitte des vergangenen Jahrhunderts um Théophile Gautier und Charles Baudelaire entstand (→Cannabis). Um das Opium zentriert war jener Bohème-Zirkel in Paris, dem Anfang unseres Jahrhunderts auch Pablo Picasso eine Zeitlang angehörte (→Opiate). Kokain wurde von verschiedenen Gruppen des intellektuellen Deutschlands gebraucht, die sich nach dem Ersten Weltkrieg bildeten; einer von ihnen gehörte der spätere DDR-Kultusminister Johannes R. Becher an.

Die Schriften von Ernst Jünger und Gottfried Benn spiegeln derartige Integrationsbemühungen deutlich wider. Berühmt geworden ist Benns Passage aus »Provoziertes Leben« (1955):

»Es handelt sich um das mythische Kollektiv als Lebensgrund, als unreflektiertes Existenzgefühl, seine in uns verbliebenen Reste und die sie realisierenden Prozesse. Gegenüber dem aus innerem Besitz sich verwirklichenden Stammesleben der Primitiven, gegenüber dem bildergesättigten Glauben der Asiaten kann es keinem Zweifel unterliegen, daß das, was die denaturierten europäischen Gehirne in ihren Berufsausübungen, Interessenverbänden, Sippenzusammenrottungen, Sommerausflügen und sogenannten Festen an Lebensinhalt realisieren, das Platteste an Konvention und Verbrauchtheit vorstellt, das die geschichtliche Überlieferung kennt ... Vor allem fehlt jede systematische Erziehungsarbeit in der Richtung bewußter Vitalsteigerung, weil es ja eben der Epoche überhaupt an wahren Grundsätzen fehlt. Sonst käme sie darauf, durch den Ausbau visionärer Zustände, etwa durch Meskalin oder Haschisch, der Rasse einen Zustrom von Erkenntnissen oder Geist zu vermitteln, der eine neue schöpferische Periode aus sich entbinden könnte.«

Deutlich wird aus diesem Text sichtbar, daß hier die Rauschdrogen als Patentrezept gegen eine kulturelle und soziale Misere gedacht sind – eine Misere allerdings, die sich für den Kulturpessimisten Benn vielleicht übler ausnimmt, als sie in Wirklichkeit ist. Nicht zuletzt werden dahinter auch entsprechende persönliche Probleme stehen, die für gesellschaftliche Zwänge überempfindlich machen (→RA II); Biographisches belegt das nicht nur im Falle Benn.

Aldous Huxley gab mit Soma, einer fiktiven synthetischen Droge, dem Rausch eine zentrale Stellung in der utopischen Gesellschaft seiner »Brave new World« (1932), später noch einmal in seinem letzten Roman »Island« (1962).

Man sollte den Einfluß von Jünger, Benn und Huxley (→Meskalin), später auch den von Timothy Leary (→LSD) und den anderen neuen Drogen-Apologeten nicht überschätzen. Für eine Minderheit von Drogenkonsumenten, die mehr oder weniger von ihren Räuschen abhängig sind, haben diese Autoren jedoch die – wenn auch sehr angreifbaren – Argumente geliefert, mit denen sie ihre Drogen-Ideologie untermauern können.

Der Kölner Soziologe Erwin K. Scheuch (1970) meint dazu: »Gegenwärtig befindet sich ein Teil der Kunst und ein sehr viel größerer Teil eines sehr einkommensträchtigen Kunstgewerbes wieder einmal in einem romantischen Aufstand gegen die weitgehende Rationalisierung der Umwelt. Und wie in früheren romantischen Abschnitten der Geschichte des Kunstgewerbes und des Literatentums wird diese Abwendung verständlich als Unfähigkeit gegenüber den Forderungen des Tages, nun zur Tugend erklärt ... Neu ist nur, daß sich diese Phantastereien als ›eigentliche Rationalität‹ ausgeben ...«

So polemisch-böse und einseitig rationalistisch kann man den Sachverhalt wohl nicht darstellen. Berechtigt ist jedoch auf jeden Fall die Kritik an einer romantischen Verherrlichung des Drogenkonsums. Die heutige Realität sieht nämlich wirklich anders aus, als psychedelische Poster, farbenprächtige *trip* Schilderungen und die einschlägige *pop*-Musik glauben machen wollen. Anstelle der Priester, die früher die halluzinogenen Substanzen als Sakrament vermittelten (ähnlich wie im christlichen Abendmahl), sind gut organisierte internationale Gangsterbanden und – als Endglied der Kette – die kleinen *dealer* und *pusher** getreten. Die Rauschdrogen selbst sind zu ›Giften‹ herabgesunken

* Als *dealer* bezeichnet der *underground* die Gelegenheitsschwarzhändler, die die harmloseren Drogen vermitteln (z. B. Haschisch), während man *pusher* jene Halb-

und verdienen diese Bezeichnung aufgrund ihrer verheerenden Wirkungen in den meisten Fällen auch.
Hans Joachim Bochnik sagt deshalb mit Recht: »Wir haben bis 1970 in unserer Klinik keinen Heroinsüchtigen aufgenommen, seit Anfang dieses Jahres waren es schon 20 junge Menschen. Es zeichnet sich die groteske Situation ab, daß die Träger der Haschisch-Welle – unsere antiautoritär-antikapitalistischen Jugendlichen – jetzt die Tür öffnen für eine der übelsten Formen des Kapitalismus: den internationalen Rauschgifthandel ...« (1970)
Die einstmals ungefährlichen Drogen sind nicht zuletzt deshalb zu richtiggehenden Giften geworden, weil die chemische Industrie aus relativ schwachen Pflanzenprodukten (Coca-Blätter, Opium, Wein) bösartige Konzentrate herstellte (Kokain, Morphium/Heroin, Schnaps).
Die Hilflosigkeit der modernen Gesellschaft angesichts der Drogen wird am deutlichsten sichtbar, wo Kriminelle oder Fastschon-Kriminelle die tiefsten Sehnsüchte von Menschen befriedigen müssen, denen andere Wege zum persönlichen Glück meist von eben dieser modernen Gesellschaft verschlossen oder zumindest nicht zugänglich gemacht werden. Durch entsprechende Gesetze bestraft man überdies die Drogen-Abhängigen noch für ihre unglückselige Situation – und sei es auch nur durch die massiven Schuldgefühle und Verfolgungsängste, die solche Gesetze hervorrufen.

Gesetze sind keine Therapie

Die Prohibition (→Alkohol) in den USA der zwanziger Jahre hat unübersehbar klargemacht, daß man den Drogen mit Verboten nicht beikommen kann. Im Gegenteil: Nachweislich wurde nie so viel (heimlich) Alkohol getrunken als zu jener Zeit.
Wie schon weiter vorne gezeigt wurde, kümmerte sich der Staat in den vergangenen Jahrhunderten herzlich wenig darum, mit welchen Drogen seine Untertanen sich berauschten oder gar zugrunde richteten. Um die Jahrhundertwende machten sich die zuständigen Stellen erstmals klar, welchen Sozialschaden das wachsende Heer der Süchtigen neben der individuellen Schädigung und Gefährdung anrichtet.
Hatte man im Falle ›Alkohol‹ in den Vereinigten Staaten die unsinnige puritanische Gesetzgebung nach 13 Jahren (1933) wieder abgebaut und auf den Jugendschutz beschränkt, so ging man gegen Cannabis genau entgegengesetzt vor: 1925 unterwarf man es während der zweiten ›Opium-Konferenz‹ des damaligen Völkerbundes der internationalen Kontrolle. Es ist bezeichnend, daß erst Ende der sechziger Jahre eine regelrechte wissenschaftliche Erforschung der →Cannabis-Produkte mit modernen Methoden einsetzte, also mehr als 40 Jahre nach dem Verbot.
Den Grundstein für die Drogenbekämpfung legte man mit dem ›Opium-Abkommen‹ vom 19. Februar 1925. Seither wurde eine endlose Reihe von Zusatzabkommen getroffen, die man auf internationaler Ebene absprach und dann im nationalen Bereich mehr oder minder vollständig zu Gesetzen machte.
Grundsätzlich dürfen alle Drogen, die dem Opiumgesetz unterstehen, nicht

Professionellen nennt, die mit Heroin und den anderen wirklich gefährlichen Stoffen handeln.

frei hergestellt, gehandelt und benützt werden. Wenn überhaupt, darf sie nur ein Arzt als Medikament (Morphium) oder als Zusatz zu einem Medikament (kodeinhaltige Hustensäfte, kokainhaltige Betäubungsmittel) verschreiben. Der Apotheker darf sie nur gegen dieses ärztliche Rezept aushändigen. Beide müssen über die Weitergabe solcher Drogen genauestens Buch führen (Kokain-Buch, ›Gift-Buch‹) und die Drogen selbst streng verschließen.
Als Mitte der sechziger Jahre →LSD immer häufiger von Nichtbefugten benützt wurde und es nicht länger ein reines Medikament war (LSD-Therapie), nahm man es ebenfalls unter Verschluß. Die USA machten den Anfang, im März 1967 zog die Regierung der Bundesrepublik nach und stellte die bis dahin freie Droge ausdrücklich unter das ›Opium-Gesetz‹.
Anfang 1970 legte der Münchner Rechtsanwalt Hermann Messmer beim Bundesverfassungsgericht für einen Mandanten Beschwerde gegen das Haschischverbot ein. Grundlage seiner Verfassungsbeschwerde war der sogenannte Gleichheits-Grundsatz: Messmers Mandant war wegen Erwerb von Haschisch zum – wie er angab – ausschließlichen Eigengebrauch vom Amtsgericht München zu drei Monaten Gefängnis mit Bewährung verurteilt worden. Das Landgericht hatte die Berufung ebenso verworfen wie das Bayerische Oberste Landesgericht die Revision. Messmer führte beim Bundesgericht ins Feld, daß einige Gutachter Alkohol als gefährlicher als Haschisch bezeichneten – allerdings mit dem Zusatz ». . . nach den bisherigen Erfahrungen«.
Genau auf diese Einschränkung bezog sich das Bundesgericht bei der Ablehnung der Verfassungsbeschwerde. Die Richter kamen zu dem Ergebnis: »Der Gesetzgeber behandelt nicht wesentlich Gleiches ungleich, wenn er sich beschränkt, das Aufkommen neuer Betäubungsmittel aus fremden Kulturkreisen zu verhindern, solange nicht eindeutig feststeht, daß die damit verbundenen gesundheitlichen und sozialen Gefahren nicht größer als die des Mißbrauchs von Alkohol sind.«
Auch ohne daß die (noch längst nicht abgeschlossenen) wissenschaftlichen Untersuchungen bereits eindeutige Ergebnisse über die Gefahren von Haschisch beziehungsweise Marihuana lieferten, hat man auf Drängen des Bundesgesundheitsministeriums das ›Opiumgesetz‹ enorm verschärft: Anstelle der bisherigen Höchststrafe von drei Jahren Gefängnis und/oder einer Geldstrafe tritt eine Höchststrafe von bis zu zehn Jahren Gefängnis und/oder eine Geldstrafe. Die Straferhöhung gilt jedoch in erster Linie dem Handel – die bloßen Konsumenten sollen ungeschoren bleiben.
Die statistischen Grundlagen für diese Veränderung sprechen für sich. So nahmen die Beschlagnahmungen an Rauschdrogen in der Bundesrepublik allein von 1968 auf 1969 folgendermaßen zu:

	1968	*1969*
Cannabis	380,924 kg	2278,170 kg
Rohopium	31,882 kg	48,059 kg
Rohmorphin	0,5 g	209,081 kg
Heroin	1,825 mg	587,479 g

Nach Angaben von Jean Nepote, Generalsekretär der Interpol in Colombe (1970), werden nur etwa zehn Prozent der Schmuggelware beschlagnahmt. Die

übrigen neun Zehntel gelangen unbehelligt an den Verbraucher. Neben den großen illegalen Transporten, die mit modernsten Beförderungsmitteln (Schnellboote, Flugzeuge) durchgeführt werden, schlagen inzwischen auch die vielen kleinen Mengen Cannabis und Opiate zu Buch, die im Zeitalter des Massentourismus aus den Anbaugebieten im Nahen Osten und Nordafrika zum persönlichen Gebrauch oder für Bekannte und Freunde mitgebracht werden.
Der Staat wehrt sich dann gelegentlich mit massiven Polizeieinsätzen. In der Bundesrepublik wurde folgende Zunahme der Festnahmen vermerkt:

	Täter insgesamt	Erwachsene (über 21 Jahre)	Heranwachsende (18 bis 21 Jahre)	Jugendliche (14 bis 18 Jahre)	Kinder (unter 14 Jahre
1968	476	64,5 %	24,6 %	10,7 %	0,2 %
1969	1345	52,2 %	30,5 %	17,2 %	0,1 %

Auch hier ist die Dunkelziffer sehr groß. Nach Auskunft des Bundesministeriums für Jugend, Familie und Gesundheit auf eine kleine Anfrage im Bundestag (29. Mai 1970), der auch die vorhergehenden Zahlen entstammen, betrug zwar die Aufklärungsquote 1968 wie 1969 fast 90 Prozent – aber das gilt natürlich nur für Fälle, in denen Anzeigen vorlagen oder Täter auf frischer Tat ertappt wurden.
Die Folgen dieser Polizeieinsätze lassen sich nicht immer genau absehen, und gelegentlich sind sie verheerender als der Zustand, den sie bekämpfen wollen. So gelang es zwar den Rauschgiftbehörden der USA, im Verlauf der ›Operation Intercept‹ Ende 1969 kleinere Mengen Marihuana an der mexikanisch-nordamerikanischen Grenze sicherzustellen. Der große Fischzug mißlang jedoch, weil die Schmuggler längst Wind von der Aktion bekommen hatten und statt des Touristenstroms durch die Grenzstädtchen den Wasserweg entlang der pazifischen Küste bevorzugten. Die unmittelbare Wirkung dieser Aktion war jedoch, daß zunächst einmal der weitgehend unorganisierte Marihuana-Markt an der Ostküste zusammenbrach. Infolgedessen griffen viele Konsumenten, vor allem Jugendliche, auf den – allerdings seit Jahrzehnten wohlorganisierten – Heroin-Markt zurück. Entsprechend schnellte die Zahl der Süchtigen und Toten durch dieses Rauschgift in die Höhe. Ein sicher von keinem gewolltes Resultat, bei dem man den vergleichsweise harmlosen ›Teufel Marihuana‹ mit dem nun wirklich bösartigen ›Beelzebub Heroin‹ austrieb. Wie meist in solchen Fällen müssen also die ohnehin schwer benachteiligten Drogenabhängigen zusätzlich leiden. Dem Drogen-Desaster jedoch ist mit Polizeimaßnahmen und Gesetzen nicht beizukommen. Schon gar nicht, wenn es dabei, wohl nicht zuletzt aufgrund mehr oder minder unbewußter Ressentiments der ausführenden Organe, zu solch üblen Situationen kommt wie Ende Juli 1970: Damals schlugen drei geschulte Polizeibeamte in Frankfurt einen schmächtigen Fensterputzer während einer Haussuchung, gegen die er sich verständlicherweise wehrte (er war vorher bereits dreimal ertappt worden), so zusammen, daß er wegen einer Gehirnblutung operiert werden mußte. Be-

schlagnahmt wurden, laut Polizeibericht, 80 LSD-*trips* – der *dealer* war 14 Tage später aus seiner Bewußtlosigkeit noch nicht erwacht (»Süddeutsche Zeitung« vom 13. 8. 1970).

In Persien, das bis vor kurzer Zeit den Handel von Opium und Haschisch großzügig tolerierte, schaltete man – wohl nicht zuletzt aufgrund massiver Intervention der USA – aufs andere Extrem um. Im September 1970 nahm man im nördlich von Teheran gelegenen Hippie-Zentrum Schemiran 145 Haschischraucher fest und stellte sie unter Anklage. Nach dem neuen persischen Rauschgiftgesetz droht jedem, der mehr als zehn Gramm Heroin oder zwei Kilogramm Opium bei sich hat, die Todesstrafe durch Erschießen; auf den Besitz von zehn Gramm Haschisch steht ein Jahr Freiheitsentzug.

Es ist hier nicht der Raum, um auf die soziologischen Hintergründe solcher Maßnahmen gegen den Drogenkonsum einzugehen. Das Verhalten der Frankfurter Polizisten unterscheidet sich im Grunde sehr wenig von der persischen Gesetzgebung. In den gleichen Bereich gehört ein anderer Vorfall: Im bayerischen Dörfchen Tandern wollte die Münchner Drogenberatungsstelle 1971 eine kleine Modellklinik zur Behandlung süchtiger Jugendlicher einrichten. Nach einer hitzigen Versammlung sprachen sich die Dorfbewohner gegen dieses Experiment aus. Die ablehnende Haltung der Tanderner war nicht zuletzt dadurch zustande gekommen, daß man sie nicht rechtzeitig und umfassend über den medizinischen Charakter dieses Unternehmens aufklärte. Zugleich wurde aber sichtbar, daß der Süchtige zur modernen Projektionsfigur für die allzeit bereitliegenden Vorurteile gegen Minderheiten geworden ist, die man bekanntlich früher besonders gegen Homosexuelle, uneheliche Kinder und Geisteskranke richtete.

Rasch wittert man bei langhaarigen, bizarr gekleideten Drogensüchtigen Bösartiges, Gewollt-Kriminelles, Abartiges, wo doch in einer solchen Drogenklinik nach amerikanischem Muster (»Free Clinic«) seelisch – und meist auch bereits körperlich – Kranke Hilfe suchen.

Offensichtlich sind die Rauschdrogen, unabhängig von ihrer psychophysischen Wirkung, zu einem sozialen Reizfaktor ersten Ranges geworden. Das haben während des Wahlkampfes zu den bayerischen Landtagswahlen 1970 auch die Rechtsradikalen erkannt. Mit längst totgeglaubter Infamie – man kann es wirklich nicht anders nennen – stellte die NPD auf einem ihrer Plakate langhaarige Jugendliche in einer Weise dar, die eindeutig an negative Emotionen der Bevölkerung in bezug auf die Rauschdrogen appellierte.

Allerdings ist die Vorstellung, daß Drogenkonsumenten ›Verbrecher‹ sind, die mit dem NPD-Plakat ganz eindeutig suggeriert werden sollte (gezückter Dolch und Fahrradkette als typische Straßenkampfsymbole), nicht nur in rechtsradikalen Kreisen verbreitet. Das zeigt deutlich das Ergebnis einer Umfrage der amerikanischen Ärztezeitschrift »Modern Medicine« unter 27 000 US-Ärzten. Während die Mediziner gegenüber den Problemen der Abtreibung und der Homosexualität ausgesprochen liberal reagierten, verhielten sie sich in puncto Marihuana nicht nur ablehnend (84% waren gegen eine Freigabe), sondern begründeten diese Ablehnung ausgesprochen emotional. Donald W. Hastings (1970), der die Studie auswertete, kam zu dem Schluß, daß die Droge wie für die meisten Bürger auch für Ärzte alles verkörpert, was mit langen Haaren und Hippies zusammenhängt: nämlich Unsauberkeit, Unmoral, Nonkonformismus und dgl.

Daß Drogenkonsumenten – und vor allem die Süchtigen, gegen die solche Emotionen gerichtet sind – eigentlich eher als Kranke denn als Kriminelle zu betrachten sind, hat sich offensichtlich auch unter Ärzten noch nicht herumgesprochen. Die soziale ›Funktion‹ der Rauschdrogen wird wohl nirgends deutlicher als an diesem Beispiel.

Der große Wandel

Drogenkonsumenten und erst recht Süchtige sind selten primär kriminell oder offenkundig verwahrlost. Die Gründe, weshalb sie überhaupt an die Drogen geraten, sind vielfältig und wohl meist neurotischer, das heißt unbewußter Natur (→RA II). Der Wunsch, sich durch das Medikament ›Droge‹ Erleichterung von depressiven Zuständen und dem Gefühl der Langeweile, Einsamkeit und Sinnlosigkeit zu schaffen, dürfte bei den Ursachen überwiegen.
Wiederum kann man diese Menschen auch nicht als regelrecht krank bezeichnen, wenn sie nicht bereits stark von Opiaten, Amphetaminen, Kokain und so weiter abhängig sind (→RA III).
Wohl eher entwicklungsbedingt ist – vor allem beim Haschischkonsum – die jugendliche Neugier, der Wunsch nach dem Experiment mit der eigenen Persönlichkeit und natürlich das Motiv ›Protest‹, hinter dem sich – wenn auch in sehr zugespitzter Form – der ewig neue Generationskonflikt verbirgt.
Will man das enorme Ansteigen des Drogenkonsums vor allem bei den Jugendlichen verstehen, so muß man den großen Denkwandel näher ansehen, der sich in unserer Gesellschaft in Hinblick auf die Rauschdrogen in diesem Jahrhundert vollzogen hat. →Meskalin und →LSD mögen dafür als Beispiele stehen.
Ursprünglich galt das Herzstück des Peyotl-Kaktus mit seinem Wirkstoff Meskalin als heilige Droge bei den Indianern Mittel- und Nordamerikas. In den zwanziger Jahren unseres Jahrhunderts begann Kurt Beringer die Effekte der Substanz in der klinischen Sterilität seines Heidelberger Laboratoriums zu studieren (1927). Auf diesem Umweg wurden auch einige Intellektuelle mit ihr bekannt.
LSD wiederum hat, in der verwandten Form des Mutterkorn-Schmarotzers, früher immer wieder Menschen in unerklärlichen Wahnsinn gestürzt oder sogar getötet (›Antonius-Feuer‹). Am 16. April 1943 entdeckte der Basler Chemiker Albert Hofmann bei einem unfreiwilligen Selbstversuch zufällig die Rauschwirkung des synthetischen LSD, das bis etwa 1969 von einer Reihe von Psychotherapeuten als Hilfsmittel bei der Behandlung psychisch Kranker eingesetzt wurde (Leuner 1964, Caldwell 1968).
Dann gerieten über Nacht sowohl Meskalin wie LSD, am Rande auch das →Psilocybin, in die Hände einiger vielseitig interessierter und begabter Intellektueller wie Aldous Huxley und Timothy Leary, die in ihnen geeignete ›Schlüssel‹ sahen, mit denen man verschüttete Innenbereiche der Persönlichkeit (das vielzitierte ›Innere Universum‹) wieder zugänglich machen kann →RA II). Wie ein Buschfeuer verbreitete sich diese faszinierende Möglichkeit unter den Studenten, die zunächst noch unmittelbaren Kontakt zu den Initiatoren Huxley und Leary hatten und durchaus an ernsthafter Selbsterforschung und ›Bewußtseinserweiterung‹, wie sie es nannten, interessiert waren. Als jedoch diese Drogen die Neugier für das viel leichter erhältliche und viel einfacher zu konsumierende Marihuana (→Cannabis) weckten und vor allem Schü-

ler bis herunter zu den Zehn- und Neunjährigen den angenehmen Schauer des Drogenrausches entdeckten, war das Drogenproblem in seiner derzeitigen Form perfekt. Meskalin, LSD und Psilocybin wurden in diesen Kreisen nur noch als eine Art Leckerbissen betrachtet, den man ›einwarf‹, wenn man besonders stark angeben wollte oder sich nicht sicher war, ob man nicht etwas Wichtiges verpaßte. Denn in den Zeitungen, Fernsehberichten und Erzählungen der Freunde nahm sich ein Marihuana- oder Haschisch-*trip* meist viel toller aus, als man ihn selbst erlebte.

Für die Kinder, Jugendlichen und Heranwachsenden, die den Rausch aus unbewußten, neurotischen Motiven suchten, kam es praktisch zwangsläufig zur psychischen Abhängigkeit von Cannabis,* und für einen bestimmten Prozentsatz, der nach Angaben verschiedener Untersucher zwischen einem und 75 Prozent schwankt, war wiederum erst der gefährliche Heroin- oder Morphiumrausch befriedigend genug.

Von ›Selbsterforschung‹ und ›Bewußtseinserweiterung‹ ist beim heutigen Stand der Dinge nicht mehr viel übriggeblieben. Die Rauschdrogen als Bürgerschreck oder als Möglichkeit, sich mit den ebenfalls häufig Haschisch rauchenden und LSD-*trips* preisenden Idolen der Beat-Bands (»*L*ucy in the *S*ky with *D*iamonds« von den Beatles) zu identifizieren, sind die einzigen sozial relevanten Wirkungen geworden.

Noch im Februar 1970 konnte Rudolf Gelpke auf einem Symposion in Rüschlikon sagen, er und einige Freunde hätten Anfang der sechziger Jahre den Plan gehabt, die Rauschdrogen nach und nach systematisch »an bestimmten Stellen in der westlichen Kultur einzuführen«. Die Mafia hätte das jedoch, »Hand in Hand mit der Polizei«, verhindert, um nicht ihr Drogenmonopol stören zu lassen ...

Es fällt schwer, sich über derartige Pläne ein gerechtes Urteil zu bilden. Wer Gelpkes Buch »Vom Rausch im Orient und Okzident« (1966) oder Learys LSD-Bibel »Politik der Ekstase« (1970) aufmerksam liest, kann sich vielen ihrer Argumente nicht verschließen. So schreibt Gelpke, nachdem er sehr zielsicher und mit der gesteigerten Sensibilität des Drogen-Konsumenten** die Schwächen der westlichen Gesellschaft und ihren negativen Einfluß auf die Kulturen des Ostens herauspräpariert hat:

»Umgekehrt werden aber die orientalischen, asiatischen und überhaupt außerordentlichen Existenzformen und geistig-seelischen Leitbilder, mit denen der Westen nun mehr und mehr konfrontiert wird, diesen genauso erschüttern, verwirren und von innen heraus in Frage stellen. Dieser Prozeß ist bereits im Gange. Der langsam, aber stetig anwachsende Einstrom asiatischen ... Lebensgefühls, das Aufeinanderprallen angelsächsischen Puritanismus' und afrikanischer Ekstatik in den USA; die immer leidenschaftlicher werdende Kontroverse um die indianischen ›magischen Drogen‹ und deren Verhältnis zu Mystik und Transzendenz einerseits, zu Psychologie und Geisteskrankheit andrerseits: das alles sind ja nur Symptome dieser der äußeren *Verwestlichung* der Welt nun folgenden *Veröstlichung* des Westens ...«

* Man schätzt, daß rund zehn Prozent chronische Cannabisraucher werden (Bochnik 1970).

** Gelpke auf dem Drogen-Symposion in Rüschlikon (15. und 16. 1. 1970): »Ich habe ungefähr 150 LSD-*trips* gemacht und unzählige Male Haschisch geraucht.«

Allerdings verbirgt sich hinter solchen Argumenten bei aller Berechtigung der Kritik immer auch eine gefährliche Portion Irrationalismus und auch Weltflucht.
Leary spricht von der ›Molekularen Revolution‹ durch LSD und Psilocybin und von einer daraus resultierenden ›Neurologischen Politik‹. Was sich jedoch in manchen modernen Science-fiction-Romanen als interessante Variante zukünftigen Lebens liest, stimmt bei solch apodiktischen – und häufig ausgesprochen pseudowissenschaftlichen – Forderungen höchst skeptisch. Man wird, auch bei Gelpke, das Gefühl nicht los, daß da höchst private Schwierigkeiten auf die Gesellschaft projiziert werden (was ohne Zweifel zu wichtigen Einsichten führen kann), daß aber vor allem ein Lösungsmittel, nämlich der Drogenkonsum, empfohlen wird, das noch viel stärker rein privater Natur ist und auch nie etwas anderes sein kann. Denn was einem 50jährigen Psychologie-Dozenten (Leary wurde 1921 geboren) unter Umständen persönlich weiterhilft, ist für einen 15- oder 9jährigen Schüler mit höchster Wahrscheinlichkeit untauglich (→RA II).
Gewiß warnte Gelpke auf dem Symposion in Rüschlikon davor, daß »Astronauten, die nach innen fliegen, ebenfalls verunglücken können« – aber was hilft das dem Jugendlichen, der zum chronischen Haschischraucher geworden ist und allmählich sozial absteigt, oder dem LSD-Konsumenten, der von einem *horror trip* nicht mehr ›herunterkommt‹, oder dem verzweifelten Heroinisten, der das *fixen* nicht mehr sein lassen kann?
Ganz abgesehen davon wird die Gesellschaft – indirekt also der Steuerzahler – in erheblichem Maße durch die therapeutischen Hilfsmaßnahmen belastet. Herbert Berger (1969) ermittelte mit einigen Kollegen die Kosten der Drogenwelle für die Stadt New York:
»Die Summe, die wir errechneten – fünf Milliarden Dollar – erschien uns so gewaltig, daß wir sie mit verschiedenen anderen Methoden überprüften. Alle lieferten sie dieselbe Antwort: Narkotika-Sucht kostet jeden New Yorker pro Jahr 625 Dollar. Darin sind enthalten: die Kosten für das Aufspüren der Süchtigen und der Händler, für ihren Prozeß und den Gefängnisaufenthalt; Wohlfahrtskosten für Süchtige und ihre Angehörigen; und – das ist die größte Summe – der Wert der gestohlenen Güter.«
Man mag einwenden, daß eine andere Gesetzgebung einen Gutteil dieser Kosten sparen helfen würde – Berger hat jedoch ein noch besseres Argument: »Doch weder die Zahl der registrierten Süchtigen noch die materiellen Kosten der Sucht erzählen die ganze Geschichte. Der wirklich unermeßliche Preis wird von den bedrohten Leben, den verschwendeten Talenten, den zerstörten Familien und dem Elend bezahlt.«
Auch das sollte man sich vor Augen halten, wenn man wie Gelpke oder Leary argumentiert. Es sind inzwischen wesentlich mehr »Astronauten« geworden, die »auf dem Flug nach innen verunglücken«, als diese Drogen-Apologeten vor einigen Jahren ahnen konnten.

Ist die Gegen-Kultur gekommen?

Immer wieder wurde von Leuten wie Timothy Leary der Versuch gemacht, eine ›Gegen-Kultur‹, eine ›Anti-Gesellschaft‹ aufzubauen. Dieser *underground* hat eigene Zeitschriften (»IT«, »Black Dwarf«, »Scanlan's«, »mama« u. a.), eigene Musik (Beat, Pop; indische u. a. fernöstliche Kompositionen), eigene

Kunst (psychedelische Malerei, manche Bereiche der Pop-art, Op-art u. ä.) und eigene Literatur mit oft erstaunlichen Ergebnissen hervorgebracht. Zieht man jedoch, soweit heute schon möglich, ein Fazit aus diesen zehn, fünfzehn Jahren ›Gegen-Kultur‹, so muß man feststellen, daß sich all das Neue, was da geschaffen wurde, nahezu ausschließlich um die Rauschdrogen zentriert, um ihren Genuß, den Schwarzhandel, die Verfolgung durch die Polizei, das ›Mißverständnis‹ des Etablishments und ähnliches.

Läßt man die Rauschdrogen weg, so bleibt wenig übrig, allenfalls eine Wiederentdeckung der innersten seelischen Bereiche. Ob das Gros der Drogenkonsumenten damit etwas anfangen kann oder will, sei dahingestellt. Die umfangreichen Erfahrungen aus 80 Jahren Psychotherapie zeigen, daß dazu mehr nötig ist als eine Reihe von *trips*. Diese sind ohnehin nur schwer zu verarbeiten, ihre Inhalte sind nur mühsam in die nicht-berauschte Persönlichkeit zu integrieren – wenn man überhaupt die Notwendigkeit einer solchen Integration akzeptiert und sich dieser schwierigen, zeitraubenden und höchst schmerzhaften Arbeit unterzieht.

Man sollte nicht unterschlagen, wie es manche Drogen-Gegner tun, daß Erscheinungen wie das ›Living Theatre‹ dem Theaterleben, oder die neue Lebensform der ›Kommunen‹ der Gesellschaft überhaupt neue Anregungen vermittelt haben, die auf die Dauer durchaus fruchtbare Auswirkungen haben könnten. Es sind auch keineswegs alle Kommunen gescheitert, wie man allenthalben hört, sondern einige haben es geschafft, stabile Gemeinschaften aufzubauen – allerdings ausschließlich durch Verfolgung gemeinsamer Ziele, durch gemeinsame Arbeit und vor allem mit sehr reduziertem oder auch völlig ohne Drogenkonsum.

Burton H. Wolfe hat die Hippie-Bewegung der sechziger Jahre und ihren Drogenmythos eingehend untersucht (1968). Er kommt zu dem Schluß: »Die Hippie-Bewegung mag eine Flucht aus der Realität in eine Welt drogeninduzierter Illusionen gewesen sein. Oder es mag eine Revolution gegen Krieg, Gewalttätigkeit, rassische Vorurteile, Materialismus und Puritanismus gewesen sein. Sie ist in Hunderten von Artikeln und Dutzenden von Fernseh-Programmen so analysiert worden. Aber sie ist mehr als das.

Der Hippie ist ein amerikanisches Individuum, das glaubt, daß der *American Way of Life* falsch ist . . .«

Die Frage, was man mit diesen meist jungen Hippies, den aus der Gesellschaft ›Herausgefallenen‹ *(drop-outs)* anfangen soll, bezeichnet er als falsch gestellt. »Die Frage ist nicht, was wir mit den Hippies anfangen sollen, sondern wie wir den Außenseitern, Drogenabhängigen, Weggelaufenen und psychisch Kranken (unter ihnen) helfen können.«

Sensationsmaterial für die Massenmedien

Einstweilen hat sich der großangelegte Versuch der Jugendlichen, sich nach dem Vorbild einiger älterer Idole vom unbefriedigenden Lebensstil der Eltern zu lösen, in erster Linie zu einem großen Geschäft entwickelt, von dem ein gutes Dutzend Industrien profitiert: Modezentren, Schallplattenfirmen, Werbeagenturen, Posterläden, Hersteller von Stereogeräten und nicht zuletzt Verlage, die Bücher über Rauschdrogen in unterschiedlichster Qualität auf einen informationshungrigen Markt werfen. Das größte Geschäft mit dem Rausch und den Drogen dürften jedoch – vielleicht sogar noch vor den Schwarzhändlern – die

Massenmedien machen. Man ist fast versucht, zu sagen, die Drogenwelle habe die Sexwelle verdrängt. (In beiden Fällen dürfte übrigens der gleiche Grund vorliegen: ein Vakuum an wirklich brauchbarem Wissen plus Sensationsgier.)
Ohne Zweifel hat der Drogenkonsum erst in jenem Stadium den Charakter einer Epidemie angenommen, als Tageszeitungen, Illustrierte und die anderen Massenmedien sich des Themas annahmen und es – in oft ausgesprochen verlogener Form – weidlich ausschlachteten. Noch ausgeprägter als bei der ebenso künstlich angeheizten Sexwelle hat man dabei eine Entwicklung in Gang gebracht, die für die Betroffenen kaum jemals persönlichkeitsfördernd ist, sondern im Gegenteil höchst schädlich sein kann oder es bereits geworden ist.
Ein Musterbeispiel dieser zweifelhaften Publizität lieferte das Nachrichtenmagazin »Der Spiegel«. Am 10. November 1969 wurde »Die Hasch-Welle« noch genüßlich-intellektuell verharmlost; das *pop*ige Titelbild zeigte einen wirrhaarigen Hippie, der mit tiefgründigen Augen kräftig an einem *joint* zieht. Das Fazit des Berichts vereinigte alle ›Weltprobleme‹ gekonnt auf einen Nenner: »Das Jahr 1969 brachte einen Sieg Apollos: Das amerikanische Raumschiff, das nach ihm benannt war, trug zwei Männer auf den Mond. Aber noch im gleichen Jahr, so scheint es, ist Dionysos zum Gegenangriff angetreten.«
Es war doch mehr eine Selbstaggression als ein Gegenangriff, denn neun Monate später, am 10. August 1970, hieß es bereits ernüchtert »Rauschgift – harte Welle«. Da zog man das Fazit mit dem abschreckenden Beispiel eines Haschischrauchers, der »aus Langeweile« zum Spritzen von Jetrium* übergegangen war:
»Zu spät kam dem 17jährigen die Erkenntnis: ›Es hat Spaß gemacht, aber der Preis war zu hoch.‹«
Die Illustrierte »Der Stern« alarmierte im Herbst 1969 ihre Leser mit der (zumindest damals völlig unsinnigen) Behauptung, jeder zweite Oberschüler über 15 habe schon Haschisch probiert und jeder dritte rauche es regelmäßig einmal im Monat. Etwa ein halbes Jahr später kolportierte in derselben Illustrierten die Kolumnistin ›Sybille‹ die (Falsch-)Meldung, Herbert von Karajan wolle sein nächstes Konzert unter Einfluß von Haschisch oder LSD einstudieren. Der (höchst unsachlichen) Abschreckung folgte also die (ebenso unsachliche) Verharmlosung in Form von High-Society-Klatsch. Dieses ›Wechselbad‹ ist typisch für die Art, in der über ein wirklich beunruhigendes Problem, das immerhin einen recht hohen Prozentsatz der jungen Generation betrifft, völlig unreflektiert diskutiert und pseudo-informiert wird.
Der hervorragend gemachte Farbfilm »Easy Rider« betreibt im Grunde die gleiche Augenwischerei, während er vorgibt, den ›Alltag‹ zweier Drogenkonsumenten zu porträtieren, samt *dealing, trip* und jähem Tod.
Die Berichterstattung über die Ermordung des Weltstars Sharon Tate und einiger anderer Prominenter durch die Hippie-Kolonie des selbsternannten Welterlösers Charles Manson, hinter der man eine ungeheuerliche Rauschgiftsensation vermutete und zunächst auch einmal lautstark propagierte (obwohl sich gerade dieser Vorwurf als relativ unbedeutend herausstellte), trug ebenfalls kräftig dazu bei, den Drogenrummel noch anzuheizen.
Wenn es schließlich heißt, LSD sei zum Status-Symbol Hollywoods geworden (»Cosmopolitan« Nr. 11, 1963) oder alle Beat-Musiker würden so schöne und

* Jetrium ist ein Medikament auf Opiat-Basis.

aufregende Musik schaffen, weil sie permanent *stoned* sind (unter Drogeneinfluß stehen) – verwundert es da noch, daß die häufig sehr unkritischen Jugendlichen, denen es nur noch um den *kick*, den kleinen Wochenend-*trip* geht, zu den Drogen greifen? Von ›Bewußtseinserweiterung‹ oder gar kritischer Selbsterforschung bleibt dann überhaupt nichts mehr übrig.
Ein letztes Beispiel: Marihuana hatten die Beatles schon entdeckt, als sie noch in Hamburg auf der Reeperbahn spielten und kein Mensch sie außerhalb ihres Auftrittslokals kannte. 1967 waren sie weltberühmt, verdienten Millionen und probierten das gerade modisch werdende LSD. »Es war, als ob ich nie zuvor richtig geschmeckt, gesprochen, gesehen, gedacht oder gehört hätte«, berichtete später der Gitarrist George Harrison. »Zum ersten Male in meinem Leben vergaß ich mein Ich« (Davis 1968).
Wie die langen Haare, die bizarre Kleidung und das Gehabe der Beatles, der Rolling Stones und der anderen Beat-Bands wurde von ihren Millionen junger Anhänger auch der solchermaßen gepriesene, in den Liedern entsprechend dargestellte Drogenkonsum nachgeahmt. Mit einem bedeutenden Unterschied: Als zum Beispiel die Beatles sich von den Drogen ›lossagten‹, hatte dies nicht einen Bruchteil jener Publicity, die die Drogenwelle aufschaukeln half!
Verherrlichung und auch andrerseits die Verteufelung (die oft ebenso stark wirken kann) der Rauschdrogen durch die Massenmedien tragen einen Großteil der Schuld an den vielen ›Umsteigern‹ auf die harten Drogen – nicht zuletzt, weil die meist unsachliche Berichterstattung über schöne *trips* und *horror trips* die Konsumenten der milderen Cannabis-Produkte naturgemäß enttäuschen mußte. Nicht umsonst heißt es unter den Leuten, die *in* sind: »Heroin hält, was Haschisch verspricht.« Daß Heroin auch neue, oft tödliche Gefahren bringt – davon ist nicht oder nur am Rande die Rede.

Drogen und Politik

Manche Gruppen der außerparlamentarischen Opposition (APO) benützten noch 1969 die Rauschdrogen als politisches Argument. Sie empfahlen sogar in einigen Fällen ihren Konsum den Jugendlichen, »damit sie sich rascher von zu Hause emanzipieren können« (Kirchgässer 1970). Stark linksorientierte Gruppen setzten Rauschdrogen als Bürgerschreck ein. Folgerichtig verwendete man sie als Waffe gegen die etablierte ältere Generation. Womit kann man autoritäre Eltern, kann man das reaktionäre Establishment leichter verunsichern als durch die Propagierung von Drogen als Mittel zur Zerstörung der Gesellschaftsordnung?
Es ist hier nicht der Platz, um zu überlegen, welche sozialpolitischen Konsequenzen sich für ein hochorganisiertes gesellschaftliches System wie die Bundesrepublik ergäben, wenn vielleicht fünf Prozent der nachwachsenden Generation durch exzessiven Drogenkonsum ausfallen würden. Man kann jedoch mit gutem Gewissen annehmen, daß es eine echte Katastrophe wäre, denn die Gesellschaft kommt nicht einmal mit ihren zwei Prozent Alkoholikern, ihren zwei Prozent Geisteskranken, ihren anderen körperlich oder psycho-sozial Geschädigten sowie ihren Arbeitsunfähigen und Alten zurecht.
Die intelligenteren APO-Anhänger haben inzwischen – wie auch die Angehörigen der amerikanischen ›Black Panthers‹ – erkannt, daß die Drogen ihren Zielen nur schädlich sind (»Hasch macht dumm!«). Wer aus der sozialen Wirklichkeit in den Rausch ausweicht oder flieht, kann politisch nicht mehr aktiv

sein, kann nicht mehr konstruktiv auf die Veränderung und Verbesserung dieser Wirklichkeit hinarbeiten, vor allem aber nicht mehr die Enttäuschungen und Rückschläge verkraften, die mit jeder Weltverbesserung verbunden sind.
Den Spieß umzudrehen und die Rauschdrogen als »Produkt des Kapitalismus« hinzustellen, wie es der Frankfurter Mediziner und Marxist Hartmut Mörschel (1970) tat, ist nicht nur reichlich fruchtlos, sondern geht auch an den Tatsachen vorbei:

- Die sozialistischen Staaten haben ebenfalls ein Drogenproblem, wenn sie es auch besser zu unterdrücken wissen (vom Scheidt 1973);
- der vermutlich größte Produzent und Lieferant illegalen Rohopiums ist das kommunistische China unter Mao Tse-tung, das sich als das sozialistischste und antikapitalistischste Land der Welt gebärdet.

Welche Rolle die Politik bei den Rauschdrogen spielt, ließe sich an Dutzenden von Beispielen aufzeigen. So dürfte das Coca-Kauen nicht zuletzt deshalb für einige südamerikanische Regierungen so wenig störend sein, weil sich Drogenkonsumenten wahrscheinlich leichter regieren lassen als Nüchterne. Innenpolitisch spielte die Drogen-Gesetzgebung in den USA ganz bestimmt eine wichtige Rolle bei der Bekämpfung der militanten Negerorganisationen und der linksgerichteten Studenten, die sehr lautstark gegen den Krieg in Vietnam und andere Mißstände protestierten – mit entsprechenden Paragraphen lassen sich bei einer Bevölkerungsgruppe, die für ihren Drogenkonsum bekannt ist, leicht Handhaben für Hausdurchsuchungen und dergleichen finden.
Außenpolitisch wissen die USA die internationalen Rauschmittelabkommen geschickt zu nützen, um Druck auf die Regierungen von unterentwickelten Ländern auszuüben. Das Beispiel Persien wurde bereits erwähnt; ein anderes gutes Exempel liefert Mexiko, auf das von Zeit zu Zeit gewaltiger Druck ausgeübt wird, damit es die Hanffelder auf seinem Territorium verbrennt. Der Türkei schließlich sollte, auf Betreiben von rund 100 Abgeordneten des US-Repräsentantenhauses, keine Entwicklungshilfe mehr gewährt werden, solange sie den Anbau von Mohn zur Opium-Gewinnung nicht einstellt. Das gleiche wurde allen anderen Herkunftsländern von Rauschdrogen angedroht (»Süddeutsche Zeitung« vom 11. 7. 1970).
Die Motive mögen noch so edel scheinen – auch rein machtpolitische Motive spielen dabei mit, wobei die Drogen jeweils als willkommener Anlaß dienen.
Aber auch die Sowjetunion reitet auf der Drogen-Welle mit. Als es 1969 zu den blutigen Grenzzwischenfällen mit China kam, behauptete die Parteizeitung »Prawda«, »rund 500 diensteifrige und durch Heroin angefeuerte Rotgardisten« seien in einen chinesischen Grenzposten eingerückt (»Süddeutsche Zeitung« vom 21. 8. 1969).
Offensichtlich lassen sich die Rauschdrogen zu allem benützen – zumindest in der Propaganda. (Näheres hierzu s. vom Scheidt 1973).
Die eminente kulturpolitische Rolle einer Droge für ein ganzes Volk haben Joachim Gantzer und Mitarbeiter untersucht in ihrer Studie »Der Cocagebrauch bei den Andenindianern in Peru« (1975). (Näheres →Kokain)

Zweierlei Maß für Gesundheit

Mit welcher Berechtigung – und vor allem mit welcher Begründung – will man die halluzinogenen Substanzen beim heutigen Stand der Wissenschaft (→Cannabis, →LSD) in einer Gesellschaft verbieten, die jährlich für so eindeutig gefährliche Mittel wie →Alkohol und Zigaretten 46 Milliarden DM* ausgibt? Für beides darf in einem ungeheuren Umfang mit den suggestivsten Argumenten geworben werden,

- ungeachtet jener 1,5 Millionen Alkoholsüchtigen, die es in der Bundesrepublik gibt, und der Tatsache, daß bei jedem vierten Verkehrsunfall mit tödlichem Ausgang ›Alkohol am Steuer‹ beteiligt ist,
- ungeachtet jener sprunghaften Zunahme des Lungenkrebses und der Kreislaufschäden, die von den Wissenschaftlern inzwischen nahezu einhellig dem Zigaretten-Konsum zugeschrieben wird (»Selecta« Nr. 17, 1970).

Ein nicht weniger merkwürdiger Tatbestand ist, daß man nichts gegen den riesenhaften, weiter kräftig anschwellenden Tabletten-Mißbrauch unternimmt. Zum Beispiel werden unbedenklich weiter Barbiturate (→Schlafmittel) verschrieben (1968 mehr als 30 Millionen Packungen), obwohl schwere medizinische Bedenken gegen einen Dauergebrauch bestehen. Nicht weniger hemmungslos werden Amphetamine konsumiert (1968 1,6 Millionen Packungen), obwohl auch hier große Einwände bestehen (→Weckamine).
Am beunruhigendsten sieht es mit den Tranquilizern aus (1968 50 Millionen Packungen). Allein von dem Präparat Valium wurden 1967 mehr als 250 Millionen Tabletten verbraucht, womit es an die vierte Stelle des Medikamenten-Konsums in der Bundesrepublik nach drei Schmerzmitteln rückte. Hans Hippius (1970) gibt an, daß in der Bundesrepublik inzwischen jährlich Tranquilizer im Wert von 45,2 Millionen DM umgesetzt werden. Der prozentuale Anteil der Tranquilizer am Gesamtumsatz der Psychopharmaka nimmt ständig zu, ja diese Tabletten haben manchmal den Alkohol schon verdrängt.
Die Werbung ist dementsprechend ausgesprochen aggressiv-manipulierend. In einer für Ärzte bestimmten Information für einen anderen Tranquilizer (Librium) heißt es, analog zur Waschmittelpropaganda: »Das Potential eines Jahrhundert-Moleküls – jetzt optimal nutzbar.« Man erreiche mit dem Medikament »keine Scheinlösung für Probleme, sondern eine Lösung für Scheinprobleme«. Diese Argumentation untermauert genau jene Haltung mancher Ärzte, daß neurotische Probleme gar keine richtigen Probleme seien – als habe Sigmund Freud niemals die seelischen Ursprünge dieser Schwierigkeiten und eine Möglichkeit ihrer Heilung durch Psychotherapie (ohne Medikamente, aber mit großem Zeitaufwand) entdeckt.
Daß man den Patienten mit der Verschreibung solcher Psychopharmaka in keiner Weise hilft, zeigt der umfangreiche Mißbrauch, den sie damit treiben (müssen). Neue Forschungen haben zudem den seit geraumer Zeit schwelenden Verdacht verstärkt, daß anhaltende Verwendung von Psychopharmaka das Herz angreift (Kaltenbach 1970).
Wenn in jeder elterlichen Hausapotheke für die momentane ›Lösung‹ seelischer Probleme ein gutes Dutzend solcher Mittel bereitstehen (Alkohol und Zigaretten mit inbegriffen), so darf es niemanden wundern, wenn die Kinder bedenkenlos zur ›Lösung‹ ihrer nicht weniger echten und schmerzhaften Probleme zu den ihnen vertraut gewordenen Mitteln, nämlich den Rauschdrogen, greifen.

* Nach Angaben der ›Deutschen Hauptstelle für Suchtgefahren‹ betrugen allein die Steuereinnahmen 1968 in der BRD für Alkoholika 3,3 Milliarden, für Tabakwaren 6 Milliarden DM. 1973 erbrachten die Alkoholsteuern bereits 4,9 Milliarden DM, die Tabaksteuer 8,8 Milliarden!

Eine Fragebogenstudie des Züricher Hygieneforschers K. Bättig bei 307 Studenten hat allerdings ergeben, daß Rauschdrogen weit hinter den üblichen Mitteln zurückstehen. Von den Befragten konsumierten:

- 81,4 % Alkoholika,
- 43,6% Schmerztabletten,
- 16,6% Tranquilizer,
- 12,4% Weckamine,
- 4,9% Schlafmittel,
- 18,6% Cannabis (Haschisch, Marihuana).

Auch was die Häufigkeit des Konsums angeht, stand Alkohol bei weitem an der Spitze, gefolgt von Schlafmitteln, Tranquilizern, Weckaminen und schließlich Cannabis (in dieser Reihenfolge).

Auf der Suche nach einer anderen Lebensform

Wenn in einer Gesellschaft biochemische Hilfsmittel in einem solchen Umfang benützt (und vor allem auch benötigt) werden, wie eben gezeigt wurde, dann muß man sich überlegen, woran das liegt und was dagegen zu tun ist. Die Ursachen werden noch eingehend erläutert (→RA II). Es sind neben individuellen psychischen (meist neurotischen) Problemen auch eine Fülle sozialer Konflikte, die der einzelne in sich selbst und in der Auseinandersetzung mit seiner Umwelt austragen muß. Wenn die Betrachtungsweise nicht einseitig psychologisch oder soziologisch werden soll, muß man beide Aspekte, die natürlich aufs engste miteinander verzahnt sind, berücksichtigen.

Man muß jedoch auch die Mißstände von beiden Richtungen her zu beseitigen suchen. Was für die psychischen Konflikte getan werden kann, die gerade beim Drogen-Konsum und noch deutlicher beim Drogen-Mißbrauch offenkundig werden, wird ebenfalls noch ausführlich gesondert behandelt (→RA II). Was läßt sich jedoch im sozialen Bereich unternehmen?

Die Antwort ist simpel und kompliziert zugleich. Auf einen Nenner gebracht lautet sie: Die Versäumnisse der Gesellschaft korrigieren.

Etwas paradox wirkt es, daß die sozialen Mißstände deshalb zu so verheerenden Folgen – wie sie Drogen-Mißbrauch nach sich ziehen kann – führen, weil diese Mißstände es dem einzelnen unmöglich machen, seine Persönlichkeit zu entfalten, seine Identität zu entdecken, seine Innenwelt aufzuschließen.

So gibt es an deutschen Schulen nicht eine einzige Stunde Unterricht in Psychologie, in der man sich gezielt mit dem Unbewußten, den Träumen, mit neurotischen Konflikten und dergleichen auseinandersetzt. Es gibt nahezu keine Schulpsychologen, die den Schülern in aktuellen Konfliktsituationen helfen könnten. Außerdem steht es mit den psychologischen Kenntnissen – und vor allem der Selbstkenntnis – mancher Pädagogen auch nicht gerade zum besten (s. auch vom Scheidt 1976, Kap. 4).

Man braucht sich deshalb nicht zu wundern, wenn die Eltern – die ja aus diesen Gründen ebensowenig über ihre Innenwelt erfahren konnten – nicht in der Lage sind, mit ihren Kindern über solche Probleme zu sprechen. In vielen Fällen bricht ja die Kommunikation bereits im engsten Familienkreis völlig zusammen.

Der gleiche Mangel an Information und Auseinandersetzung besteht – trotz Sozialkunde-Unterricht – weitgehend im Bereich der sozialen Erfahrung. M. Kooyman (1970) beschreibt die Situation der Jugendlichen, die zu den Drogen greifen, folgendermaßen: »Jugendliche können sich nicht mehr für die traditionellen Werte begeistern, die Ideale der Älteren sprechen sie nicht mehr an. Da materieller Wohlstand allgemein geworden ist, ist der Kampf ums Dasein überflüssig geworden. Durch eine nachsichtige Erziehung erlebt die Jugend weniger Enttäuschungen. Die geistige Armut und die Unterdrückung, die in unserer Gesellschaft herrschen, werden nun als frustrierend erlebt. Der Familienverband ist gelockert, Ehescheidungen – und die Angst vor ihnen – nehmen zu. Durch die schnellen Veränderungen auf allen Gebieten wird der Abstand zwischen Eltern und Kindern dermaßen groß, daß eine Identifizierung des Kindes mit seinen Eltern nur noch selten möglich ist. Durch die gewandelte soziopsychische Situation ist die Jugend heute körperlich und geistig schneller erwachsen als früher. Unter anderem durch bessere Ernährung nimmt das Wachstum der Kinder zu. Die Menstruation beginnt heute schon im Grundschulalter. Durch all diese Faktoren wird die gesteigerte Vitalität der Heranwachsenden erklärlich. Mit diesen Tatsachen setzt sich unsere Gesellschaft noch kaum auseinander . . .«

Die Untersuchungen von J. M. Schwarz und Mitarbeitern (1971) bei Oberschülern in Schleswig-Holstein, K. Wanke (1971) in Hessen, M. Jasinsky (1971) in Hamburg, H. E. Hasse et al. in Bonn (1971, 1972), Marx in Gütersloh (1972), Schmitt et al. (1972) in Baden-Württemberg sowie R. Wormser (1973) in München bestätigen allesamt, daß die jungen Leute aus den gleichen oder sehr ähnlichen Motiven zu Drogen greifen. Neuere, unveröffentlichte Arbeiten lassen allerdings den Schluß zu, daß speziell der Neugierkonsum (vor allem von Haschisch) zurückgeht. Es sind nicht mehr so viele bereit, mit der eigenen Psyche zu experimentieren. Dafür weist einiges darauf hin, daß die klassische westliche Rauschdroge, der Alkohol, den Platz der »Modedrogen« einzunehmen beginnt.

Eine erste Hilfe, die die Gesellschaft anbieten könnte (indem sie entsprechende finanzielle und personelle Mittel zur Verfügung stellt), wären ausreichende – und vor allem ausreichend besetzte – Erziehungs-Beratungsstellen. Man geht sicher nicht fehl in der Annahme, daß die ›Drogenberatungsstellen‹*, die man in einigen Großstädten zögernd zu etablieren beginnt, im Grunde nichts anderes sind als Zweigstellen der bereits existierenden Erziehungs-Beratungsstellen – bei denen bekanntlich Wartezeiten bis zu einem halben Jahr und länger bestehen.

Wie einer der beiden Autoren (J. v. Sch.) aus eigener Erfahrung weiß, ist jede Drogen-Beratung im Grunde eine Beratung über die üblichen persönlichen

* *Telefon-Nr. von Drogenberatungsstellen in:* Augsburg 28525, *Berlin* 7734701, Bonn 630993, Braunschweig 338096, Bremen 361 4428, Darmstadt 13-516, Dortmund 141340, Duisburg 2813-2748, *Frankfurt* 212-3095, Freiburg 74565/66, Gießen 73303, *Hamburg* 39107–2662–2669, Hannover 26959, Heidelberg 532479, Karlsruhe 133-2135 u. 2136, Kassel 1926-489, Koblenz 36688, Kiel 5972543, Köln 233951, Mannheim 33246, Marburg 24091, *München* 768901, Münster 40487, Nürnberg 336190, Regensburg 53016, Saarbrücken 32407, Stuttgart 542140, Ulm 30802, Weiden 33008, Wiesbaden 31-2819, Würzburg 51237. Stand: Sommer 1976.

Konflikte der meist Jugendlichen, die durch die Rauschdrogen lediglich enorm verschärft worden sind (→RA II). Wie unter einem Vergrößerungsglas treten sie weit deutlicher sichtbar in Erscheinung – und sind dementsprechend schwieriger zu bearbeiten.

Es sieht ganz so aus, als hätten die Drogen-Konsumenten mit den Rauschdrogen nun endlich *das* Druckmittel entdeckt, mit dem sie eine Änderung der untragbaren Situation erzwingen können. Bisher konnten die Jüngeren sich ja überhaupt nicht gegen ihre miserable Situation, gegen den krassen Mangel an Kindergärten, Schulen, Lehrkräften und dergleichen wehren. Nun haben sie offensichtlich den ›Archimedischen Punkt‹ erreicht, von dem aus sie das Universum der Erwachsenen aus dem bislang so unerschütterlichen Gleichgewicht bringen können.

Wer Rauschdrogen nimmt, signalisiert überdeutlich: Ich habe schon seit geraumer Zeit Probleme gehabt – aber nun *müßt* ihr mir endlich helfen. Man könnte die Drogen-Welle als Versuch einer kollektiven Selbstheilung mit ungeeigneten Mitteln betrachten. Wenn die Verantwortlichen jetzt immer noch nicht begreifen, daß die riesigen Steuermittel der Überflußgesellschaft sinnvoller als bisher eingesetzt werden müssen, dann kann es gut sein, daß sich eine ganze Generation mit den Drogen auf eine ›Reise‹ begibt, die ganz anders verläuft, als alle Beteiligten sich gedacht hatten. J. v. Sch.

Literatur: Benn, G., »Provoziertes Leben«, in: *Gesammelte Werke* Bd. 1, Wiesbaden 1959. – Benz, E., *Die Vision,* Stuttgart 1969. – Berelson, B., und G. A. Steiner, »Sensory Deprivation«, in: *Menschliches Handeln,* Weinheim 1969, S. 63. – Berger, H., Einführung zu: Lingeman, R. R., *Drugs from A to Z:* A Dictionary, New York 1969. – Beringer, K., *Der Meskalinrausch. Seine Geschichte und Erscheinungsweise,* Berlin 1927. – Bochnik, H. J., »Der Schatten wird länger« (Interview), in: *Der Spiegel* Nr. 33, 1970. – Brau, J. L., *L'histoire de la Drogue,* Paris 1968. – Caldwell, W. V., *LSD Psychotherapie,* New York 1968. – Chein, J., u. a., *Narcotics, Delinquency and Social Policy, The Road to H,* London 1964. – Cohen, S., *The Beyond Within,* New York 1968. – Coon, C., und R. Harris, *The Release Report an Drug Offenders and the Law,* London 1969. – Davis, H., *Alles was du brauchst ist Liebe. Die Story der Beatles,* München 1968. – Dodds, E. R., *The Greek and the Irrational,* Berkeley 1964. – Eliade, M., *Schamanismus und archaische Ekstasetechnik,* Stuttgart-Zürich 1957. – Gantzer, J., Kasischke, H. und R. Losno, Der Cocagebrauch bei den Andenindianern in Peru, Hannover 1975. (Druck im Rahmen des Sonderprogramms der Stiftung Studienkreis für Internationale Begegnung und Auslandsstudien [ASA]). – Gelpke, R., *Vom Rausch im Orient und Okzident,* Stuttgart 1966. – Vortrag auf dem Symposion *Rauschmittel und Süchtigkeit* (siehe dort). – Goode, E., *Marihuana,* New York 1969. – Hammer-Purgstall, J. V., *Geschichte des Assassinen-Ordens,* Stuttgart 1818. – Hasse, H. E., Lungershausen, E. und Weber, H. P., »Drogengebrauch bei Studenten«, in: *Fortschritte der Medizin 90,* 1972, S. 108–111. – Hasse, H. E., Schiefgen, W. und P. S. Schönhöfer. »Notfallsituationen bei jugendlichen Drogenkonsumenten«, in: *Deutsche Medizinische Wochenschrift 96,* 1971, S. 449–453. – Hastings, D. W., referiert in: *Praxis-Kurier* Nr. 16, 1970 (»Ärzte brechen mit Vorurteilen«). – Hippius, H., referiert in: *Praxis-Kurier* Nr. 5, 1968 (»Für 10 Pfennige Mißbrauch«). – Huxley, A., *Brave New World,* London 1932; deutsch: Schöne neue Welt, Frankfurt am Main 1953; sowie *Island,* London 1962. – Jacobsen, E., »Alkohol als soziales Problem«, in: Møller, K., a.a.O., S. 23. – Jasinsky, M., »Drogenkonsum Hamburger Schüler«, refer. in: *Berichte und Dokumente aus der Freien und Hansestadt Hamburg,* Nr. 272 vom 30. Aug. 1971. – Jünger, E., *Annäherungen,* Stuttgart 1970. – Kaltenbach, M., referiert in: *Praxis-Kurier* Nr. 47, 1970 (»Psychopharmaka möglicherweise kardiotoxisch«). – Kirchgässer, P., Diskussionsbemerkung auf dem Symposion *Rauschmittel und Süchtigkeit* (siehe dort). – Kooymann, M., »Medizinische Aspekte«, in: Neuman, N. (hrsg.), *Hasch und andere Trips,* Hamburg 1970. – LaBarre, W., *The Peyote Cult,* Hamden 1964. – Leary T., *High Priest,* New York 1968. – *Politik der Ekstase,* Hamburg 1970. – Lee, R., und I. DeVore (Hrsg.), *Man the Hunter,* Chicago 1968. – Leuner, H., *Die experimentelle Psychose,* Berlin 1962. – Lidz, T., und A. Rothenberg, »Psychedelismus: Die Wiedergeburt des Dionysos«, in: *Psyche* 24, 1970, S. 359. – Marx, E., »Stationäre Soziotherapie Drogenabhängiger«, in: *Der Kassenarzt,* Heft 9, Sep. 1972. – Masters, R. E. L., und J. Houston, *The Varieties of Psychedelic Experience,* New York 1966. – Mörschel, H., Vortrag auf dem Symposion *Rauschmittel und Süchtigkeit* (siehe dort). – Møller, K. O., *Rauschgifte und Genußmittel,* Basel 1951. – Nepote, J., Vortrag auf dem Symposion *Rauschmittel und Süchtigkeit* (siehe dort). – O'Callaghan, S., *The Drug Traffic,* London 1967. – *Rauschmittel und Süchtigkeit,* ein internationales Symposion unter Leitung von Arthur Koestler, veranstaltet von der Gottlieb-Duttweiler-Stiftung in Rüschlikon/Zürich, 15. und 16. Januar 1970. – Sacy, S. de, *Memoires sur la Dynastie des Assassins et sur l'Origine de leur Nom* (Académie des Inscriptions et Belles-Lettres), Paris, 7. Juli 1809. – Scheidt, J. vom, »Drogen im Ostblock«, in: *Westermanns Monatsmagazin* Nr. 12 (Dez.) 1973, S. 110–113. – ders., Der falsche Weg zum Selbst – Studien zur Drogenkarriere, München 1976. – Scheuch, E. K., *Haschisch und LSD als Modedrogen,* Osnabrück 1970. – Schmidbauer, W., »Halluzinogene in Eleusis?«, in: *Antaios* 10, 1968, S. 18. – »Schamanismus und Psychotherapie«, in: *»Psychologische Rundschau* 20, 1969, S. 29. – Schmitt, L., Stöckel, F. und L. Kaiser, »Drogengebrauch unter Jugendlichen in Baden-Württemberg«, in: *Deutsches Ärzteblatt 69,* 1972, S. 354–357. – Schwarz, J., Bergius, M., Anhegger, O. und K. Birnbaum, »Ergebnisse einer repräsentativen Umfrage über den Gebrauch von Rauschmitteln bei Oberschülern in Schleswig-Holstein«, in: *Das öffentliche Gesundheitswesen 33,* 1971, S. 228–237. – Vega, G. de la, »Die Heroin-Sucht: Ein Abwehrmechanismus«, in: *Dynamische Psychiatrie,* Sonderheft 1, Berlin 1971. – Wanke, K., *Neue Aspekte zum Suchtproblem. Multifaktorielle Analysen klinischer Erfahrungen mit jungen Drogenkonsumenten* (Habilitationsschrift), Frankfurt a. M., 1971. – Wasson, G. R., »The Hallucinogenic Mushrooms of Mexico«, in: *Transactions of the New York Academy of Sciences,* New York 1968. – Wetz, R., *Jugendliche und Rauschmittel. Bericht über eine explorative Studie im Stadtgebiet Köln,* Köln 1971. – Wolfe, B. H., *The Hippies,* New York 1968. – Wormser, R., *Drogenkonsum und soziales Verhalten bei Schülern,* München 1973.

II: Psychologie

Wer die physiologischen Mechanismen der Suchtentstehung kennt (›RA III), wird sich nicht wundern, daß ein schwerverletzter Soldat nach einer Reihe von Morphiumspritzen im Lazarett morphiumsüchtig wird. Ursache und Kausalkette, die zur Drogenabhängigkeit führen, sind in diesem Fall gut bekannt.

Wenn wir hören, daß jemand täglich Kokain schnupfen muß, liegen die Verhältnisse bereits nicht mehr so offen. Wir verstehen, daß der Betreffende süchtig geworden ist, sobald er – bei entsprechender Veranlagung – die Drogen seinem Körper genügend oft zugeführt hat, denn auch das Kokainschnupfen kann zu einer körperlichen Drogen-Abhängigkeit führen. Warum jedoch hat diese Person überhaupt erst mit dem ›Koksen‹ angefangen? Niemand hat sie dazu gezwungen (obwohl auch das gelegentlich vorkommt). Hier machen wir erstmals Bekanntschaft mit dem psychologischen Hintergrund des Drogengebrauchs.

Dieser seelische Aspekt gilt heute generell als der wichtigste Faktor bei der Entstehung jenes Teufelskreises, den man früher als ›Sucht‹ bezeichnete – der jedoch heute ›Drogenabhängigkeit‹ genannt wird, nachdem man bei der Weltgesundheitsorganisation (WHO) zu dem Ergebnis kam, daß der gemeinsame Nenner aller ›Suchten‹ die psychische Abhängigkeit ist. Körperliche Abhängigkeit, in Form von Entziehungssymptomen und ähnlichem (→RA III), tritt erst in zweiter Linie in Erscheinung und auch nicht bei allen Rauschdrogen.
Wie sieht es jedoch bei einem dritten Abhängigkeitstyp aus, bei dem die körperlichen Merkmale völlig in den Hintergrund treten? Warum raucht ein 13-jähriger Junge Haschisch? Warum greift ein 17jähriges Mädchen zu LSD?

Der Drogenrausch

Ehe wir diese Frage näher untersuchen, soll ein Drogenrausch vorgestellt werden, mit einem angenehmen und einem unangenehmen Teil. Nach dem Genuß einer Überdosis Haschisch hatte der amerikanische Journalist Bayard Taylor folgende Erlebnisse:
»... Augenblicklich fiel das Gefühl der Begrenztheit, die Beschränkung der Sinne auf unser eigenes Fleisch und Blut von mir ab. Die Mauern meines Leibes barsten nach außen und stürzten zusammen; und ohne daran zu denken, welche Gestalt ich nun angenommen hatte – ja, ohne überhaupt noch die Idee der Form schlechthin fassen zu können –, fühlte ich, daß ich über einen riesengroßen Raum hin existierte. Das Blut, das mein Herz weiterpumpte, durcheilte ungezählte Meilen, bevor es in meine Extremitäten gelangte, die Luft, die ich in meine Lungen einsog, weitete sich zu Meeren von klarem Äther aus, und die Rundung meines Schädels spannte sich weiter als das Himmelsgewölbe. In der Höhle, die mein Gehirn barg, gähnten unauslotbare Tiefen von unbeschreiblichem Blau; da zogen Wolken entlang, die der himmlische Wind zusammentrieb, da glühte die Sonnenscheibe. Es war – obwohl ich in diesem Augenblick überhaupt nicht daran dachte –, als ob mir das Geheimnis der Allgegenwart Gottes offenbart würde ...« (Reavis 1967)
Und nun das düstere Gegenstück, der *horror trip:*
»... Ich hatte das Haschischparadies durchmessen und wurde unmittelbar darauf in seine gräßlichste Hölle gestürzt ... Das aufgewühlte Blut stürmte wie ein tosendes Meer durch meinen Körper. Es schoß mir in die Augen, bis ich nicht mehr sehen konnte; es schlug dumpf in meinen Ohren und bebte so stark in meinem Herzen, daß ich befürchtete, die Rippen würden unter seinen Schlägen nachgeben. Ich riß mein Hemd auf, legte meine Hand auf die Brust und versuchte, den Puls zu zählen; doch es gab zwei Herzen, von denen das eine tausend Schläge in der Minute tat und das andere nur langsam und träge klopfte. Ich wähnte, daß meine Kehle bis oben hin mit Blut gefüllt sei und mir das Blut in Strömen aus den Ohren schösse. Ich fühlte, wie es mir warm über Hals und Nacken rann. In tiefer Verzweiflung und dem Wahnsinn nahe, floh ich aus dem Zimmer ...«
Es gibt natürlich auch mildere Räusche, nach einigen Gläsern Wein oder nach einer schwachen Haschisch-Zigarette; oder stärkere nach Einnahme von LSD oder Meskalin. Grundsätzlich können Taylors Erlebnisberichte jedoch als Modell für ›den‹ Rauschzustand dienen.
Früher glaubte man, im Rausch würde nur ›Euphorie‹ gesucht. Dieses griechische Wort bezeichnet einen Zustand des ›Gehobenseins‹, des gesteigerten

Glücks- und Lebensgefühls, wie er bei krankhaften Zuständen (Manie), bei der mystischen Versenkung oder eben bei Einnahme von Anregungs- bzw. Rauschmitteln (deshalb auch ›Euphorika‹ genannt) eintritt. Inzwischen ist man von dieser einseitigen Bezeichnung abgekommen und versteht unter einem Rausch jenen Zustand, bei dem der berauschte Mensch einen Ausbruch aus dem Normalen, einen Kontrast zum Alltag, eine Diskontinuität des Erlebens erfährt. Folgerichtig spricht man deshalb auch von ›Ekstase‹, was ja wörtlich bedeutet: »Aus sich selbst heraustreten.«

a) Was sich im Rausch verändert

Der Mensch kommt nahezu frei von angeborenen Verhaltensweisen auf die Welt. In einem langwierigen Prozeß, der in den hochzivilisierten Ländern oft mehr als 20 Jahre dauert, müssen grundlegende Reaktionsmuster, die Koordination der Sinneswahrnehmung und das Denken gelernt werden. Ebenfalls mühsam erworben werden müssen das Gefühl für den Zeitablauf, Formkonstanz, Dingkonstanz, das Verständnis für soziale Vorgänge, Sitten und Gebräuche und dergleichen mehr. In der Schule schließlich findet der Erwerb jenes riesigen Wissensgutes statt, das im Laufe von Jahrtausenden die Menschheit mühsam der Natur abgerungen hat (Erikson 1968, Muller 1969, Spitz 1967, Werner 1959).

In diese hochkomplizierten Abläufe greifen nun die Rauschdrogen mehr oder minder massiv ein.

Grundsätzlich kann man sagen, daß alle Rauschdrogen den Bezug zur Umwelt und damit die Reaktionen auf sie stören. Darauf beruhen sowohl ihre positive (›Bewußtseinserweiterung‹) wie ihre negative Wirkung (›Persönlichkeitszerfall‹). Subjektiv gesehen äußert sich das so, daß die Außenwelt zunehmend unwirklicher, der Kontakt zu ihr labiler wird, während die Innenwelt (Phantasie, Erinnerungen) stärker in Erscheinung tritt. Das läßt sich schon beim leichten Alkoholschwips beobachten.

Gleichzeitig tritt das rationale, abstrakte Denken in den Hintergrund, während gefühlsmäßige psychische Vorgänge überwiegen. Der Gedankenablauf wird lockerer, das Zeitgefühl verlangsamt oder beschleunigt. Ein kräftiger Haschischrausch vermag bereits die Leuchtkraft von Farben zu erhöhen; →LSD, →Psilocybin und andere stärkere Halluzinogene vermögen Farbänderungen hervorzurufen. Mit zunehmender Intensität des Rausches geht die Formkonstanz der Umwelt verloren. Schließlich schieben sich – meist abwechselnd mit realen Wahrnehmungen – traumhafte Abläufe in den Vordergrund.

Bei den kräftigsten Drogen kommt es zu echten Halluzinationen, das heißt zu Wahrnehmungen, die der Außenwelt zugehörig erscheinen, obwohl sie in Wirklichkeit von innen kommen.

Kindheitserinnerungen werden wach und können oft zu ganz erstaunlichen Wieder-Begegnungen mit sich selbst führen; eine Erfahrung, die man sich bei der Psychotherapie zunutze machen kann (Caldwell 1968, Frederking 1952, Leuner 1942, Newland 1964).

Von außen betrachtet, machen alle diese Vorgänge den Eindruck eines Zerfalls der im Laufe des Lebens mühsam erworbenen seelischen Strukturen zugunsten primitiverer, am Anfang der psychischen Entwicklung liegender Wahrnehmungs- und Verhaltensweisen. Man faßt sie zusammen unter dem Begriff der ›Regression‹.

b) Die Regression

Unter Regression versteht man ganz allgemein ein Zurücksinken in seelische Zustände, die der frühen Kindheit angehören, aber auch im erwachsenen Menschen, meist unbewußt, weiterexistieren. Sie können unter entsprechenden Umständen jederzeit wieder wirksam werden. Müdigkeit, Krankheit, Neurosen, Psychosen können Regressionen genauso auslösen wie Rauschdrogen. Solange keine ausgesprochene Drogen-Abhängigkeit vorliegt, besteht der Unterschied zu den übrigen Regressions-Auslösern beim Rausch in der Freiwilligkeit, mit der die Regression herbeigeführt wird. Allerdings ist auch diese ›Freiwilligkeit‹ oft fragwürdig – sie kann durch unbewußte, meist neurotische Faktoren gesteuert sein.

(Näheres zu Regression siehe Alexander 1955/56, Balint 1960 und 1970, Freud 1900, Frijling-Schreuder 1967, Richter 1957/58, Loch 1963, Winnicott 1956/57.)

Was im Sprachgebrauch der Psychoanalytiker zunächst einen eher negativen Beigeschmack hat, nimmt bei den Drogen-Freunden eine ausgesprochen positive Färbung an. Statt von Regression sprechen sie von ›Bewußtseinserweiterung‹, von der Gewinnung neuer Erkenntnisse jenseits des Alltagswissens. Besonders seit Timothy Leary und seine Nachfolger (→RA I) die Halluzinogene als Schlüssel zur Innenwelt gepriesen haben und die enge Verwandtschaft von Drogenrausch und mystisch-religiösen Erfahrungen herausstellten (Huxley 1954, Gelpke 1966, Steckel 1969, Jünger 1970), hat dieser positive Aspekt der Regression eine wichtige Bedeutung erlangt (→LSD). Die Rauschfreunde können sich dabei – und sie tun dies auch reichlich – auf die Schriften des Schweizer Psychiaters Carl Gustav Jung berufen. Im Gegensatz zu Sigmund Freud, der die Regression mehr als Rückschritt in der seelischen Entwicklung betrachtete, betont Jung ihren schöpferischen Aspekt (1928, 1944, 1952, 1954). Lesenswert sind auch die einschlägigen Bücher des Jung-Schülers Erich Neumann (1949, 1954, 1956).

Es kann hier nicht diskutiert werden, wie weit mystische Erlebnisse (durch Versenkung, Gebet, Askese, Meditation) und Rauscherlebnisse vergleichbar sind. Der Orientalist und Drogenforscher Rudolf Gelpke zumindest schreibt: »Ich selbst habe mehrere Male, und mit Hilfe verschiedener Drogen, einen Bewußtseinszustand erreicht, von dem ich überzeugt bin, daß er demjenigen, den die Mystiker ›Entwerden‹ und ›Vereinigung‹ nennen, zumindest außerordentlich nahekommt« (Gelpke 1966).

Es kann auch nicht näher eingegangen werden auf die Möglichkeiten, die sich der psychologischen Forschung durch das Drogenexperiment bieten. Wer sich dafür interessiert, mag nachlesen bei Kurt Beringer (1927) und Hanscarl Leuner (1964). Interessante Sammlungen von Selbstversuchen finden sich bei Edward Reavis (1967) und Ralph Metzner (1968). Dichterische Berichte geben Charles Baudelaire (1860), William Burroughs (1963), Jean Cocteau (1930), Aldous Huxley (1954), Timothy Leary (1968, 1970) und Thomas de Quincey (1822).

Über erstaunliche Möglichkeiten des Meskalins berichtet der Anthropologe Francis Huxley, ein Neffe von Aldous Huxley, in seinem Buch »The Invisibles« über den haitischen Voodoo-Kult (1966). Er schreibt, daß er im Rausch erstmals begriffen habe, was das fremdartige Ritual der Voodoo-Priesterin bedeutet. Ähnliches berichtet der Anthropologe Carlos Castaneda aus Südkalifornien (1969).

In jüngster Zeit wurden verschiedene Versuche gemacht, die Sehnsucht nach Regression zu interpretieren. So spricht der englische Psychoanalytiker Michael Balint (1969) von einem Aufsuchen von Erlebnissen aus der allerfrühesten Kindheit (›primäre Liebe‹). Aus mehr philosophischer Sicht sieht der Schweizer Psychiater Medard Boss den starken Wunsch des westlichen Menschen, die Subjekt-Objekt-Spaltung zu überwinden (1953, 1957, 1959).
Die Diskussion des Regressionsvorgangs dürfte stark angeregt werden durch die enorme Verbreitung der Rauschdrogen unter den Jugendlichen. Denn nur wenn man diese psychischen Abläufe versteht, kann man die unbewußten Wurzeln der Rausch-Sehnsucht und der ›Sucht‹ als ihrer Extremform verstehen. Simplifizierend kann man sagen, daß das Gleichgewicht von Innenwelt und Außenwelt heute mehr denn je gestört ist. Vor allem die Eigenschaft der Halluzinogene, unbewußtes Material bewußt machen zu können, hat bei vielen Menschen die Neugier nach der eigenen Innenwelt geweckt, die in einer vorwiegend materiell orientierten Welt offensichtlich nicht richtig befriedigt wird. Die Suche nach Selbsterkenntnis wird so durch die Rauschdrogen zum existentiellen Experiment.

c) Das psychoanalytische Persönlichkeits-Modell

Die Dynamik des Rausches läßt sich, vor allem wegen der beteiligten unbewußten Prozesse, am besten mit dem von Sigmund Freud entwickelten Persönlichkeitsmodell der Psychoanalyse verständlich machen.
Freud unterscheidet zwischen drei seelischen Instanzen: Es, Ich und Über-Ich (siehe Freud 1920, 1923, 1924, 1933). Unter dem ›Es‹ wird die angeborene biologische Substanz (in triebhafter Form als Sexualität, Aggressivität) verstanden, die der Mensch im Laufe seiner Entwicklung mühsam zu beherrschen lernt. Es ist in etwa gleichzusetzen mit dem ›Unbewußten‹ (das allerdings noch Teile des Ich und des Über-Ich enthält).
Als Instrument der Triebbeherrschung dient das ›Ich‹. Seine Funktionen sind – soweit sie bewußt ablaufen – die Wahrnehmung, die Steuerung der Muskeln, das Denken. Als ein gewisses Maß der Ich-Stärke kann man die Intelligenzhöhe betrachten – nicht umsonst wird deshalb ein Mindestmaß an Intelligenz als Voraussetzung für Drogen-Experimente angesehen.
Dazu kommt noch, als relativ späte Entwicklung, das ›Über-Ich‹, gewissermaßen die Summe der kulturellen Vorstellungen, die unser Handeln bestimmen (Gesetze, Moral, Ethik). Man kann es ungefähr mit dem ›Gewissen‹ der Theologen vergleichen.
Alle diese drei psychischen Instanzen werden in charakteristischer Weise durch die Rauschdrogen beeinflußt. Vermutlich dämpfen sie in einem gewissen Ausmaß den Einfluß des Über-Ich* und setzen andrerseits die Es-haften sexuellen und aggressiven Triebkräfte frei, was die triebhaften Ausbrüche bei manchen Rauschformen (etwa beim Alkoholrausch) erklärt.
Bei den stärkeren Drogen scheint es zusätzlich noch zu einer Aufspaltung des Ich zu kommen. Der holländische Analytiker R. leCoultre (1970) bezeichnet die Ich-Spaltung bereits als eine zentrale Erscheinung jeder Neurose. Von da aus läßt sich gut die Anschauung verstehen, die die Drogenabhängigkeit im Rahmen der Psychopathologie zwischen Neurose und Psychose ansiedelt.

* Horrortrips kann man allerdings als plötzlich aufkommende, extrem starke Über-Ich-Impulse erklären.

Es, Ich und Über-Ich stehen im Verlauf der seelischen Entwicklung jeweils in ganz bestimmten Kräfteverhältnissen zueinander. In der frühen Kindheit überwiegt das Es (die Innenwelt); allmählich formen sich im Umgang mit der Außenwelt, unter Anleitung der Eltern, das Ich und das Über-Ich. Damit gehen typische Phasen der Triebbeherrschung einher. Ausgehend von der oralen Phase (in der die Mundzone dominiert), durchläuft das Kind die anale, die phallische und schließlich die genitale Phase.

Die Psychoanalytiker sehen etwa im Haschischrauchen (wie in jedem Rauchen) eine Regression auf die orale Phase, ordnen dem Spritzen von Heroin eine starke anal-sadistische Komponente (Auto-Aggression) zu und so weiter. Viele Begleitumstände des Drogengebrauchs – und noch mehr des Drogenmißbrauchs – lassen sich nur unter Berücksichtigung dieser unbewußten Dynamik erklären.

Neuere Forschungen (Kohut 1973, 1975; Jacobson 1973) legen mehr Wert auf Konflikte innerhalb der Gesamtpersönlichkeit, dem »Selbst«. Im Gegensatz zu den eher abstrakten Begriffen »Es«, »Ich« und »Über-Ich« meint »Selbst« die psychosomatische Einheit des realen Menschen. Wie Kohut und Jacobson gezeigt haben, durchläuft das Selbst eine komplizierte Entwicklung, bei der es vor allem um die Integration der narzißtischen Libido geht. (Im Gegensatz zur Objektlibido, die anderen Menschen und Dingen zugewandt wird, ist die n. L. auf die eigene Person gerichtet.)

Drogenkonsum wird im Rahmen dieser Selbst-Psychologie verstanden als (zum Scheitern verurteilter) Versuch des Users, einen »Defekt in der Struktur des Selbst« (Kohut 1975, S. 144 f.) auszugleichen.

In der Drogenkarriere Süchtiger lassen sich solche »narzißtischen Schädigungen« deutlich nachweisen (vom Scheidt 1976 a, Kap. 2 und 3).

Allgemein kann man Drogenkonsum und vor allem den Mißbrauch zu den »narzißtischen Persönlichkeitsstörungen« zählen.

Kohut führt näher aus:

»Ich glaube nicht, daß bei den Süchten jenes Stadium psychischer Reife vorliegt, das für den Prozeß der Übertragung notwendig ist. Übertragungen treten bei einem psychischen Apparat auf, der (mit mehr oder weniger Erfolg) fähig war, sich selbst gegen gewisse infantile Strebungen abzuschirmen. Das Wesentliche an der Psyche des Süchtigen ist jedoch nicht der (schlecht gelöste) Konflikt zwischen reifen Strukturen, sondern das Vorhandensein struktureller Defekte ...

Das Drogenerlebnis ist (ähnlich den sexuellen Erfahrungen der meisten Perversen) dazu bestimmt, den strukturellen Defekt auszufüllen. Der aus der Kindheit stammende Prototyp dieser Erfahrungen ist folgender: Während eines Entwicklungsstadiums, in dem das Kind eine narzißtisch erlebte andere Person (ein Selbst-Objekt) zur Aufrechterhaltung seines Selbst (seines Selbstwertgefühls) braucht, fehlt dieses Selbst-Objekt. (Dieses Fehlen kann in der Abwesenheit des Selbst-Objekts bestehen oder, was häufiger ist, in der Unfähigkeit des Selbst-Objekts, empathisch auf das Kind zu reagieren.) Das Kind ist also mit dem Verlust der psychischen Struktur konfrontiert (das Selbst-Objekt *ist* zu dieser Zeit die psychische Struktur des Kindes). Um das Selbst-Objekt zu ersetzen – die Empathie des Selbst-Objekts, den Trost des Selbst-Objekts, das Verständnis des Selbst-Objekts –, greift das Kind zur Selbst-Stimulation. Zu diesem Zweck benützt es orale, anale und phallische Masturbation; es benutzt Schmerz, den es sich selbst zufügt (was besser ist, als gar nichts zu fühlen); und es benutzt Phantasien. Mit all diesen Aktivitäten versucht es, das abwesende Selbst-Objekt zu ersetzen und natürlich auch den Mangel an psychischer Struktur zu beheben. (Eine psychische Struktur wurde nicht gebildet, weil der graduelle Verlust des Selbst-Objekts das Mittel ist, durch welches die Struktur aufgebaut wird. Da das Kind das Selbst-Objekt traumatisch verloren hat, wurde keine Struktur gebildet.) Ich glaube, daß die Drogenerfahrung den kindlichen Versuch wiederholt, das Selbst-Objekt (die psychische Struktur) zu ersetzen und dem Gefühl, tot zu sein, entgegenzuwirken, das in Ermangelung des empathischen Milieus auftritt, welches durch das Selbst-Objekt hergestellt worden sein sollte. Phantasien, die vom Kind entwickelt werden (später: durch halluzinogene Drogen geschaffene Phantasien), sind die Mittel, durch die unter diesen Umständen das Selbst-Objekt ersetzt und das Gefühl des Tot-seins bekämpft wird.« (Brief an vom Scheidt, 3. Februar 1975.)

d) Sexualität und Aggressivität

Besonders interessant zu beobachten ist, wie sich die beiden zentralen menschlichen Antriebe, Aggressivität und Sexualität, unter dem Einfluß von Rauschdrogen ändern.
Nimmt man für den Beginn des extra-uterinen Lebens eine Art ›Symbiose‹, eine biologisch-psychische Einheit von Mutter und Kind an (Balint spricht davon, daß das Kind in der Mutterliebe »schwimmt wie der Fisch im Wasser«, womit die Selbstverständlichkeit der Mutterliebe für das Kind betont wird; 1960), so wird die folgende Entwicklung dadurch bestimmt, daß das Kind lernt, allmählich zwischen sich selbst und der Mutter zu unterscheiden und bald auch Liebeskontakte zu anderen Personen herzustellen. Sind diese Kontakte anfänglich noch sehr schwach und werden bei jedem äußeren Anlaß aufgegeben, so kann das Kind etwa ab dem neunten Lebensmonat stabilere ›Objektbeziehungen‹ aufbauen (Spitz 1967). Während der anal-sadistischen Phase kommt es zu sehr ambivalenten (zwiespältigen) Beziehungen, bei denen Haß und Liebe gleichzeitig auf dieselben Objekte (Personen) gerichtet werden. Über ödipale Phase, Latenzzeit und Vorpubertät kommt es dann zur Pubertät, in der die erwachsene (genitale) Sexualität heranreift (Anna Freud 1968).
Man kann annehmen, daß unter dem Einfluß von Rauschdrogen eine (sehr komplizierte) Rückentwicklung stattfindet, bei der nacheinander oder nebeneinander die verschiedenen frühen Formen der sexuellen Beziehung auftreten können. Im Extremfall könnte der Zustand der ›primären Liebe‹ (Balint 1969) hergestellt sein, in dem der Berauschte halluzinierend die Beziehung zur ganz frühen Mutter wiedererlebt. Da es sich dabei um prä-verbale Erlebnisse handelt, werden sie kaum als das erkannt, was sie sind; statt dessen erlebt der Berauschte chaotische Farbmuster, ›Sphärenmusik‹ und archetypische Visionen. Dazu sind allerdings →LSD, →Psilocybin und ähnlich extreme Drogen nötig.
Guter *trip* und *horror trip* ließen sich demnach als Wiederbelebung guter beziehungsweise schlechter Erlebnisse aus der frühesten Kindheit interpretieren. Melanie Klein (1962) verwendet dafür die anschaulichen Ausdrücke ›gute Brust‹ und ›böse Brust‹ (der Mutter).
Für die Stichhaltigkeit dieser psychoanalytischen Vorstellungen sprechen unter anderen die Erfahrungen aus der Drogen-Therapie (Newland 1964, Caldwell 1968).

Gleichermaßen kompliziert, wenn nicht noch komplizierter, verläuft die Entwicklung der Aggressionsbeherrschung. Auch dabei führt die Rauschregression zum Zerfall erwachsener Strukturen und zur Wiederbelebung früherer Verhaltensweisen, vor allem zu zunehmender Steuerungslosigkeit.
Ein Sonderfall scheint bei Haschisch/Marihuana vorzuliegen, von dem immer wieder behauptet wird, es dämpfe die Aggressivität (Angst 1970). Abgesehen davon, daß auch gegenteilige Berichte vorliegen, spricht vieles für die Vermutung, daß die Aggressivität hierbei keineswegs verschwindet, sondern vielmehr ›nach innen‹ gelebt wird. Ganz im Sinne der oben erwähnten Ich-Spaltung spricht die Psychoanalyse dabei von einer Abspaltung der aggressiven Anteile der Persönlichkeit. Im Grunde tritt der gleiche Vorgang ein wie bei einer Depression, die ja ebenfalls als Auto-Aggression verstanden wird.
In analoger Weise werden noch andere psychische Funktionen abgebaut, vor allem der soziale Kontakt. Der Rückzug auf die eigene Person schließt dabei nicht aus, daß der Berauschte gleichzeitig subjektiv das Gefühl hat, er verfüge über eine besonders gute Kommunikation mit seinen Mitmenschen.

e) Primärvorgang

Der Schwächung des Ich im Rausch entspricht eine Minderung der Kritikfähigkeit. Subjektiv mag der Berauschte überzeugt sein, er sei noch immer Herr seiner Sinne – für den außenstehenden Beobachter ergibt sich meist der Eindruck zunehmenden Verlustes des Realitätskontakts. Das rührt nicht zuletzt daher, daß mit wachsender Regression die Innenwelt (häufig mit halluzinatorischen Veränderungen) die Außenwelt überlagert. Dabei werden psychische Prozesse wirksam, wenn nicht vorherrschend, die Sigmund Freud als ›Primärvorgang‹ bezeichnet hat (1900). Es handelt sich um den Einfluß des Es, wie er in Träumen oder auch im schizophrenen Wahn zutage tritt.
Das Andersartige beim Rausch dürfte in erster Linie sein, daß bei diesem das Ich noch relativ stark ist und immer wieder die Es-Inhalte mit ihrer stark triebhaften Färbung unter Kontrolle bringt; wohingegen das Ich im Traum und in der Psychose wesentlich schwächer (oder vielleicht auch nur ›anders‹) ist.
Das betonte Interesse des drogenbenützenden *›underground‹* an (vor allem östlichen) Religionen, Parapsychologie (Telepathie, Hellsehen), Hypnose, Okkultem (Schwarze Messen, schwarze und weiße Magie, Astrologie) spricht dafür, daß die Drogen eine sehr tiefe Schicht des Unbewußten freilegen, die C. G. Jung als das ›Kollektive Unbewußte‹ mit den ›Archetypen‹ benannt hat (1954). Auch die Vorliebe für utopische Literatur (Science Fiction, Näheres hierzu s. vom Scheidt 1970, 1972 b, 1976 c) und märchenhafte Motive in der psychedelischen Kunst und der Beatmusik deutet in diese Richtung (vom Scheidt* 1970 a).
Spätestens an diesem Punkt erhebt sich jedoch eine sehr wichtige Frage: nämlich wieweit dieses Bewußtsein unbewußter (und oft sehr ›tief‹ liegender) Inhalte der Psyche nicht gefährlich für den Drogenbenützer ist. So spricht Jung

* An anderer Stelle (»Das Monster im Park«, Nachwort) habe ich die Auffassung vertreten, daß Drogenerlebnisse und utopische Literatur gemeinsame Wurzeln haben könnten, daß die Science Fiction die »psychedelische Literatur« sei. Eine gewisse Bestätigung hierfür gibt Paolo Mantegazza, der nicht allein kräftige Kokainräusche erlebte und sich dafür begeisterte (→Kokain), sondern auch utopische Literatur schrieb, so den Roman »Das Jahr 3000« (deutsch Jena 1897).

von der ›psychischen Inflation‹, bei der das Unbewußte übermächtig wird und das Individuum mit seinen Inhalten überschwemmt, bis dieses – im Extremfall – psychotisch wird oder gar sich selbst vernichtet.
Weiterhin warnte Jung davor, daß – neben diesen individuellen Gefahren – »die Annäherung ans Unbewußte zunehmend in soziale Isolierung (führt). Allmählich ergibt sich eine enorme Steigerung der Autonomie der unbewußten Figuren bis zu Aggression und wirklicher Angst . . .« (1944).
Jung bezog sich zwar nicht ausdrücklich auf Rauschdrogen bei seiner Warnung; es handelt sich jedoch um analoge Probleme.

f) Größen-Selbst, idealisierte Eltern-Imago

Typische Rauscherlebnisse, in denen Allmachtsphantasien in den Vordergrund treten (s. auch B. Taylors *trip*-Schilderung weiter oben) lassen darauf schließen, daß der Drogenrausch das Zutagetreten einer bestimmten psychischen Struktur fördert, deren entsprechende bildhafte Darstellung (im Rausch, aber auch im Traum und in künstlerischen Darstellungen) Kohut »Größen-Selbst« nennt. Der Psychoanalytiker schreibt über dieses grandiose und narzißtisch-exhibitionistische Bild des Selbst:
»Die Bezeichnungen ›grandios‹ und ›exhibitionistisch‹ beziehen sich auf ein breites Spektrum von Erscheinungen, das sich von der egozentrischen Einstellung des Kindes mit seiner ungehemmten Lust an der Bewunderung und von den groben Wahnvorstellungen des Paranoikers und den grob-sexuellen Handlungen des erwachsenen Perversen bis zu den Aspekten der subtilsten, hochgradrig zielgehemmten und nichterotischen Befriedigung Erwachsener über sich selbst, ihre Wirkung und ihre Leistungen erstreckt« (1973, S. 43).
Um etwas ähnliches handelt es sich bei der »idealisierten Eltern-Imago«, angesichts derer der Patient sich u. U. nicht grandios und überheblich, sondern unbedeutend und minderwertig vorkommt.
Wichtig für die Therapie ist es, derartige Erlebnisse auf ein normales Maß zurückzuführen (was Verzicht auf die Räusche voraussetzt) und den »Defekt in der Struktur des Selbst« zu heilen (Näheres bei Kohut 1973).

Pathologie des Rausches und Drogenabhängigkeit (Sucht)

Die geschilderten psychischen Veränderungen, die während des Rausches auftreten können, stellen in der Regel keine Gefahr für den Berauschten dar. Aus der Sicht des Nüchternen haben sie zwar anomalen Charakter, sie sind jedoch nicht als psychopathologisch zu betrachten, weil spätestens nach dem Verschwinden der Droge aus dem Körper der normale Zustand wieder eintritt (Ausnahme: die *flash backs,* bei denen oft Wochen nach dem Rausch unvermutet ein rauschähnlicher Zustand den Betreffenden überfallen kann). Man kann sich bis zu diesem Punkt ohne weiteres der Argumentation von Drogen-Apologeten wie Rudolf Gelpe anschließen, die einem gelegentlichen, entsprechend vorbereiteten Rausch eine sehr heilsame Wirkung zuschreiben.
Krankhafte Anzeichen sind jedoch gegeben, sobald der Drogenbenützer sich nicht mehr aus Gründen der Neugier oder um Selbsterkenntnis zu erlangen, oder um schlicht irgendeinen Genuß zu steigern (Musik, Sexualität), berauscht, sondern weil er die Euphorie der Nüchternheit eines tristen Daseins vorzieht. Die Ursachen sind vielfältiger Natur. Symptomatisch könnte dafür die Aussage des Pop-Idols John Lennon stehen, daß die Beatles 1965 vor der Verleihung

des Ordens Member of the British Empire durch die Königin so nervös waren, daß sie vorher in der Toilette des Buckingham-Palastes schnell zur Beruhigung eine Haschisch-Zigarette rauchten (»Süddeutsche Zeitung« vom 12. Mai 1970). Dieses »nervös« kann tiefenpsychologisch als Angst interpretiert werden. Und es besteht kein Zweifel daran, daß Haschisch und Marihuana für viele Leute die Funktion eines angstmildernden Medikaments ausüben. So sagt der Londoner Arzt A. Limentani: »Der geschickteste Psychoanalytiker kann sich nicht mit der angstmildernden Kraft des Marihuana messen« (1968).

Es geht also dem chronischen Drogenbenützer allmählich gar nicht mehr allein um den Rausch, sondern um Lebenshilfe. Dazu mag, vor allem bei den Halluzinogenen, jener eigenartige Effekt beitragen, der wie eine Steigerung der Möglichkeiten der Selbsterkenntnis aussieht. Vor allem bei Vertrautheit mit den einschlägigen psychoanalytischen Theorien werden die auftauchenden Kindheitserinnerungen gerne im Sinne einer zunehmenden Persönlichkeitsreifung verstanden – obwohl die ständige Wiederholung dieser Erlebnisse erfahrungsgemäß das Gegenteil bewirkt. Vor allem die Aufdeckung schmerzhafter Eindrücke und Konflikte (›Traumen‹) kann zu einer überwertigen Beschäftigung mit der Innenwelt des Rausches führen, bei der die realen Probleme der Außenwelt zunehmend an Bedeutung verlieren. Gleichzeitig steigt die Neigung, Konflikte nur noch phantasierend zu bewältigen.

So wird nur noch der erste Teil der antiken Maxime befolgt: »Erkenne dich selbst ...« Der zweite, ebenso wichtige: »... und handle danach«, fällt unter den Tisch.

Die Folge sind Arbeitsstörungen, deren man sich durch Verweigerung der Arbeit zunächst einmal entledigt. Zwangsläufig sinkt der Lebensstandard bis zu weitgehender Bedürfnislosigkeit; durch eine entsprechende Ideologie wird dieser Vorgang mit einem sozialpolitischen Anstrich versehen. (Damit sind nicht die Bestrebungen jener politischen Richtung gemeint, die dem übertriebenen Leistungsprinzip der modernen Massengesellschaft den Kampf angesagt hat.)

Das Herausfallen aus dem gesellschaftlichen Verband *(dropping out)* führt neben der Einschränkung der unmittelbaren Erwerbsmöglichkeiten bei Schülern, Lehrlingen und Studenten, die mitten in der Ausbildung stehen, dazu, daß sie ihre Talente und Möglichkeiten nicht mehr voll ausschöpfen können; sei es, weil sie die Ausbildung abbrechen, sei es, weil die zunehmende Interesselosigkeit an den Dingen der Außenwelt zu einer Entwertung jeglichen Sachwissens führt.

Anstelle der Aktivität tritt Passivität, die schließlich in Apathie mündet. Jeder neue Rausch, eigentlich als Ausweg gedacht, verstärkt diese Tendenz. Depressive Zustände, oft verschleiert als Müdigkeit, tragen ebenfalls dazu bei, daß erneut die »Flucht in den Rausch« angetreten wird. Die zunächst durchaus akzeptable, weil fruchtbare Abkehr von der Außenwelt wird übertrieben; diese verliert dadurch ihren Realitätscharakter und wird – mangels Gestaltungsmöglichkeiten – zunehmend bedrohlich. Die entstehenden Angstzustände führen zu neuem Drogengebrauch – ein Kreislauf ohne Ende.

Der deutsch-amerikanische Psychologe Kurt Lewin hat eingehend untersucht, wie sich Erfolgs- und Mißerfolgserlebnisse auf die Lebensstrategie auswirken. In Zusammenhang mit dem exzessiven Genuß von Rauschmitteln ist dabei Lewins Begriff des Anspruchsniveaus wichtig. Wer ständig unterhalb des ihm möglichen Niveaus lebt (und dieser Zustand tritt bei jedem Drogenabhängigen

nach einiger Zeit ein), verliert allmählich den Sinn für Proportionen und für die eigenen Möglichkeiten; er wird zunehmend frustriert und kann sich schließlich nur noch selbst einreden, daß er ja freiwillig auf all die Chancen verzichtet – die er in Wahrheit aus psychischer (wenn nicht gar schon aus physischer) Schwäche nicht mehr wahrnehmen kann.
Ähnliches gilt für ein überhöhtes Anspruchsniveau, das gerade im Gefolge von rauschinduzierten Größenwahn-Ideen leicht entsteht. Durch das Bauen von Luftschlössern leidet zunehmend der Kontakt zur Realität, so daß bald auch relativ geringe Anforderungen als nicht mehr bewältigbar erscheinen.

a) Weitere Gefahren des chronischen Drogenmißbrauchs

Alle positiven Aspekte des Rausches verwandeln sich in negative, sobald der gelegentliche *trip* zur Dauereinrichtung, zum Bedürfnis wird. (Das trifft auch für das als harmlos hingestellte Haschisch zu.)
Die Weltgesundheitsorganisation definierte 1957 die Drogenabhängigkeit *(drug addiction)* so: »Es handelt sich um ein Stadium periodischer oder chronischer Berauschung durch die wiederholte Einnahme einer (natürlichen oder synthetischen) Droge. Zu den typischen Kennzeichen gehören:
- ein überwältigender Wunsch oder das Bedürfnis, den Drogengebrauch fortzusetzen und sich die Droge unter allen Umständen zu verschaffen;
- eine Tendenz, die Dosis zu erhöhen;
- eine psychische und allgemein eine physische Abhängigkeit von den Wirkungen der Droge;
- eine zerstörerische Wirkung auf den einzelnen und die Gesellschaft.«

Entsprechend schwächer war die Formulierung für Drogengewöhnung *(drug habituation).*
Ihre Charakteristika sind:
- der Wunsch (aber nicht das unbedingte Bedürfnis), die Droge weiterhin zu gebrauchen, um auch in Zukunft das Gefühl des Wohlbefindens zu genießen, das sie spendet;
- geringe oder keine Tendenz, die Dosis zu erhöhen;
- ein gewisser Grad psychischer Abhängigkeit vom Effekt der Droge, aber keine physische Abhängigkeit und daher auch keine Entzugserscheinungen;
- zerstörerische Wirkung in erster Linie, wenn überhaupt, auf den einzelnen.

1964 hat die WHO ihre ursprüngliche Sucht-Definition abgeändert (Eddy et al. 1965). Man unterscheidet nun statt *addiction* und *habituation* verschiedene Formen der Drogen-*Abhängigkeit (dependence):*
- Abhängigkeit vom Opiat-Typ,
- Abhängigkeit vom Cannabis-Typ,
- Abhängigkeit vom Amphetamin-Typ,
- Abhängigkeit vom Alkohol-Typ usw.

Wie dic rasante Zunahme des Drogenmißbrauchs unter den Jugendlichen bei näherem Hinsehen zeigt, lassen sich solche klaren Abgrenzungen in verschiedene, fest umrissene Typen nur noch selten durchführen. Der moderne Drogenkonsument ist in der Regel polytoxikoman, d. h., er nimmt sowohl Amphetamine (AN-1, Rosimon-Neu, Captagon, Pervitin) wie Cannabis (Haschisch, Marihuana, synthetisches THC), reine Halluzinogene (LSD, Meskalin, Psilocybin) und in einer Reihe von Fällen auch Opiate (Opium-Tinktur, Morphium, Jetrium, Palvium, Heroin, Polamidon = Methadon); dazu natürlich Alkoholika

der verschiedensten Arten; dazu Tranquilizer, Schlaftabletten, Schmerztabletten, Abmagerungstabletten (häufig amphetaminhaltig). Sogar das Nikotin scheint eine gewisse Rolle als »Rauschdroge« zu spielen, auf jeden Fall sind Zigaretten ein wichtiger Schrittmacher für den Drogenkonsum – sie scheinen die psychische Abhängigkeitsstruktur gewissermaßen vorzubereiten. Das bedeutet jedoch, daß man bald auch mit der neuen WHO-Definition nichts mehr ausrichten wird. Man wird endlich die bisher übliche medizinisch-pharmakologische Betrachtungsweise durch psychologisch-soziologische Aspekte ergänzen müssen. Die Arbeiten von Limentani (1968), Rosenfeld (1960) und den Lowenfelds (1972) bieten dazu Ansatzpunkte.
Die klassischen Beispiele für Drogen-Abhängigkeit sind Alkohol und Heroin. Drogen-Gewöhnung wird immer wieder für Haschisch angegeben; allerdings darf man dabei nicht vergessen, daß der Haschischraucher, sobald er unter ein bestimmtes Niveau absinkt, der Gesellschaft zur Last fällt und darüber hinaus durch ein mögliches Umsteigen auf Heroin noch zusätzlich gefährdet ist.
Im einzelnen treten folgende negative Wirkungen auf:
1. Die zunächst fruchtbare Introspektion (Meditation, Kontemplation) wird übertrieben. Aus der bewußten Erforschung der Innenwelt wird eine Abkehr von der Außenwelt. Das psychische Gleichgewicht wird gestört. Mag den Drogenbenützer anfänglich das legitime Motiv geleitet haben, ein Gegengewicht zum extremen Materialismus zu finden, so erliegt er jetzt dem anderen Extrem des reinen, artifiziellen Spiritualismus.
2. Je geringer die Abstände von einem *trip* zum nächsten sind, um so mehr läßt die Kritikfähigkeit (Realitätsprüfung) nach, weil der Kontrast zwischen dem Alltäglichen und dem Außergewöhnlichen (der ja erst die spezielle Rauscherfahrung ermöglicht) abnimmt.
3. Die passive* Haltung, als Gegenstück zur Aktivität des westlichen Menschen, gerät aus ihren gesunden Proportionen und verliert somit ihren Wert. Das Endstadium ist Apathie. Die Aktivität (vor allem der anderen, der Nicht-*junkies*) wird ideologisch abgewertet. Die äußere Realität wird zunehmend illusionär-halluzinatorisch bewältigt, wobei eine breite Skala von Tagträumereien über paranoide Wahnideen bis hin zu echten Halluzinationen besteht. Lediglich extreme Einflüsse der Außenwelt (Hunger, Durst, Schmerzen) vermögen noch Reaktionen hervorzurufen.
4. Die Zunahme der Kindheitserinnerungen und vermutlich sogar frühestkindlicher, prä-verbaler Grunderlebnisse fördert eine Ausrichtung auf die Vergangenheit und stört die Gegenwartswahrnehmung und -bewältigung ebenso wie die Planung der Zukunft (die zunehmend als sinnleer erscheint).
5. Die Sensibilität wird gesteigert – damit wird jedoch auch ein gesundes ›dickes Fell‹ (Ich-Stärke) gegenüber Enttäuschungen abgebaut. Wendungen nach innen und Rückzug aus der zunehmend feindlich empfundenen Umwelt sind die Folge.
6. Angstzustände, wie sie jeder Mensch bewältigen muß, werden überwertig. Vor allem unbewußte, meist stark verdrängte Ängste (Kastrationsangst, frühkindliche Trennungsängste usw.) werden übermächtig. Da die normale Form

* Die ›Passivität‹ bei der Meditation ohne Drogen ist ein durchaus aktiver Vorgang – allerdings handelt es sich um eine verinnerlichte Aktivität, die nach außen hin den Anschein völliger Ruhe erweckt.

der Angstbewältigung (schöpferische Gestaltung der Außenwelt: Arbeit, Sexualität) gestört ist, wird die Flucht in den Rausch vorgezogen (wobei manche Drogen zudem noch wie gewisse Psychopharmaka angstdämpfend wirken). Der chronisch Berauschte wird jedoch wiederum vermehrt seinen Ängsten ausgesetzt – ein Teufelskreis, der sich in Extremfällen bis zu Verfolgungswahn und anderen psychotischen Reaktionen steigern kann.

7. Vor allem bei Jugendlichen, die ja heute das Gros der Konsumenten zu stellen scheinen, kann man annehmen, daß die psychische Reifung wenn nicht rückläufig, so doch verlangsamt oder gehemmt wird. Zumindest für das Leben in einer technisch orientierten Zivilisation ist der chronische Haschisch-Raucher nicht mehr geeignet, von den Wirkungen der anderen, ›härteren‹ Drogen ganz zu schweigen.

8. Die letzte – und wohl die größte – Gefahr des Mißbrauchs auch ›harmloser‹ Drogen ist, daß von ihnen auf Heroin u. ä. ›umgestiegen‹ wird. Der Frankfurter Psychiater Hans Joachim Bochnik schätzt die Zahl der Umsteiger auf 20–75 Prozent (»Der Spiegel« 1970). Eine nicht geringe Rolle dürfte dabei ein unersättliches Bedürfnis nach immer tieferen Räuschen spielen, die bei bestimmten frühkindlichen Schädigungen (orale Frustration oder Verwöhnung) typisch zu sein scheint. Da es kaum jemand geben dürfte, der in der Kindheit keine Mangelerfahrungen hatte, ist jeder bereits durch die Regression des Haschisch-Rausches potentiell gefährdet. Hiermit eng verbunden ist die Tatsache, daß vor allem von Jugendlichen oft haarsträubende Mixturen verschiedenster Drogen neben- oder nacheinander genommen werden (Polytoxikomanie). Dazu kommt noch das leichtsinnige Herumexperimentieren mit selbstgebastelten Drogen, wie sie Schüler und Studenten im häuslichen Kellerlabor brauen und dann im Freundeskreis ›testen‹.

b) Die Persönlichkeitsstruktur des Drogen-Abhängigen

Spätestens hier muß die Frage gestellt werden: Für wen sind die Rauschdrogen eigentlich gefährlich? – wobei vor allem die vorgeblich ›harmlosen‹ gemeint sind (bei Heroin und dergl. erübrigt sich diese Frage von vorneherein).

Grundsätzlich muß man sagen, daß sie untauglich sind für Menschen, die sich noch in der Pubertät befinden. Einen gewissen Entwicklungsabschluß sollte selbst der gelegentliche ›Haschisch-Experimentator‹ haben. Lebenserfahrung, Begabungen und Milieu sollten einigermaßen ausgewogen sein, damit die Rauscherlebnisse nach dem *trip* sinnvoll in die bereits vorhandene psychosoziale Struktur eingebaut werden können.

Einer der wichtigsten Faktoren ist die Intelligenzhöhe. Dieser steuernde Faktor muß ein gewisses Maß erreicht haben, sonst gelingt die Rausch-Integration nur mangelhaft oder überhaupt nicht.

Gefährdet sind neurotische Menschen, ganz zu schweigen von solchen mit la-

Der Kreislauf der Sucht ▶

Aus dem »Sucht-Kreis« gibt es zwei wichtige »Ausgänge«: den der erfolgreichen Entziehungskur (psychologische Entwöhnung und physiologische Entgiftung) und den der »unangenehmen Erfahrung«. Dieses Tor ist dem Süchtigen meist verschlossen, da Drogeneinnahme die physiologisch bedingten unerträglichen Entzugssymptome beseitigt und somit eine positive Erfahrung bringt. Eine hier angesetzte Therapie o. ä. kann aber diesen Ausgang unter Umständen öffnen! (Aus: »Epoca« 1969)

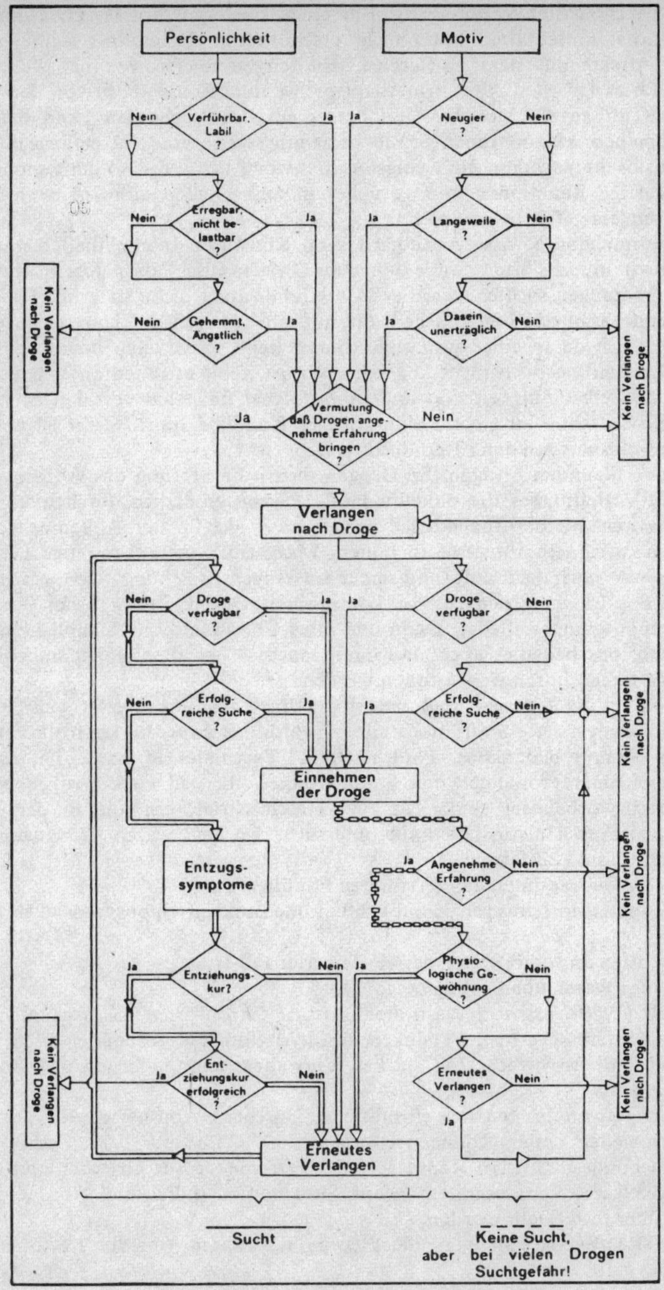

Persönlichkeit
Motiv
Verführbar, Labil ?
Neugier ?
Erregbar, nicht belastbar ?
Langeweile ?
Gehemmt, Ängstlich ?
Dasein unerträglich ?
Kein Verlangen nach Droge
Vermutung daß Drogen angenehme Erfahrung bringen ?
Ja
Nein
Verlangen nach Droge
Droge verfügbar ?
Erfolgreiche Suche ?
Einnehmen der Droge
Entzugssymptome
Angenehme Erfahrung ?
Physiologische Gewöhnung ?
Entziehungskur?
Entziehungskur erfolgreich ?
Erneutes Verlangen ?
Erneutes Verlangen
Sucht
Keine Sucht, aber bei vielen Drogen Suchtgefahr!

tenter psychotischer Veranlagung. Für einen Zwangsneurotiker etwa dürfte es eine höchst unliebsame, wenn nicht erschütternde Erkenntnis sein, was für starke Affekte aus dem Es-Bereich sein Ich zu überschwemmen vermögen, wenn die psychischen Abwehrmechanismen (Anna Freud 1936) von der Droge außer Kraft gesetzt werden. Und bei einem Prä-Psychotiker kann der erste Rausch einen schizophrenen Schub beziehungsweise eine entsetzliche Depression auslösen. Nachdem die wenigsten Menschen sich selbst so gut kennen, daß sie derartige Reaktionen von vorneherein ausschließen können, ist jede Berauschung ein gefährliches Spiel.

Solange nur eine gewisse Avantgarde von Künstlern, Intellektuellen und psychologisch interessierten Studenten den Drogenrausch als gelegentliches geistiges Abenteuer suchte, war die Sucht-Gefährdung nicht so groß. Die rasch wachsende Zahl der Jugendlichen, die mit einer Haschisch-Zigarette anfangen, befinden sich da in einer weit mißlicheren Lage. Abgesehen davon, daß ihre seelische Reifung noch nicht abgeschlossen ist, fehlt es ihnen an Lebenserfahrung und Selbständigkeit. Sie sind in der Regel finanziell von den Eltern abhängig, was schon zu einer Reihe äußerer Konflikte führt. Meist ist auch die innere Ablösung von den Eltern nicht vollzogen.

Bei Pubertierenden bringen die Drogen durch die Störung des Außenwelt-Innenwelt-Verhältnisses die ohnehin labile Psyche zusätzlich durcheinander: In einem Alter, wo der Jugendliche lernen muß, sich in der Außenwelt zu behaupten, wird sein Interesse in hohem Maße auf innere Vorgänge gerichtet, auf die er – noch dazu aufgrund seiner einseitigen Erziehung – kaum vorbereitet ist. Pop-Idole werden zu Vorbildern einer ›Gegenkultur‹, in der es scheinbar genügt, guten Willens zu sein und alles Überlieferte als Establishment abzulehnen; das bedeutet aber, daß damit auch – bei aller Unzulänglichkeit – wichtige Lebenshilfen weggestoßen werden.

Schon allein die Tatsache, daß viele Jugendliche wahllos ihre Drogen nehmen, daß sie weder den ›Stoff‹ noch die Anzahl der *trips* zu kontrollieren vermögen, stimmt bedenklich. Paul Kielholz, Psychiater in Basel, hat darüber hinaus in einer großangelegten Studie festgestellt, daß viele Drogenbenützer neurotisch vorbelastet sind. Von 550 Haschischrauchern, die in der Basler Psychiatrischen Universitätsklinik untersucht wurden, waren 120 Jugendliche zwischen 14 und 22 Jahren.

- 52% davon stammten aus zerrütteten Familien,
- 72% lebten in schweren Konfliktsituationen und in Opposition zu ihren Eltern,
- 56% litten an verzögerter oder verlängerter Pubertät,
- nur 26% waren unauffällig.

Kielholz (1970) vertritt deshalb die Ansicht: »Chronischer Haschischmißbrauch führt zu Interesseverlust, Versinken in Gleichgültigkeit gegenüber allen Pflichten und Willensschwäche mit starken Verwahrlosungstendenzen und sozialem Abstieg.«

Diese negativen Folgen des chronischen Haschisch-Abusus werden auch von anderen neuen Untersuchungen (Burchard 1970, Bochnik 1970, Bschor 1970) für den bundesdeutschen Raum vermerkt, so wie sie für Griechenland (Stringaris 1939) und den gesamten Orient, Südamerika, Indien und Nordafrika bereits früher festgestellt wurden.

Von 100 Drogenabhängigen, die George E. Valiant von der Bostoner Universität untersuchte (1969), hatte die Hälfte mit 16 schon den Vater verloren, und jeder fünfte hatte keine Mutter mehr – diese Zahlen sind dreimal so hoch wie der nordamerikanische Durchschnitt.

In einem Bericht aus der Frankfurter Drogenberatungsstelle von Klaus Wanke, Lilo Süllwold und Bärbel Ziegler (1970) heißt es:

»Repräsentative Erhebungen und Strukturuntersuchungen nach korrelationsstatistischen Gesichtspunkten fehlen noch und werfen zudem methodische Schwierigkeiten auf. So schwanken etwa die Angaben über den Anteil nicht arbeitender Drogenkonsumenten zwischen zehn Prozent (Martin 1970) und 76 Prozent (Kielholz und Ladewig 1970) der jeweiligen Untersuchungsgruppe. Es ist nicht bekannt, in welchem Verhältnis die – sicherlich kleinere – Gruppe süchtiger Entwicklungen im eigentlichen Sinne zu der Vielzahl junger Menschen steht, die heute Rauschmittelerfahrungen besitzen. Da aber gerade die letzte Gruppe schwerwiegende Probleme vor allem im Hinblick auf Persönlichkeitsreifung und soziale Entwicklung aufweist ...«

Die Autoren kommen zu dem Ergebnis, daß ein Großteil der Jugendlichen, Heranwachsenden und jungen Erwachsenen, der aus verschiedenen Gründen (Neugier, Mode, Protest, Verführung) mit Rauschdrogen in Verbindung gekommen ist, nicht von den Drogen abhängig wird. Für jenen Teil, der gewohnheitsmäßig weiter danach greift, geben sie folgende Motivationen:

1. latente Psychosen, Verstimmungszustände (Rauschmittelmißbrauch als Versuch der Selbsttherapie);
2. neurotische Veranlagung: in ihrer Persönlichkeit problematische Menschen stellen durch die Drogen ein Pseudo-Gleichgewicht her (scheinbarer Ausgleich innerer Spannungen, Stabilisierung von Affekten);
3. Konfliktreaktionen, wobei Pseudolösungen häuslicher, schulischer und sexueller Probleme im Vordergrund stehen (Vermeidungsverhalten bei realen äußeren Konflikten);
4. eine charakterologisch möglicherweise uneinheitliche Gruppe: z. B. hysterisch veranlagte Persönlichkeiten, indifferente, schwunglos lahme, initiativarme Jugendliche, denen normale Erlebnismöglichkeiten fehlen (die Droge soll die Erlebnisintensität steigern);
5. junge Menschen, die durch ein Zusammentreffen von normal entwicklungsbedingter Labilität und Rauschmittelkontakt in eine seelische Fehlentwicklung geraten, die in einem späteren Lebensalter vermutlich nicht eintreten würde. Sie sind ursprünglich weder abnorm noch übermäßig neurotisch, bei psychologischen Tests liegen sie nicht in abnormen Extrembereichen. Eine umfangreiche Feldstudie aus Berlin bestätigt diese Befunde (Bschor 1970).

Hans Joachim Bochnik zieht einen Vergleich mit dem Elendsalkoholismus (→Alkohol) der frühindustriellen Gesellschaft. Heute fehle zwar die Armut als äußerer Anstoß. Er sieht jedoch eine Parallele zur gegenwärtigen Drogenwelle, vor allem in bezug auf Haschisch, »in der ursächlichen Bedeutung von Bindungs- und Haltverlusten. Wir haben jetzt eine Situation, die durch den allgemeinen Autoritätsabbau und Autoritätsprotest der Jugend gekennzeichnet ist. Auf die innere Unsicherheit und Richtungslosigkeit, mit der der Autoritätsschwund erkauft worden ist, trifft nun die Möglichkeit, durch Haschisch eine neue, freilich illusionäre und kurzlebige Form der Geselligkeit zu entwickeln, die Geborgenheit vorspiegelt« (Bochnik 1970).

Eine große Rolle dürfte bei der Motivation der jugendlichen Drogenmißbrau-

cher auch die ›Identitätskrise‹ spielen, die der amerikanische Psychoanalytiker Erik H. Erikson untersucht hat (1958, 1968, 1970).
Isidor Chein (1969) vom ›Research Center for Human Relations‹ der ›New York University‹ veranschaulicht dieses Problem der Süchtigen mit den Worten eines von ihnen: »*Du* bist ein Lehrer. *Du* bist ein Polizist. *Du* bist ein Vater, eine Frau, ein Bürger, ein Wähler, ein Hausbesitzer, eine Hausfrau. *Ich,* ich bin ein *junkie.* Ein *junkie* ist eine Person, kein Ding.« Auf diese Weise schafft sich der Süchtige eine Identität und ein Netz sozialer Beziehungen im *underground,* die für ihn eine große persönliche Bedeutung haben. Statistiken zeigen, daß der Drogenabhängige von seiner frühesten Kindheit an in der Regel ein Ausgestoßener, ein Sonderling, Angehöriger einer Minderheit oder schließlich ein Krimineller ist – lange bevor er zu den Drogen greift (Valiant 1969).

c) Die Drogenkarriere

Ausführliche Studien über den Verlauf des Schicksals von Drogenabhängigen haben Wolfram Keup (1972) sowie Helmut Waldmann und Mitarbeiter (1973) vorgelegt. Anstelle dieser eher statischen Klassifizierungen habe ich ein dynamisches Modell der Drogenkarriere vorgeschlagen. Verlaufsanalysen zeigen, daß erste Störungen, die den späteren Drogenkonsum gewissermaßen »vorprogrammieren«, bereits in der frühen Kindheit des zukünftigen Users auftreten. Im einzelnen unterscheide ich zwischen einer Vorbereitenden Phase, der Einstiegs-Phase und der Verzweiflungs-Phase, wobei zwischen den einzelnen Stadien in der Regel fließende Übergänge zu beobachten sind. Typische Schädigungen (vor allem Verlust des Kontakts zu einer einfühlsamen Bezugsperson, die sich vorher intensiv um das Kind kümmerte, später analoge Verlusterlebnisse) engen Wahrnehmung, Gedächtnis, Aktions- und Reaktionsfähigkeit immer mehr ein. Gleichzeitig wird, lange ehe der erste Drogenrausch erlebt wird, das Gleichgewicht von Außenwelt und Innenwelt zunehmend nach innen verschoben. Die ersten Räusche setzen dann eine eigene Dynamik in Gang, welche vor allem durch eine fortlaufende Entwertung der Außenwelt und ihrer Objekte, eine vorübergehende Überbewertung von (zur Selbst-Spiegelung dienenden) Pseudo-Objekten und vor allem eine Überschätzung sowie Überbesetzung der Innenwelt mit aggressiven und libidinösen Phantasien gekennzeichnet ist. In der Verzweiflung der Schlußphase spielt es dann kaum mehr eine Rolle, ob es direkt zu Suizid-Handlungen kommt oder ob ein allmählicher »Selbstmord auf Raten« durch harte Drogen, etwa Heroin, stattfindet.
Nicht jeder, der einmal Haschisch raucht, Kokain schnupft oder Wein trinkt, durchläuft zwangsläufig diese Karriere bis zum bitteren Ende. Aber es leuchtet ein, daß das Ausmaß der vorweggehenden Schädigungen in Kindheit und Jugend sowie Milieueinflüsse (Ghetto-Situation, schwere Krankheit, ständige Schmerzen) die Sehn-Sucht nach Rauschzuständen in deren Intensität und Häufigkeit bestimmen werden.
Als einzelne Schritte der Drogenkarriere kann man unterscheiden:

1. Vorbereitende Phase
   - 1.1 Schädigung in der frühen Kindheit
   - 1.2 Narzißtische Schädigung
   - 1.3 Schädigung in der Pubertät
   - 1.4 Prägendes Intervall

2. Einstiegs-Phase
 2.1 Verführung zum Rauscherleben
 2.2 Positive Rauscherfahrungen
 2.3 Vermeintliche Stärkung des Selbst-Bewußtseins
 2.4 Affektive Koppelung von Rausch und rauschvermittelnder Person
 2.5 Lösung der äußeren und Verstärkung der inneren Bindungen (an Selbst-Objekte)
3. Verzweiflungs-Phase
 3.1 Mißlingen einer (reifen) menschlichen Beziehung
 3.2 Totaler Rückzug von den äußeren und verstärkte Hinwendung zu den inneren Objekten
 3.3 Weitere Aufwertung der Räusche (Fetischierung)
 3.4 Totale Entwertung der Außenwelt und ihrer Objekte
 3.5 Kontakt mit dem Selbst nur noch über den Rauschzustand
 3.6 Selbst-Vernichtung

Man sieht, daß schon lange vor der Drogenabhängigkeit das Seelenleben des späteren Users mehr und mehr gestört wird. Je früher also eine Wendung in positiver Richtung eintritt (zum Beispiel durch eine Psychotherapie in der Kindheit oder Jugend), um so nachhaltiger kann das Abrutschen in eine Sucht gebremst und schließlich verhindert werden.

Heutzutage, wo bereits jedes dritte oder vierte Kind im schulpflichtigen Alter als massiv psycho-sozial gestört gilt, ist der Zugang zur Drogenkarriere breiter denn je. (Näheres in: vom Scheidt 1976 a.)

d) Drogen in der Schule

Derartige Identitätsschwierigkeiten sind sicher auch das Grundmotiv des steigenden Drogenkonsums bei Schülern. In einem gewissen Sinne dient dabei als Schrittmacher sicher der Alkohol- und Zigarettenkonsum der Erwachsenen (1974 wurden in der Bundesrepublik rund 46 Milliarden Mark verraucht und vertrunken!) sowie der enorme Verbrauch an Beruhigungs- und Aufputschmitteln. Selbst in der Schule finden letztere vor allem vor Prüfungen in zunehmendem Maße, wie selbstverständlich, Verwendung.

Abgesehen von Großkatastrophen à la Contergan oder DDT, die man heute bei keinem dieser Mittel mit Sicherheit ausschließen kann, führt dieser sorglose Tablettenverbrauch zu einer großen Gefahr:

Die Jugendlichen lernen mehr und mehr, sich auf diese Mittel zu verlassen, und geraten dadurch in den Teufelskreis von →Barbituraten (gegen Schlaflosigkeit) und →Weckaminen (zum Wachwerden), wobei der natürliche Wach-Schlaf-Rhythmus zunehmend durch die Tabletten reguliert wird. Abgesehen davon, daß Barbiturate das Gehirn schädigen und wie die Weckamine süchtig machen, wird dabei völlig außer acht gelassen, daß die zugrunde liegenden Störungen in den meisten Fällen psychischer Natur sind und eigentlich psychotherapeutisch behandelt werden müssen. Zu dieser Unsitte der Pillensteuerung tragen nicht wenig manche Ärzte bei, die diese Mittel am laufenden Band verschreiben, weil die psychologische Betrachtungsweise ihnen noch fremd ist oder sie einfach zu wenig Zeit für ihre Patienten haben, um mit ihnen über deren Schwierigkeiten zu sprechen. Vor allem bei den Schülern wird hier in hohem Maße gesündigt. Oft setzt automatisch ein Lernprozeß ein, demzufolge alle Lebensschwierigkeiten auf pharmakologischem Wege beseitigt werden können.

Der Schritt vom Anregungsmittel vor Prüfungen zur Amphetaminspritze oder von der Schlaftablette zur Haschischpfeife erfolgt auf der vorgeprägten Straße ganz zwanglos – nur ist es häufig eine Einbahnstraße.

Der übliche Jargon trägt noch dazu bei, die Drogen zu verharmlosen: Ob normale Zigaretten oder *hash joint,* beide Male wird von »Rauchen« gesprochen. Die anderen Ausdrücke mit ihrem blumigen, meist liebevollen Grundton zielen in die gleiche Richtung. So wie früher heimlich auf den Toiletten Zigaretten geraucht wurden, raucht man jetzt draußen vor der Schultüre den *joint*. Es ist die Selbstverständlichkeit, mit der diese Verschiebung des Schwergewichts abläuft, die so gefährlich ist.

Und es sind nicht nur die Unintelligenten, die den Schuldirektoren Sorgen bereiten. Oft sind es die Schüler mit den besten Noten, die plötzlich schlampig werden, nicht mehr lernen, Schule schwänzen und schließlich überhaupt nicht mehr im Klassenzimmer auftauchen. Die ›Große Verweigerung‹ hat natürlich ihre Berechtigung in vielen Mißständen. Daß sie gerade die Schulen trifft, nimmt nicht wunder, denn hier liegt pädagogisch und gesellschaftspolitisch noch vieles im argen. Um so wichtiger ist eine Aufklärung von Schülern, Eltern und Erziehern, die das Übel an diesen Wurzeln packt und vor allem die Möglichkeit einer Besserung sichtbar macht. Vorab muß jedoch eine Entschärfung des Generationenkonflikts erfolgen.

Hierzu sei kurz das Ergebnis einer amerikanischen Studie erwähnt. J. Thomas Ungerleider und Haskell L. Bowen (1969) fanden, daß jene Schulen die größten Schwierigkeiten mit Rauschdrogen hatten, die angaben, überhaupt kein Drogenproblem zu kennen. Wohingegen an den Schulen, die eine regelrechte Aufklärung mit sachlicher Information trieben, relativ wenig Drogenmißbrauch beobachtet wurde. Bewährt hat sich auch die Einrichtung einer neutralen Vertrauensperson (*Ombudsman* nach schwedischem Vorbild), bei der sich die Schüler informieren oder aussprechen können, ohne polizeiliche Nachforschungen befürchten zu müssen.

Wichtige relevante Untersuchungsdaten aus dem deutschen Sprachraum findet man bei M. Jasinsky (1971), Schwarz et al. (1971), R. Wetz (1971), L. Schmitt et al. (1972) R. Wormser (1973) und V. Hobi (1973).

e) Neue Formen der Drogenabhängigkeit

Die leichtsinnige Einstellung zu allen Drogen hat zusammen mit der – trotz Zunahme der Beschlagnahmungen – leichten Beschaffbarkeit der Rauschmittel zu völlig neuen Formen der Sucht geführt. Das Kriegslazarett mit den morphiumsüchtigen Schwerverletzten oder das Slumviertel mit den asozialen Alkoholikern hat seine Rolle fast schon an die Schulen abgegeben.

Wenn ein Journalist, der in esoterischen Zirkeln gelegentlich sein Haschischpfeifchen anzündet, über diese Droge schreibt, wird er gewiß ein anderes Bild zeichnen als der Jugendpsychiater, der heute immer mehr suchtkranke Teenager zu sehen bekommt, die *unter anderem* auch Haschisch konsumieren. Der Literat wird dazu neigen, Gefahren zu bagatellisieren, die nur für ihn persönlich keine sind (wie er mehr hofft, als wirklich sicher weiß).

Die Wiener Psychiater R. Mader und W. Sluga (1970) meinen zwar, daß (bislang) 50 Suchtkranke pro Jahr für eine Millionenstadt wie Wien nicht sehr viel sind; sie nehmen jedoch an, daß die Dunkelziffer der bereits Drogenkranken rund zehnmal höher ist. Gewandelt hat sich nach ihren Beobachtungen an der

Psychiatrisch-neurologischen Universitätsklinik der österreichischen Hauptstadt das typische Erscheinungsbild der Suchtkranken. Vor allem die früher so auffällige Gruppe der Hippies/Gammler gerät immer mehr in den Hintergrund. Die heutigen jungen Drogenkonsumenten sind nicht mobil; sie reisen nicht, pflegen aber Kontakte zu den Gammlern. Meist stammen sie aus den unteren sozialen Schichten, sind labile, leicht verführbare Verwahrloste, die zu den Drogen kommen durch

- das Vorbild der Gammler,
- die Versuchung, mit Rauschgifthandel Geld zu verdienen,
- die Massenmedien.

Vielfach gewinnen sie die Mittel zum Drogenkauf durch Diebstähle. Dadurch kommt es zu einem vorher gänzlich unbekannten Kontakt mit kriminellen Elementen. Im Jahre 1966 noch gehörten alle in Wien erfaßten Fälle jugendlichen Drogenmißbrauchs dem Mittelstand an; 1970 kamen vier Fünftel aus einem einfacheren Milieu, wobei der Anteil besonders ungünstiger Familienverhältnisse sehr hoch war. Damit stieg auch der Anteil der (*nicht* wegen Verstößen gegen das Rauschgiftgesetz) Vorbestraften.

Der Psychiater sieht, nach Mader und Sluga, kaum je den ›stabilen‹ Drogenkonsumenten, der gelegentlich LSD probiert und einige Male mit Freunden zwanglos Haschisch raucht. Der Übergang zum regelrecht süchtigen Jugendlichen ist jedoch fließend. Engpässe in der Haschisch-Versorgung werden nämlich bereits in diesen ›stabileren‹ Gruppen gelegentlich durch kodein-haltige Hustenmittel plus Alkohol oder durch die Kombination von koffeinhaltigen Analgetika mit Coca-Cola überbrückt – typische Vorstufen der Polytoxikomanie.

Bei den Fällen aus Wien fällt noch auf, daß die Jugendlichen immer häufiger Intelligenzmängel zeigen. Das mag damit zusammenhängen, daß diese Personen eher in die Kliniken kommen, auch weil sie leichter festgenommen werden. Aber offensichtlich spielt auch ein Element mit, das besonders unerfreulich ist: Die Intelligenzschwachen sind einerseits besonders leicht verführbar, andrerseits kennen sie keine Grenzen und unterscheiden – im Gegensatz zu ihren intelligenten Verführern – nicht zwischen gefährlichen und relativ harmlosen Drogen. Außerdem lassen sie sich notfalls leicht als willige Werkzeuge im organisierten Rauschgifthandel einsetzen.

Der Gebrauch entsprechend stärkerer Drogen führt inzwischen auch zu eindeutig psychopathologischen Symptomen. In Wien wurden bereits 1969 beobachtet:

1. Hysterieähnliche Erregungszustände (15 Fälle), die in der Regel nach Alkohol/Hustenmittel-Kombinationen auftraten. Dabei zerfallen körperliche Bewegungsabläufe und Sprache: die Betreffenden bewegen sich viel und rasch, reden aber sehr langsam;
2. Bewußtseinsveränderungen (Delirium, Koma), die vor allem zustande kommen, wenn experimentierfreudige Jugendliche Hustensäfte, hochprozentigen Alkohol, Anti-Parkinson-Mittel, Barbiturate und andere Mixturen ungeklärter Zusammensetzung intravenös injizieren. Man liefert sie oft wegen Selbstmordverdacht ein, während die Befragung später klärt, daß es sich um einen ›Irrtum‹ (etwa in der Dosis) oder einfach um einen ›Selbstversuch‹ handelte;
3. psychotische Zustände mit Gedächtnisstörung, Verfolgungsideen und Halluzinationen, die vor allem durch den Mißbrauch zentral stimulierender Substanzen (→Weckamine) provoziert werden;

4. Verwirrtheitszustände, die durch die Kombination von Haschisch und Alkohol zustande kommen.

Obwohl diese Schäden in der Regel rasch vorübergehen, ist die Prognose für die Dauer meist ungünstig. Kaum entlassen, kehren die Jugendlichen nur allzuleicht in die Subkultur zurück und vergessen bei ihren ›wohlmeinenden‹ Freunden die Ratschläge, die man ihnen in der Klinik gab. Manche der Patienten sind geradezu ›Stammkunden‹, was u. a. auch von Bochnik (1970) bestätigt wird.

Welche bedenkliche – und vor allem schnelle – Entwicklung sich vollzogen hat, wird noch erhellt durch die Tatsache, daß Annemarie Dührssen in ihrem Werk »Psychogene Erkrankungen bei Kindern und Jugendlichen« (1965) Stichworte wie ›Rauschdrogen‹ oder ›Drogenabhängigkeit‹ beziehungsweise ›Sucht‹ nicht einmal im Index erwähnt – einfach deshalb, weil dieser Themenkreis bis vor wenigen Jahren in der Jugendpsychiatrie überhaupt noch keine Rolle spielte.

Anna Freud, in England tätig, erwähnt in ihrem Buch über »Wege und Irrwege in der Kinderentwicklung« (1968) zwar eine Seite lang die »Süchtigkeit in der Kindheit« – von haschischrauchenden und heroinspritzenden Teenagern sagt sie jedoch noch nichts. Allerdings beschreibt sie sehr detailliert die seelischen Prozesse, die außer bei den Neurosen – mit denen sie sich in erster Linie beschäftigt – in entsprechend modifizierter Form auch beim Drogenrausch und bei der Drogenabhängigkeit auftreten.

Nur erwähnt werden kann hier ein anderes wichtiges Buch von Anna Freud: »Das Ich und die Abwehrmechanismen« (1936, 1964). Aller Wahrscheinlichkeit nach beruht die Wirkung der Rauschdrogen – vor allem ihr bewußtseinserweiternder Effekt – darauf, daß eben diese psychischen Abwehrmechanismen gewaltsam außer Kraft gesetzt werden. Einige Intellektuelle haben aus diesem Vorgang die Annahme abgeleitet, daß die Rauschdrogen (in erster Linie die Halluzinogene) so etwas wie eine ›Psychoanalyse in Pillenform‹ ermöglichen (*instant Yoga, instant Zen* sind andere Slangausdrücke dafür). Gerade für den Jugendlichen haben diese Abwehrmechanismen jedoch auch eine eminent wichtige Schutzfunktion. Wird er ihrer durch den Rausch beraubt, so kann es leicht zu einer übertriebenen Konfrontation mit dem eigenen Unbewußten kommen, der gerade Kinder und Jugendliche kaum gewachsen sind.

f) Psychoanalytiker über Drogenabhängigkeit

Sigmund Freud wurde schon früh mit dem Problem der Sucht konfrontiert, nicht zuletzt durch das →Kokain. 1898 schrieb er in seinem Aufsatz »Die Sexualität in der Ätiologie der Neurosen«:

»Genauere Untersuchung weist in der Regel nach, daß ... Narkotika zum Ersatze – direkt oder auf Umwegen – des mangelnden Sexualgenusses bestimmt sind, und wo sich normales Sexualleben nicht mehr herstellen läßt, da darf man den Rückfall des Entwöhnten mit Sicherheit erwarten.« Vor allem Freuds Schüler haben dann aufgrund langjähriger Psychoanalysen Süchtiger (oder auch durch entsprechende Details aus Analysen anderer Patienten) eine Reihe von unbewußten Motiven für die Sehnsucht nach dem Rausch, nach dem Anders-als-normal-sein-Wollen aufgedeckt. Vor allem Edward Glover veröffentlichte eine Reihe von Arbeiten zu diesem Thema (1928, 1931/32, 1932). Im einzelnen werden von den verschiedenen Forschern folgende Merkmale genannt:

- gesteigerte Oralität (Daniels 1933, Fenichel 1933, Freud 1905 und 1917, Rado 1926, Robbins 1935),
- enge Beziehung zur latenten Homosexualität (Abraham 1908, Ferenci 1911, Freud 1905, Hartmann 1925, Tausk 1915),
- erhöhter Narzißmus (A. Kielholz 1925, Simmel 1930 und 1949),
- verdrängte Aggressivität (Abraham 1916, Simmel 1930, Glover 1932, Klein 1962),
- Einfluß des frühödipalen Kernkonflikts (Glover 1932, Klein 1962).

In Anlehnung an Überlegungen von Garcia de la Vega (1971) versteht der Berliner Psychoanalytiker Jürgen Götte (1974) die Drogensucht als eine eigene Form eines psychischen Abwehrmechanismus.

Der Londoner Analytiker Herbert Rosenfeld schreibt (1960): »In meiner ... Arbeit mit Rauschgiftsüchtigen fand ich, daß Rauschgiftsucht mit manisch-depressiven Zuständen nahe verwandt, aber nicht identisch ist. Der Rauschgiftsüchtige bedient sich der manisch-depressiven Mechanismen, die durch Rauschgift verstärkt und dementsprechend verändert werden. Das Ich des Rauschgiftsüchtigen ist schwach und hat nicht die Kraft, den Schmerz der Depression zu ertragen, deshalb benützt es gern manische Mechanismen. Aber der manische Zustand wird nur mit Hilfe des Rauschgifts erreicht; denn eine gewisse Ich-Stärke ist zur Bildung der Manie erforderlich. Man muß aber die symbolische Bedeutung des Rauschgifts in Betracht ziehen, die sowohl zu den das Rauschgift umgebenden, unbewußten Phantasien und dessen Einverleibung Beziehungen hat, als auch zu der pharmakotoxischen Wirkung, welche die Allmacht der (unbewußten) Impulse und der (psychischen) Mechanismen verstärkt.«

Den Ursprung der manischen Abwehrmechanismen sieht Rosenfeld in der frühesten Kindheit, in den ersten Lebensmonaten. Sie treten auf in einer Phase, die Melanie Klein als ›paranoid-schizoide Position‹ bezeichnet. Später verändert diese sich zur ›depressiven Position‹. Deshalb rechnet Rosenfeld die Vorgänge während des Rausches sowohl den paranoiden als auch den depressiven Angstzuständen als verwandt zu. Es ist deshalb kein Zufall, daß diese Arbeit ›Über Rauschgiftsucht« auch in Rosenfelds Buch »Psychotic States« (1965) enthalten ist. Wer sich für die tieferen Hintergründe des Drogenmißbrauchs interessiert, dem sei dieses Buch empfohlen. Gleichermaßen aufschlußreich sind die Arbeiten von Melanie Klein selbst (1962) sowie die bereits erwähnten von Michael Balint (1960, 1969). Sie behandeln eingehend die frühkindlichen Schädigungen, die das Fundament für die späteren Suchtformen legen.

Vor allem von den Schülern Melanie Kleins wird immer wieder die Rolle der ungesteuerten Aggressivität bei den Drogenmißbrauchern betont. Diese sadistischen Impulse werden verdrängt und verursachen dadurch depressive Züge. Der Teufelskreis der Sucht läßt sich dann dadurch erklären, daß die Melancholie (Gefühl der inneren Leere, Langeweile, Sinnlosigkeit) durch den Rausch in eine künstliche Manie umgewandelt wird. Dadurch wird jedoch der Kontakt mit der äußeren Realität weiter herabgesetzt – die Folge ist eine noch schlechtere Aggressionsverarbeitung, die zu erneuter Depression führt, und so weiter.

Ähnlich muß der ›verschleierte Selbstmord‹ gesehen werden, der sich hinter mancher, wenn nicht jeder schweren Drogenabhängigkeit mit ihrer unvermeidlichen Selbstzerstörung verbirgt:

»Der depressive Kranke lebt die Wut auf sein eigenes Ich aus. Beim Kind sehen wir auch noch die körperlichen Auswirkungen davon, es zerstört sein Spielzeug, einen Teil von sich selbst; der Erwachsene aber zerstört sein Leben entweder völlig oder er begeht einen andauernden Mord an seinem psychischen Selbst, indem er sich die Lebensfreude zerstört« (Kuiper 1969).

Die Sehnsucht nach dem Irrationalen, die Beschäftigung mit schwarzer und weißer Magie, mit Parapsychologie (vom Scheidt 1972 b), Märchen, Science Fiction (vom Scheidt 1970, 1976 c) und psychedelischer Kunst und Musik deuten darauf hin, daß mit fortdauerndem Drogenkonsum der ›Primärvorgang‹ überhandnimmt. Nicht zuletzt wird das durch die Veränderungen des Traumlebens dokumentiert, so etwa bei den Halluzinogenen durch eine Zunahme des ›paradoxen Schlafs‹.

Ebenfalls bedenklich ist, daß sich gelegentlich die von der Rauschdroge hervorgerufene Regression gewissermaßen selbständig macht. Es kommt zu Entrückungszuständen, die den Betroffenen in völlig nüchternem Zustand, oft noch nach Wochen, regelrecht überfallen *(flashback)*.

An neueren psychoanalytischen Arbeiten zum besseren Verständnis der Drogenproblematik und ihres tiefenpsychologischen Hintergrunds seien noch genannt:

- H. U. Ziolko, »Halluzinationen und Neurose« (1970),
- Th. Lidz und A. Rothenberg, »Psychedelismus: Die Wiedergeburt des Dionysos« (1970),
- A. Mitscherlich (Hrsg.), »Bis hierher und nicht weiter: Ist die menschliche Aggression unbefriedbar?« (1969),
- M. Balint, »Therapeutische Aspekte der Regression« (1970),
- P. C. Kuiper, »Die seelischen Krankheiten des Menschen« (1968 – besonders S. 247–256).

Als von größter Bedeutung zum Verständnis des Drogenmißbrauchs haben sich inzwischen die Studien des heute in Chicago wirkenden Wiener Psychoanalytikers Heinz Kohut erwiesen, die er vor allem in seinem 1973 erschienenen Buch »Narzißmus« darlegt (s. auch oben S. 178).

Drei interessante Fälle aus dem Halluzinogenbereich beschreibt der englische Analytiker A. Limentani (1968).

Aus dem Kreis der ›Analytischen Psychologie‹ um C. G. Jung sei noch Erich Neumann erwähnt. In seinem Buch »Die Große Mutter« behandelt er u. a. die archetypischen Aspekte des Rausches und der Sucht. Er ergänzt damit die mehr medizinisch-psychologische Betrachtungsweise der Freudschen Richtung um mythologisch-kulturgeschichtliche Gesichtspunkte.

Sozialpsychologie des Drogenkonsums

Mindestens seit Aristoteles erlebt sich der Mensch bewußt als soziales Wesen (Zoon politikon). Kultur ist ohne Zusammenarbeit vieler in Arbeitsgruppen nicht denkbar, und auch die Freizeit spielt sich in weitem Rahmen in Gruppen ab. Die früheste Gruppe ist die Familie, die auch im späteren Leben das Modell für Verhalten in Gruppen abgibt, wenn auch meist, ohne daß der einzelne es noch bewußt wahrnimmt.

a) Störungen des Kontakts zu Gruppen

Alle Anzeichen sprechen dafür, daß der exzessive Genuß von Rauschdrogen, auch von Haschisch, die Beziehung des Konsumenten zu den Gruppen stört, an denen er teilnimmt. Die Verschiebung des Interesses auf die Innenwelt führt mit der Vernachlässigung der Außenwelt (und dem daraus resultierenden Abbau des Kontakts zu Objekten der Außenwelt) zu einer zunehmenden sozialen Isolierung. Die Wertvorstellungen dieser Bezugsgruppen werden nicht mehr akzeptiert und schließlich abgelehnt (»Scheiß-Establishment!«), während die Beziehung zu anderen Bezugsgruppen (*underground,* Kommunen) neu entsteht. Soweit sich bisher überblicken läßt, haben diese neuen Gruppen jedoch eine ganz andere, ursprünglichere Form, der vielleicht am ehesten jene Familienform gleicht, in der das Kind im Vorschulalter lebt.

Tiefenpsychologisch läßt sich dieser Vorgang so interpretieren, daß diese Gruppen die Rolle einer ›Mutter‹* spielen, bei der der einzelne Geborgenheit, Schutz und Bewältigung seiner Ängste sucht (Haschisch und die anderen Rauschdrogen werden von Psychoanalytikern entsprechend als – wenn auch ›vergiftete‹ – Muttermilch interpretiert).

Die Teilnahme an gemeinsamen Ritualen (»den *joint* kreisen lassen«), gleiche Interessen (fernöstliche Religionen und Philosophien, Parapsychologie), gemeinsame Sprache mit eigenen Slang-Ausdrücken, eigene Zeitungen, Läden, Lokale stellen das Bindeglied dar. Ob man freilich bereits von einer eigenen ›Sub-Kultur‹ sprechen kann, ist noch völlig ungeklärt; dafür sind die Strukturen und Ziele dieser sehr heterogenen Gruppen noch viel zu verschwommen (→RA I).

Was auffällt, ist das nahezu völlige Zurücktreten des Leistungsprinzips. Der Hamburger Sozialpsychologe Peter R. Hofstätter stellt dieses als einen der wichtigsten Faktoren jeder menschlichen Gruppe dar. Es sei nur der Zeitfaktor erwähnt, der Zusammenarbeit in einem modernen Sinn erst ermöglicht:

»Scharf rhythmisierte Arbeitslieder sind in den Stammesgesellschaften so häufig anzutreffen, daß auch die Zusatzannahme berechtigt erscheint, der Mensch habe sehr bald die zur Nutzung des Gruppenvorteils erforderliche zeitliche Koordination der Individualanstrengungen entdeckt. Der Punkt ist darum bedeutungsvoll, weil die Gruppe bereits auf diesem sehr einfachen Niveau einer Ordnungsstruktur bedarf, um wirksam zu werden« (Hofstätter 1957).

In einer modernen Industriegesellschaft sind die Arbeitsbedingungen entsprechend verschärft. Damit geht eine wachsende Dehumanisierung der Arbeit einher, die mit Recht kritisiert wird. Der toxische Effekt der Rauschdrogen und in der Folge eine entsprechende Veränderung des Realitätsbezuges der Konsumenten führen jedoch dazu, daß die Grundforderungen der Arbeitsgruppe bald überhaupt nicht mehr erfüllt werden können. Zeitgefühl (Pünktlichkeit), Ordnungsbezüge und schließlich überhaupt die Einsicht in die Notwendigkeit der Arbeit werden abgelehnt einfach deshalb, weil sie so gestört sind, daß der Drogenabhängige ihnen nicht mehr nachkommen kann.

Jedes Gruppenleben, das mehr als nur Geselligkeit und Zeitvertreib ermöglicht, verschwindet deshalb. Diese Effekte nehmen mit der ›Härte‹ der Droge zu. Am schlimmsten wirken sie sich beim Heroin*fixer* aus, der am liebsten allein mit seinem Rausch ist und jeglichen Kontakt mit anderen aufgrund seiner Übersensibilität möglichst meidet.

* Allerdings nicht selten einer tyrannischen ›Mutter‹: Wer unter Haschern nicht haschen will, zieht sich die Ablehnung der Gruppe zu und wird meist mitleidlos ausgestoßen.

Einen gewissen Widerspruch hierzu bilden die Aussagen von Haschischrauchern, daß die Droge gerade das Zusammengehörigkeitsgefühl und die soziale Kommunikation stärke. »All you need is love«, der Titel eines Beatle-Songs, drückt das sehr klar aus. Nimmt man dazu noch die pazifistischen Bestrebungen der Hippies (*green rebellion, flower power* →RA I) und die ohne Zweifel verstärkte Einsicht in die Schwächen der gegenwärtigen gesellschaftlichen Zustände, die der Rausch bewerkstelligen kann, so entsteht das Idealbild einer menschlichen Gemeinschaft.
Die Wirklichkeit sieht anders aus: Wer eine Gruppe chronischer Haschischraucher auf einem gemeinsamen *trip* beobachtet, merkt von Gemeinsamkeit wenig. Die Gespräche sind im Grunde Monologe, die an bestimmten Punkten lose zusammenhängen. Die meiste Zeit ist der Berauschte in seiner eigenen Traumwelt versunken. Das Gefühl der ›totalen Kommunikation‹ mit manchmal telepathieähnlichem Einschlag – das wirklich sehr beeindruckend erlebt wird –, entpuppt sich als weitgehend subjektiv.
Ein letzter nüchterner Einwand ist schließlich, daß die Drogenkonsumenten im Grunde noch keine ihrer Rauscherkenntnisse, so wahr und nützlich sie auch sind, in die Realität umgesetzt haben. Eine Ausnahme bilden einige Beat-Bands und die *underground*-Zeitschriften sowie verschiedene politisch aktive Gruppen. Diese erreichen durch ihre Esoterik jedoch gerade nicht das angestrebte Ziel, nämlich eine Umfunktionierung der tatsächlich menschenfeindlichen Leistungsgesellschaft zu einer humaneren Umwelt.

b) Ein Experiment scheitert

Eines der interessantesten Gruppenexperimente unserer Tage waren die zwei Jahre der Berliner ›Kommune 2‹. Zum Unterschied von anderen Kommunen spielten Rauschdrogen, wie ihr Selbstbericht (Bookhagen u. a. 1969) klarmacht, wenigstens in der Anfangszeit keine Rolle. Erstaunlicherweise schreiben die Autoren jedoch rückblickend, nach dem Scheitern des Experiments:
»Die Situation war bestimmt durch starre, eingefrorene Beziehungen, gegenseitiges Ausweichen und Stagnation auf allen Gebieten. Zu ihrer Überwindung hätte es wahrscheinlich helfen können, andere (nicht sprachlich-intellektuelle) Formen der Kommunikation zu entwickeln. Erst später haben wir erfahren, daß man solche Verhärtungen anders angehen, sich anders aufeinander zu bewegen kann. Wir denken etwa an gemeinsames Spielen, Musik hören und selber machen oder *gemeinsam bewußtseinserweiternde Drogen einzunehmen* (Hervorhebung J. v. Sch.) ... Auf der anderen Seite sind Gruppen, die regelmäßig Halluzinogene und Opiate nehmen, in der Gefahr, den Bezug zur gesellschaftlichen Realität allmählich zu verlieren, vor allem wenn sie nicht gezwungen sind, regelmäßig zu arbeiten.« Und:
»Nach unseren Beobachtungen ... müssen wir deshalb daran zweifeln, daß diese Form kollektiver Regression therapeutische Wirkung hat, wenn die Gemeinsamkeit auf die Dauer nur in dieser Lebensform besteht. Auf das Märchen, daß Haschischrauchen und *trips* nehmen politisiere, brauchen wir hier nicht einzugehen. Wer vorher unpolitisch ist, wird durch diese Bewußtseinserweiterung nicht politisch. Daß Brutalität und Ausbeutung bei den sogenannten Haschrebellen nicht abgeschafft sind, zeigen die oft fehlende Solidarität (wenn einer nicht vom *trip* runterkommt oder im Knast sitzt) und das Schmarotzertum der *dealer*!« Kein Wunder, daß Gruppen mit ernsthaften politischen

Zielen (Teile der ›Außerparlamentarischen Opposition‹ – APO –, die militanten ›Black Panthers‹ in den USA) jeglichen Drogengebrauch strikt ablehnen.
Die Grundursache, die zum Drogenkonsum führt, ist letzten Endes ebenfalls sozialpsychologischer Natur. Die bereits erwähnten Studien von Kielholz (1970), Bschor (1970) und Wanke (1970) zeigen mit erschütternder Klarheit, daß die Familien, aus denen die Konsumenten kommen, erheblich gestört sind.
Alexander Mitscherlich, Psychoanalytiker und Sozialpsychologe in Frankfurt, betont (1970), daß das Bedürfnis nach Daseinserleichterung mit Hilfe von Rauschdrogen universal sei, daß sich jedoch die Auslösung von der physischen Not (Hungerdämpfung durch Opium) zur psychischen Not verschoben hat. Das ›Unbehagen an der Wohlstandsgesellschaft‹ ist der modernste Ausdruck dafür:
»Die jungen Leute lernen diese Leistungsgesellschaft kennen unter gleichzeitiger permanenter Bewußtseinsbelastung: daß ein Krieg in Vietnam stattfindet, in Griechenland gefoltert wird, daß es eine Atombombe gibt und vor allem, daß das ganze Leben permanent überschattet ist von diesen atomaren Zerstörungsmächten. Die erste Generation in der Menschheit, die unter einer permanenten Lebensgefahr lebt, aber nicht nur Lebensgefahr, sondern einer Gefahr der Zerstörung des Lebens auf der Erde überhaupt. Das ist wiederum ein Einfluß, den wir bewußt gar nicht aushalten können. Wir verdrängen dieses Wissen immerzu, aber unbewußt wirkt es. Die Reaktionen, die diese (Drogen konsumierende) Jugend zeigt, sind unbewußte Reaktionen auf unbewußte Belastungen.« Die Folge ist dementsprechend auch ein Generationskonflikt, wie er in dieser Schärfe und Konsequenz bisher wohl noch nicht existiert hat. Die Oppositionshaltung der *kiffenden* Jugendlichen ruft andrerseits eine entsprechende Ablehnung auf seiten der Erwachsenen hervor, die darin gipfelt, daß viele die *junkies* als Gesamtgruppe ablehnen, daß man sie, typischer Fall einer ›Minderheiten-Diskriminierung‹, zu Sündenböcken stempelt, auf die man die eigenen unbewußten Aggressionen projizieren kann. Zum nicht geringen Teil dürften die unbewußten Schuldgefühle der Eltern hierbei eine Rolle spielen, die ja letzten Endes einen Gutteil Verantwortung für das Rauschbedürfnis ihrer Kinder tragen, weil sie die frühkindlichen Entwicklungsstörungen mitverursachen.
Mag sein, daß sich zum vielzitierten ›Sexualneid‹ der Älteren auch noch eine Art ›Drogenneid‹ gesellt – denn die Sehnsucht nach Rausch, nach Ekstase ist allen Menschen irgendwie gemeinsam. Der Erwachsene, der mitten im Produktionsräderwerk steht, kann dieser Sehnsucht nur nicht nachgeben.
Für das Vorhandensein solcher unbewußter Motivationen auf seiten der Erwachsenen spricht nicht zuletzt, daß sie sich dem klassischen Alkoholiker oder Morphinisten gegenüber weitaus toleranter verhalten als gegenüber den eigenen rauschsuchenden Kindern.

c) *dropping-out* führt zu Niveauverlust

Das Aussteigen aus der traditionellen Gesellschaft bringt für den Drogenkonsumenten zwangsläufig einen sozialen Niveauverlust mit sich; entsprechender Lebensstandard außerhalb des Establishments ist unmöglich. Die wenigsten *drop-outs* dürften in der Lage sein, diesen Prozeß rechtzeitig zu stoppen, schon gar nicht, wenn sie der Zeitlosigkeit des Rausches wirklich verfallen. Gedanken an Altersversorgung, Krankheiten, körperlichen Abbau und dergleichen werden von jedem gesunden jungen Menschen aus natürlichen Gründen nicht erwogen. Der Drogenkonsument kann jedoch, anders als sein nüchterner Altersgenosse, kaum mehr den Anschluß an die entsprechenden Gruppen finden. Der Wohlfahrtsstaat läßt ihn nicht völlig untergehen – aber die Gesamtheit muß die Kosten in Form von Steuern dafür tragen. (Es muß hier allerdings auch wiederholt werden, daß der chronische Drogenmißbraucher krank ist und deshalb ein Anrecht auf diese Hilfe hat wie der Geisteskranke und der Alkoholiker auch.)

Die soziale Abhängigkeit von den Drogenhändlern sowie die zwangsläufige Bekanntschaft mit den gesellschaftlichen Randzonen führt nicht nur zu sozialer Isolation, sondern bei willensschwächeren Menschen auch zur Kriminalisierung (Apothekeneinbrüche, Rezeptfälschungen, kleinere Diebstähle zur Beschaffung von Geld für Drogen, Erpressung). Auch in der Abkapselung seiner Rauschwelt bleibt der Drogenkonsument ein Zoon politikon, nur eben jetzt unter negativen Vorzeichen.

Eine der eindringlichsten Schilderungen dieses Milieus gibt ein autobiographischer Bericht von William Burroughs (1963). In romanhafter Form, aber ebenfalls aufgrund tatsächlicher Begebenheiten, beschreiben Nelson Algren (1955) und Heinz Liepmann (1966) die Drogenszene. Aus der Sicht des Kriminalbeamten, der Händler ausfindig machen muß, ist sehr aufschlußreich ein Bericht von Gerhard Kürbis und Günter Müller vom Berliner Rauschgiftdezernat (1970).

Ein letzter sozialpsychologischer Aspekt muß noch erwähnt werden, der bei der wissenschaftlichen Erforschung der Drogenphänomene eine bedeutende Rolle spielt: die Umgebung *(setting)*, in der die Experimente und Feldstudien durchgeführt werden. Es leuchtet ein, daß Untersuchungen an Gefängnisinsassen anders ausfallen als solche von Studenten in deren gewohnter Umgebung oder an zwangseingewiesenen Patienten einer Nervenheilanstalt. Der soziale Effekt beeinflußt in hohem Maße die psychischen Reaktionen. Die nüchterne Atmosphäre einer Klinik mit fremden Ärzten wird eher einen *horror trip* hervorrufen als die ›Gruppenreise‹ in einer Kommune – obwohl bei entsprechender Persönlichkeitsstruktur auch genausogut das Gegenteil eintreten kann.

Therapie der Drogenabhängigkeit

Um es vorwegzunehmen: Die ›Therapie der Drogenabhängigkeit‹ ist das düsterste Kapitel der Rauschdrogenliteratur. Alle Fachleute sind sich einig, daß eine Entgiftung allein bei →Heroin, →Alkohol oder →Weckaminen nahezu aussichtslos ist. Bei den übrigen Drogen kommt es letzten Endes auf die Einsicht des Betroffenen an, ob er den Absprung von seiner Gewohnheit findet (→Kokain hat einen besonderen Status).

Die weite Verbreitung der Polytoxikomanie und andrerseits die geringen Zahlen der verfügbaren Klinikbetten, psychoanalytischen Behandlungsstunden (Wartezeit ein bis zwei Jahre) und Sozialarbeiter sprechen für sich. Es gibt in Deutschland erst wenig Kliniken, welche für die Behandlung und soziale Wiedereingliederung jugendlicher Süchtiger genügend ausgerüstet sind. Statt für zehn Kranke muß der Psychiater in einer der üblichen Landesnervenkliniken oft für über 100 Patienten sorgen. Dazu kommt noch die veraltete Struktur

dieser Anstalten samt den damit eng verbundenen veralteten Therapievorstellungen (Heinrich 1970).
In diese heillose Situation hinein eskaliert der Drogenkonsum, der Jahr für Jahr mehr therapiebedürftige *junkies* produziert. An der 80-Betten-Klinik des Berliner Psychiaters Hanns Hippius, heute Direktor der Münchener Universitätsnervenklinik, waren es

- 1967: 0 Patienten,
- 1968: 4 Patienten,
- 1969: 35 Patienten.

England, Nordamerika und Skandinavien haben den enormen Zuwachs an behandlungsbedürftigen Jugendlichen (von den Erwachsenen spricht man schon gar nicht mehr) vorexerziert: Anfang 1970 registrierte das britische Innenministerium rund 2700 Heroinsüchtige, verglichen mit nur 98 im Jahre 1960. US-Experten rechnen mit fast einer halben Million Drogenabhängiger für die nahe Zukunft (»Der Spiegel« 1970). Zwischen 1965 und 1969 starben allein in New York mehr Menschen an Heroinvergiftung als im Straßenverkehr: 2935 Menschen aller Gesellschaftsschichten. Nach Angaben von Robert Dupont, dem Leiter des Regierungsinstituts gegen den Drogenmißbrauch in Washington, nehmen täglich 300 000 bis 400 000 Amerikaner Heroin. Als besonders alarmierend bezeichnete Dupont, daß, nach einem vorübergehenden Rückgang, die Heroinsucht vor allem in kleineren Städten rapide zunehme (Südd. Zeitung vom 18. März 1976).
Die skandinavischen Länder haben diese Entwicklung nachvollzogen und desgleichen die Bundesrepublik, wenngleich die Drogenwelle bei uns nicht so lange und nicht so intensiv zu wirken scheint.
Vor diesem Hintergrund muß man die Therapieversuche sehen. Je nach der mißbrauchten Droge gibt es verschiedene Ansatzpunkte. Bei den echt suchtbildenden Mitteln muß zunächst mit ärztlicher Hilfe eine regelrechte Entgiftung vorgenommen werden, sinnvollerweise in der geschlossenen Abteilung einer psychiatrischen Klinik. Außerdem muß bei vielen Drogenmißbrauchern der schlechte körperliche Zustand gebessert werden. Vor allem Heroin*fixer* werden meist in einem elenden Zustand eingeliefert. Sie sind unterernährt und leiden an Geschwüren und Leberentzündung (›Hippie-Hepatitis‹ infolge schlecht sterilisierter Spritzen). Vor allem die Hepatitis kann zu lebenslanger Schädigung führen (Stille 1970).
Soziale Maßnahmen müssen die stationäre Behandlung unterstützen. Die ›nachgehende Fürsorge‹ muß sich um einen Ausbildungs- oder Arbeitsplatz, menschliche Wohnverhältnisse und eventuell finanzielle Unterstützung kümmern.
Auch nach der Krankenhausentlassung ist eine entsprechende medizinisch-psychologische Nachbetreuung nötig.
Ohne sie beträgt die Rückfallquote fast 100 Prozent.
Bei den Haschischrauchern entstehen akute Probleme, sobald sie die Kontrolle über die Droge verlieren. Bei ihnen besteht allerdings der Vorteil, daß es kaum Entzugserscheinungen gibt, wenn man die Droge absetzt. Aber auch bei ihnen müßte man im Grunde genommen eine regelrechte Psychotherapie betreiben, denn jeder längere Cannabis-Mißbrauch führt zu allmählichen Persönlichkeitsveränderungen.
Die Psychotherapeuten sind allerdings skeptisch, und zwar bei jeder Art von

Drogenabhängigkeit. So herrscht Einigkeit, daß die ambulante Behandlung in der psychoanalytischen Praxis außerordentlich schwierig ist. Als Grund führt der Londoner Analytiker Herbert Rosenfeld an:

»Ich bin der Ansicht, daß der Süchtige deshalb ein besonders schwer zu behandelnder Patient ist, weil der Analytiker nicht nur einem psychologisch determinierten Zustand, sondern auch einer toxisch bedingten Verwirrung gegenübersteht. Da ein stark berauschter Patient nicht analysierbar ist, muß der Analytiker versuchen, von Anfang der Behandlung an oder sobald er die Sucht im Verlauf der Analyse diagnostiziert hat, das Einnehmen von Rauschgift zu überwachen, und der Patient muß sich zur Einweisung in eine Privatklinik oder Anstalt bereit finden« (1960).

Gustav Bychowski, ein erfahrener Analytiker aus New York, warnt ebenfalls vor der Behandlung Drogenabhängiger in der Privatpraxis: »Nur in Ausnahmefällen ist diese möglich und bringt für den Psychiater wie für die Umgebung des Patienten große Belastungen mit sich« (1952).

Einen Ausnahmefall bilden nach den bisherigen Erfahrungen Halluzinogene wie LSD, die man ja bereits bewußt zur Behandlung neurotischer Strukturen eingesetzt hat. Hier fällt allerdings das Element der ausgesprochenen Drogenabhängigkeit nicht ins Gewicht: die Droge ist dabei Medikament und spielt insofern vor allem für das Unbewußte des Patienten eine völlig andere Rolle als beim Süchtigen die jeweilige Suchtdroge. Neben der Einzeltherapie hat sich vor allem die Gruppentherapie bewährt. In abgewandelter Form ist sie das Grundprinzip aller Versuche, Drogenkonsumenten von ihrer Gewohnheit abzubringen. Institutionen wie ›Anonyme Alkoholiker‹, ›Phoenix House‹, ›Synanon‹, ›Release‹ versuchen mit leidlichem Erfolg, Ex-*junkies* zur Rehabilitation der noch Drogenabhängigen einzusetzen (Schmidbauer in: vom Scheidt 1974a).

So betont der Tübinger Psychiater Prof. Walter Schulte: »Eine wesentliche Stütze kann neben der Vermittlung einer sinnerfüllten Arbeit und zielgerechten Anspannung die Eingliederung in eine *Gruppe* bringen. Auf wen hört der Süchtige am meisten? Doch auf den, welcher in gleicher Abhängigkeit gestanden hat oder bedroht ist, nun aber in verantwortlicher Bindung an andere eine neue Festigkeit gewonnen hat, die wiederum für andere verbindlich wird. Solche Gruppen, oft während klinischer Behandlung geformt, sollten auch nach der Behandlung aufrechterhalten oder besser neu gebildet werden. Sucht läuft auf selbsttätige Ausklammerung aus der Gesellschaft hinaus und wird durch fremdtätige gefördert. Die Chance für die Überwindung ist dann gegeben, wenn kommunikative Möglichkeiten erschlossen werden« (1963).

Der Bericht einer englischen Kommission (Wayne 1968) ist sehr pessimistisch, nicht zuletzt, weil es auch in England an geeignetem Personal fehlt. Wie bei den Geisteskrankheiten ist aber die Crux des gesamten Heilverfahrens, ob der Patient zu einem gesunden Menschen eine stabile neue Beziehung aufbauen kann, an der er sich bis zu seiner endgültigen Heilung orientiert.

Und schließlich heißt es in dem Bericht noch: »Es ist eine Tatsache, daß die heutigen Drogenabhängigen, hier wie im Ausland, zum Großteil nicht willens sind, eine medizinische Behandlung ihrer Sucht zu suchen, geschweige denn den langen Prozeß der Rehabilitation durchzustehen.«

Aufgrund langjähriger eigener Drogenerfahrung mit Haschisch, LSD und Alkohol kommt der Münchner Schriftsteller Klaus Lea zu dem Schluß, daß Therapie des Drogenmißbrauchs im Grunde nur die (sachgemäße) Unterstützung

einer Selbsttherapie des Abhängigen sein kann. Sein poetisch komprimierter Bericht »Über Tun und Lassen« (1974) bezieht gerade durch seine Diktion den Leser in jenen komplizierten und ungemein anstrengenden Prozeß ein, der eine echte Auseinandersetzung mit Drogenerfahrungen verlangt. Er will – und vermag dies auch mit hoher Intensität – etwas von den Bewußtseinsabläufen andeuten, die auf mannigfache Art in Gang kommen, wenn man aus einer Abhängigkeit wieder herausmöchte.
Wer sich ausführlicher mit den Problemen und Möglichkeiten der Therapie auseinandersetzen will, der sei auf den Sammelband »Die Behandlung Drogenabhängiger« verwiesen (vom Scheidt 1974 a); dort sind die wichtigsten der heute gebräuchlichen Verfahren samt theoretischem Hintergrund von Fachleuten selbst beschrieben.
Sehr kritisch mit den Behandlungsmöglichkeiten setzt sich Ulrich Sollmann in seiner Studie »Therapie mit Drogenabhängigen« (1974) auseinander.

Rausch ohne Drogen

Was läßt sich angesichts einer derart aussichtslosen Situation tun? Alle Fachleute sind sich darüber einig, daß man das Übel an seiner eigentlichen Wurzel packen muß. Das bedeutet, man muß die Außenwelt so erträglich gestalten, daß auch die seelisch Schwächeren sich von ihr nicht derart bedroht fühlen, daß sie ihr mit Hilfe der Rauschdrogen entfliehen. Damit ist aber letzten Endes gemeint: Psychotherapie von Drogenabhängigkeit (Sucht) läßt sich heutzutage nur noch erreichen, wenn sie ergänzt wird durch eine ›Soziotherapie‹ der gesamten Gesellschaft.
Da dies eine politisch-soziale Reife voraussetzt, die vielfach noch nicht gegeben ist, muß man weiter an den Symptomen herumkurieren. Vielleicht helfen da jene Versuche, die man in den angelsächsischen Ländern *turning on without drugs* nennt (Hyde 1968, de Ropp 1968). Dieses ›Sich berauschen ohne Drogen‹ läßt sich auf mancherlei Arten erreichen – die allerdings alle einer Anleitung und ausdauernder Übung bedürfen:

- Auseinandersetzung mit den eigenen Träumen (vom Scheidt 1973, 1974 b),
- Meditation, Gebet, Zen-Übungen, *sensory deprivation*, bio-feed-back,
- intensive künstlerische Arbeit (›schöpferischer Rausch‹),
- Yoga (vom Scheidt 1971 a, 1976 b), Autogenes Training, Katathymes Bilderleben (Grünholz 1971),
- Judotraining und ähnliche Sportarten mit entsprechendem spirituellen Hintergrund.

J. v. Sch.

Literatur: Abraham, K., »The Psychological Relation between Sexuality and Alcoholism«, in: *International Journal of Psycho-Analysis 7*, 1908. – »The first Pregenital Stage of the Libido«, in: *Selected Papers*, London 1927. – Algren, N., *Der Mann mit dem goldenen Arm*, Hamburg 1955. – Angst, J., »Halluzinogen-Abusus«, in: *Schweizerische medizinische Wochenschrift 16*, 1970. – Balint, M., *Angstlust und Regression*, Stuttgart 1960. – *Die Urformen der Liebe und die Technik der Psychoanalyse*, Frankfurt a. M. 1969. – *Therapeutische Aspekte der Regression. Die Theorie der Grundstörung*, Stuttgart 1970. – Beringer, K., *Der Meskalinrausch. Seine Erscheinungsform und Geschichte* (1927), Neuaufl. Berlin 1970. – Bochnik, H. J., »Der Schatten wird länger« (Interview), in: *Der Spiegel* Nr. 33, 1970. – Bookhagen, C., u. a., *Kommune 2*, Berlin 1969. – Boss, M., *Der Traum und seine Auslegung*, Bern und Stuttgart 1953. – *Psychoanalyse und Daseinsanalytik*, Bern und Stuttgart 1957. – *Indien-*

fahrt eines Psychiaters, Freiburg 1959. – Burroughs, W., *Junkie,* Wiesbaden 1963. – Bychowski, G., »Pharmacothymia«, in: *Psychotherapy of Psychosis,* New York 1952. – Caldwell, W. V., *LSD Psychotherapy,* New York 1968. – Castaneda, C., *The Teachings of Don Juan,* New York 1969. – Chein, J., referiert bei: Gillies, O., »Drug Addiction – Facts and Folklore«, in: *Science Journal* Nr. 12, 1969. – Cocteau, J., *Opium,* Paris 1930; deutsch: *Opium. Ein Tagebuch,* München 1968. – Coon, C., und Rufus Harris, *The Release Report on Drug Offenders and the Law,* London 1969. – LeCoultre, R., »Die Ichspaltung als zentrale Neuroseerscheinung«, in: *Psyche* 24, 1970, S. 405–422. – Daniels, G., »Turning Points in the Analysis of a Case of Alcoholism«, in: *Psycho-analytic Quarterly,* 1933. – Dührssen, A., *Psychogene Erkrankungen bei Kindern und Jugendlichen,* 5. Aufl., Göttingen 1965. – Erikson, E. H., *Der junge Mann Luther,* München 1958. – *Kindheit und Gesellschaft,* 3. Aufl., Stuttgart 1968. – *Jugend und Krise,* Stuttgart 1970. – Fenichel, O., »Outline of clinical Psycho-Analysis«, in: *Psycho-Analytic Quarterly,* 1933. – Ferenczi, S., »Alkohol und Neurose«, in: *Jahrbuch für psychoanalytische und psychotherapeutische Forschungen,* 1911. – Frederking, W., »Über die Verwendung von Rauschdrogen (Meskalin und Lysergsäurediäthylamid) in der Psychotherapie«, in: *Psyche* 12, 1953, S. 342–364. – Freud, A., *Das Ich und die Abwehrmechanismen,* Wien 1936, München 1964. – *Wege und Irrwege in der Kinderentwicklung,* Stuttgart 1968. – Freud, S., *Drei Abhandlungen zur Sexualtheorie* (1905), 3. Aufl., Frankfurt a. M. 1969. – »Trauer und Melancholie« (1927), in: *Gesammelte Werke* Bd. 10, 4. Aufl., Frankfurt a. M. 1967. – »Jenseits des Lustprinzips« (1920), in: *Gesammelte Werke* Bd. 13, 5. Aufl., Frankfurt a. M. 1967. – »Das Ich und das Es« (1923), in: ebenda. – »Der Untergang des Ödipuskomplexes« (1924), in: ebenda. – »Die Zerlegung der psychischen Persönlichkeit« (1933), in: *Gesammelte Werke* Bd. 15, 4. Aufl., Frankfurt a. M. 1967. – Frijling Schreuder, E. C. M., »Die Verwendung der Regression im Dienste der Anpassung«, in: *Psyche* 21, 1967. – Gelpke, R., *Vom Rausch in Orient und Okzident,* Stuttgart 1966. – Glover, E., »The Etiology of Alcoholism«, in: *Proceedings of the Royal Society of Medicine* 21, 1928, S. 1352. – »The Prevention of Drug Addiction«, in: *British Journal of Inebriety* 29, 1931/32, S. 13 bis 18. – »Common Problems in Psychoanalysis and Anthropology. Drug Ritual and Addiction«, in: *British Journal of Medical Psychology* 12, 1932, S. 109. – »On the Etiology of Drug Addiction«, in: *International Journal of Psycho-Analysis* 13, 1932, S. 298. – »On Drug Addiction«, in: *International Journal of Psycho-Analysis* 31, 1932. – Götte, J., »Sucht als Abwehr: eine Fallstudie«, in: Scheidt, J. vom (Hrsg.), *Die Behandlung Drogenabhängiger,* München 1974. – Grünholz, G., »Vom LSD zur Selbsthypnose in katathymer Erfahrung, Kunst und Therapie«, in: *Zeitschrift für Psychotherapie und medizinische Psychologie 21,* 1971, S. 74–86. – Eddy, N. B., Halbach, H., Isbell, H. und M. H. Seevers, »Drug Dependence: its Significance and Characteristics«, in: *Bulletin of the World Health Organization 32,* 1965, S. 721–733. – Hartmann, H., »Kokainismus und Homosexualität«, in: *Zentralblatt für Neurologie und Psychiatrie* 95, 1925, S. 415. – Heinrich, K., »Die Psychiater verlassen ihr Getto« (Interview), in: *Praxis-Kurier* Nr. 40, 1970. – Hippius, H. (Diskussionsbemerkung während des Symposions *Rauschmittel und Süchtigkeit,* Rüschlikon/Zürich, 15. u. 16. Jan. 1970). – Hobi, V., *Das Drogenproblem bei Jugendlichen,* Bern/Stuttgart/Wien 1973. – Hofstätter, P. R., *Einführung in die Sozialpsychologie,* 3. Aufl., Stuttgart 1963. – Huxley, A., *Die Pforten der Wahrnehmung,* München 1954. – Huxley, F., *The Invisibles,* London 1966. – Hyde, A., *Drugs and the Mind,* London 1968. – Jacobson, E., *Das Selbst und die Welt der Objekte,* Frankfurt a. M., 1973. – Jasinsky, M., »Drogenkonsum Hamburger Schüler«, refer. in: *Berichte und Dokumente aus der Freien und Hansestadt Hamburg,* Nr. 272 vom 30. Aug. 1971. – Jung, C. G., *Die Beziehungen zwischen dem Ich und dem Unbewußten* (1928), 7. Aufl., Zürich 1966. – *Psychologie und Alchemie* (1944), 2. Aufl. Zürich 1952. – *Symbole der Wandlung,* Zürich 1952. – *Von den Wurzeln des Bewußtseins. Studien über den Archetypus,* Zürich 1954. – Keup, W., »Die Psychopathologie jugendlicher Drogenabhängiger – Ansätze zur Therapie«, in: *Drogen- und Rauschmittelabhängigkeit,* Hamm 1972. –

Kielholz, A., »Trunksucht und Psychoanalyse«, in: *Schweizer Archiv für Neurologie und Psychiatrie* 16, 1925, S. 28. – Kielholz, P. und D. Ladewig: »Aktuelle Probleme der Drogenabhängigkeit in der Schweiz«, in: *Pharmakopsychiatrie/Neuropsychopharmakologie* 3, 1970, S. 83–89. – Klein, M., *Das Seelenleben des Kleinkindes,* Stuttgart 1962. – Kohut, H., *Narzißmus. Eine Theorie der psychoanalytischen Behandlung narzißtischer Persönlichkeitsstörungen,* Frankfurt a. M. 1973. – »Überlegungen zum Narzißmus und zur narzißtischen Wut«, in: *Psyche 27,* 1973, S. 513–554. – »Die psychoanalytische Behandlung narzißtischer Persönlichkeitsstörungen«, in: Scheidt, J. vom, (Hrsg.) *Die Behandlung Drogenabhängiger«,* München 1974. – *Die Zukunft der Psychoanalyse,* Frankfurt a. M. 1975. – Kürbis, G., und G. Müller, »Unter Rauschgifthändlern und -verbrauchern«, in: *Der Kriminalist* Nr. 2, 1970. – Kuiper, P. C., »Die Sucht«, in: *Die seelischen Krankheiten des Menschen,* Stuttgart 1968, S. 247–256. – Kutter, P., »Sucht«, in: Loch, W. (Hrsg.) *Die Krankheitslehre der Psychoanalyse,* Stuttgart 1967, S. 199–200. – Lea, K., »Über Tun und Lassen«, in: Scheidt, J. vom (Hrsg.) *Die Behandlung Drogenabhängiger,* München 1974. – Leary, T., *High Priest,* New York 1968. – *The Politics of Ecstasy,* London 1970; deutsch: *Politik der Ekstase,* Hamburg 1970. – Leuner, H., *Die experimentelle Psychose,* Berlin 1964. – Lidz, T., und A. Rothenberg, »Psychedelismus: Die Wiedergeburt des Dionysos«, in *Psyche* 24, 1970, S. 359–374. – Liepmann, H., *Der Ausweg,* Reinbek 1966. – Limentani, A., »On Drug Dependence: Clinical Appraisals of the Predicaments of Habituation and Addiction to Drugs«, in: *International Journal of Psycho-Analysis* 49, 1968, S. 578–590. – Lippert, H., *Einführung in die Psychopharmakologie,* Bern 1959. – Loch, W., »Regression«, in: *Psyche* 17, 1963, S. 516–545. – Lowenfeld, H. und Y., »Die permissive Gesellschaft und das Über-Ich«, in: Scheidt, J. vom (Hrsg.), *Drogenabhängigkeit,* München 1972. – Mader, R., und W. Sluga, »Neue Formen der Sucht bei Jugendlichen«, in: *Wiener Medizinische Wochenschrift* 120, 1970, S. 330. – Masters, R. E. L., und J. Houston, *The Varieties of Psychedelic Experience,* New York 1966. – Mathiesen, J., *Drogen* (Drogeninformation 1 des Stadtjugendamtes München), München 1970. – Metzner, R., (Hrsg.), *The Ecstatic Adventure,* New York 1968. – Mitscherlich, A. und M., *Die Unfähigkeit zu trauern,* München 1967. – Mitscherlich, A. (Hrsg.), *Bis hierher und nicht weiter: Ist die menschliche Aggression unbefriedbar?,* München 1969. – »Haschisch-Welle« (Interview), in: *Politik und Zeitgeschehen,* Zweites Deutsches Fernsehen, 7. Dezember 1969. – Muller, P., *Entwicklung des Kindes,* München 1969. – Neumann, E., *Ursprungsgeschichte des Bewußtseins,* Zürich 1949. – *Kunst und schöpferisches Unbewußtes,* Zürich 1954. – *Die Große Mutter,* Zürich 1956. – Neumann, N., (Hrsg.), *Hasch und andere Trips,* Hamburg 1970. – Newland, C. A., *Abenteuer im Unbewußten,* München 1964. – Pöldinger, W., und W. Sutter, referiert nach: *Selecta* Nr. 37, 1970, S. 3268. – Quincey, T. de, *Bekenntnisse eines englischen Opiumessers* (1822), München 1965. – Rado, Sandor, »The Psychic Effects of Intoxicants«, in: *International Journal of Psycho-Analysis 7,* 1926, S. 396. – Reavis, E., *Rauschgiftesser erzählen,* Frankfurt a. M. 1967. – Richter, H. E., »Über Formen der Regression«, in: *Psyche* 11, 1957, S. 275–285. – Robbins, B., »Significance of Nutritional Disturbances in the Development of Alcoholism«, in: *Psycho-analytic Review* 22, 1935, S. 53. – Rommelspacher, F., »Beobachtungen an Suchtkranken«, in: *Psyche* 7, 1953, S. 185–196. – Ropp, R. S. de, *The Master Game,* New York 1969. – Rosenfeld, H. A., *Psychotic States,* New York 1965. – »Über Rauschgiftsucht«, in: *Psyche* 14, 1960, S. 481–495 (identisch mit Kap. 7 von *Psychotic States*). – Scheidt, J. vom, *Der falsche Weg zum Selbst – Studien zur Drogenkarriere,* München 1976 (a). – ders., *Yoga für Europäer,* München 1976 (b). – ders., »Liebe und Sexualität in der Science Fiction«, in: Weigand, J. (Hrsg.), *Die triviale Phantasie,* Bonn/Bad Godesberg 1976 (c). – ders., »Die psychedelische Literatur«, in: Scheidt, J. vom (Hrsg.), *Das Monster im Park,* München 1970. – »Neue Wege aus dem Rauschgift«, in: *Westermanns Monatshefte* Januar 1971, S. 69 bis 73. – »Rauschdrogen und Yoga, in: Mangoldt, U. von (Hrsg.) *Yoga heute – Hilfe für den Westen,* Weilheim 1971. – (Hrsg.), *Drogenabhängigkeit,* München 1972. –

»Descensus ad inferos. Tiefenpsychologische Aspekte der Science Fiction«, in: Barmeyer, E., *Science Fiction. Theorie und Geschichte,* München 1972. – »Drogenrausch und parapsychische Phänomene«, in: *Zeitschrift für Parapsychologie und Grenzgebiete der Psychologie 14,* 1972, S. 244–251. – »Sigmund Freud und das Kokain«, in: *Psyche 27,* 1973, S. 385–430. In erweiterter Form als Taschenbuch: *Freud und das Kokain,* München 1973. – (Hrsg.), *Die Behandlung Drogenabhängiger,* München 1974. – (Hrsg.), *Der unbekannte Freud,* München 1974, – Schulte, W., *Die Sucht als psychotherapeutisches Problem,* Tübingen 1963. – Schumacher, W., »Bemerkungen zur Theorie des Narzißmus«, in: *Psyche* 24, 1970, S. 1–22. – Simmel, E., »Zum Problem von Zwang und Sucht«, in: *Berichte über den V. Allgemeinen Ärztlichen Kongreß für Psychotherapie,* 1930. – »Alcoholism and Addiction«, in: *The Yearbook of Psychoanalysis* Bd. 5, 1949. – Sollmann, U., Therapie mit Drogenabhängigen, Gießen 1974. – Spitz, R., *Vom Säugling zum Kleinkind,* Stuttgart 1967. Steckel, R., *Bewußtseinserweiternde Drogen,* Berlin 1969. – Stille, W., u. a., »Hippie-Hepatitis«, in: *Medizinische Klinik* 65, 1970, S. 993–995. – Tart, C. T., *Altered States of Consciousness,* New York 1969. – Tausk, V., »Zur Psychologie des alkoholischen Beschäftigungsdelirs«, in: *Internationale Zeitschrift für Psychoanalyse* 3, 1915. – Ungerleider, J. T., und H. L. Bowen, »Drug Abuse and the Schools«, *American Journal of Psychiatry* 125, 1969, S. 1691–1697. – Valiant, G. E., referiert bei Gillies, O., »Drug Addiction – Fact and Folklore«, in: *Science Journal* Nr. 12, 1969. – Waldmann, H., Schönhöfer, P. S. und H. E. Hasse, »Vier Stadien in der Entwicklung der Drogenabhängigkeit bei Jugendlichen«, *Deutsche Medizinische Wochenschrift* 98, 1973, S. 327 bis 331. – Wanke, K., u. a., »Jugend und Rauschmittel. Prävention, Therapie und Rehabilitation«, in: *Rehabilitation* 23, 1970, S. 1–5. – Wayne, E. (Hrsg.), *The Rehabilitation of Drug Addicts,* London 1968. – Werner, H., *Einführung in die Entwicklungspsychologie,* München 1959. – Winnicott, D. W., »Zustände von Entrückung und Regression«, in: *Psyche* 10, 1956, S. 205–215. – Ziolko, H. U., »Halluzinationen und Neurose«, in: *Psyche* 24, 1970, S. 40–56. – N. N., »Rauschgift – harte Welle«, in: *Der Spiegel* Nr. 33, 1970.

III: Medizin und Psychopharmakologie

Die Psychopharmakologie sucht eine Antwort auf die Frage, warum bestimmte chemische Stoffe psychische Vorgänge so eingreifend verändern können. Eine Flasche Wein, eine Tablette Benzedrin, Bruchteile eines tausendstel Gramm Lysergsäure-Diäthylamid (LSD) genügen, um Erleben und Verhalten eines Menschen radikal zu verändern. Die Natur geht, so scheint es uns, über eine zentrale Eigenschaft unserer Vorstellungen von uns selbst und unserer Umwelt gleichgültig hinweg. Sie kümmert sich nicht darum, daß wir seelische Vorgänge als etwas ›ganz anderes‹ erleben als materielle Gegenstände.
Dieser Gegensatz zwischen Geist und Materie, den René Descartes zuerst formulierte, als er ein denkendes und ein räumliches Prinzip einander gegenüberstelle *(res cogitans – res extensa),* hat schon viel früher das Denken der Menschen bewegt. Eine mythische Lösung drückt etwa das Bild des Gottes Dionysos aus. Wir können sicher sein, daß die alten Griechen ebensogut wie die modernen Zecher wußten, daß Wein aus dem gepreßten Saft von Trauben entsteht und eine – je nach Sorte – verschieden gefärbte und unterschiedlich schmeckende Flüssigkeit ist. Doch durch das Zusammentreffen dieser Flüssigkeit mit der menschlichen Psyche entstand ein Gott – eben jener Dionysos oder Bacchus, dessen mythischer Charakter psychopharmakologische Effekte des

Weins genau widerspiegelt: Heiterkeit, blinde Raserei und völlige Erschöpfung.

Man weiß, daß LSD lediglich ein Derivat der Lysergsäure ist, die man aus dem Mutterkorn – einem Pilz, der Getreide befällt –gewinnen kann. Und doch hat das Zusammentreffen dieser Chemikalie mit dem menschlichen Gehirn eine lange Reihe sozialer Kettenreaktionen ausgelöst, in denen man mit einigem guten Willen so etwas wie eine Wiedergeburt dionysischer Mysterienkulte sehen kann (→RA I).

Es gibt eine ganze Reihe von spekulativen Lösungen des ›Leib-Seele-Problems‹, die alle entweder auf die Theorie einer Wechselwirkung oder eines Parallelismus hinauslaufen. Gelegentlich wird auch versucht, den in unserem Erleben so deutlichen Unterschied zwischen seelischen und körperlichen Vorgängen als ›Scheinproblem‹ hinwegzudiskutieren. Die naive Auffassung der Materialisten des 19. Jahrhunderts, die etwa sagten, das Gehirn sondere Gedanken ab wie die Leber Galle, wird heute niemand mehr akzeptieren. Festzuhalten ist, daß körperliche – biochemische und bioelektrische – Veränderungen in den Nervenzellen unseres Gehirns unser Erleben beeinflussen. Auf welchem Weg das geschieht, ist noch völlig unerforscht. Selbst die körperlichen Vorgänge in den Nervenzellen sind in ihrer Feinstruktur noch weitgehend dunkel. Es ist gut möglich, daß die methodischen Ansätze der jungen Wissenschaft ›Neuropsychopharmakologie‹ hier immer ungenügend bleiben werden. Aber man sollte aufhören, so zu tun, als wüßte man das schon heute.

Pharmakologische Grundbegriffe

In der Pharmakologie darf man, wie in anderen Disziplinen auch, ein grobes (›molares‹) von einem feinen (›molekularen‹) methodischen Vorgehen unterscheiden. Das grobe Vorgehen besteht darin, daß man einem Kranken ein bestimmtes Mittel gibt und feststellt, was dieses Mittel ausrichtet. Um die Wirkung besser messen zu können, wird man eine Gruppe behandelter Kranker mit einer nichtbehandelten Kontrollgruppe vergleichen. Der ›molare‹ Tierversuch ist ähnlich: Eine Substanz, die möglicherweise den Schlaf fördert, wird einer Reihe von Tieren in ansteigender Dosis gegeben; die Verhaltensänderungen der Tiere werden notiert. Wenn man die Resultate graphisch aufzeichnet, erhält man ein erstes ›Kürzel‹ der Pharmakologie: die Dosis-Wirkungs-Kurve (auch Konzentrations-Wirkungs-Kurve). Dabei werden auf der Abszisse, der Waagrechten, die Reaktionen in Prozent des maximalen Erfolgs (Tiefschlaf) eingetragen, auf der Ordinate die benötigten Mengen der geprüften Substanz.

Eine Abwandlung der Dosis-Wirkungs-Kurve ist die Dosis-Letalitäts-Kurve. Sie veranschaulicht, was der alte Satz des Paracelsus ausdrückt: »Kein Ding ist ohne Gift; die Dosis macht's, ob es ein Gift ist oder nicht.« Ein wichtiger Punkt auf den Dosis-Letalitäts-Kurven ist die sogenannte LD_{50} (Dosis letalis 50%), unter der man die Gabe versteht, bei der jedes zweite der Versuchstiere (50%) stirbt.

a) Therapeutische Breite

Sieht man sich die Dosis-Wirkungs-Kurve und die LD_{50} zusammen an, dann kann man einen weiteren, für die Betrachtung aller aktiven Stoffe sehr wichtigen Begriff bestimmen: die ›therapeutische Breite‹, das ist der Sicherheitsabstand, welcher den erwünschten Effekt vom unerwünschten, im Extremfall tödlichen Effekt trennt. Die therapeutische Breite kann man als Quotienten aus LD_{50} und ED_{50} (der Einzeldosis, die bei 50% der Fälle den maximalen erwünschten Effekt erbringt) berechnen. Allerdings gilt das nur dann, wenn die beiden Kurven annähernd gleich steil verlaufen. Man bemißt die Breite der Wirkung eines Psycho-Pharmakons (zu denen man ja alle Rauschdrogen rechnen muß) in der Regel als den Abstand zwischen optimalem Effekt und ernstlichen Vergiftungserscheinungen, da die LD_{50} immer nur an Tieren ermittelt wird.

b) Wirkungsmechanismus

Man darf sich nicht damit begnügen, daß eine Substanz wirkt – wie es in jenem Gemeinplatz in Molières »Eingebildetem Kranken« heißt: »Opium läßt schlafen, weil in ihm die Schlafkraft ist« –, sondern man muß auch fragen, warum bestimmte Stoffe solche Effekte haben. Hier reicht die Psychopharmakologie weit in die Biochemie hinein. Sie ist auf deren Methoden angewiesen und bedient sich ihrer mit zunehmendem Erfolg. Dadurch ist eine ganz neue Wissenschaft entstanden, die Lehre von der ›Bewegung‹ der Arzneistoffe beziehungsweise der Psycho-Drogen im Organismus (Pharmakokinetik). Wir können hier nur einige ihrer Grundbegriffe skizzieren.

Resorption: Es gibt eine ganze Reihe von Wegen, auf denen Substanzen dem Körper zugeführt werden können. Der älteste ist zweifellos der orale, den die Droge mit der gewöhnlichen Speise teilt. →Alkohol und →LSD, →Meskalin und Rohopium (→Opiate), Haschisch oder →Cannabis-Tinktur, →Kava-Kava und die halluzinogenen Pilze Mexikos werden gegessen oder getrunken.

Da sämtliche Stoffe ihre psychoaktiven Wirkungen nur entfalten können, wenn sie über Magen oder Darm in die Blutbahn gelangen, dauert die orale Resorption verhältnismäßig lang. Darüber hinaus gehen vielfach größere oder kleinere Mengen verloren, entweder weil sie durch die Magensekrete (vor allem durch die Salzsäure) verändert oder weil sie mit dem Kot ausgeschieden werden. Von Morphin (→Opiate) etwa, das – injiziert – sofort wirkt, werden nach oraler Gabe geringere Mengen resorbiert, wobei der Effekt erst nach 30 bis 60 Minuten eintritt.

Die Injektionsspritze ist erst im 19. Jahrhundert entwickelt worden. Doch schon vorher gab es eine Reihe von Methoden, bestimmte Drogen anders als auf oralem Weg zu nehmen. Von diesen ist wohl die Einreibung die älteste. Sie machte es meist notwendig, die betreffenden Mittel mit Fett – also als Salbe – zuzubereiten. Auf die Haut aufgetragen und womöglich noch fest eingerieben, wurden die Moleküle des Wirkstoffs durch die Hautgefäße aufgenommen. Vor allem bei stark giftigen Stoffen mit geringer ›therapeutischer Breite‹ kann die Zubereitung der Salbe vor unerwünschten Vergiftungen schützen. Das mag ein Motiv dafür gewesen sein, daß sich die Hexen des Mittelalters →Nachtschatten-Drogen in Form der sogenannten →Hexensalben zuführten.

Noch besser steuern läßt sich die Resorption gasförmiger Stoffe, die eingeatmet werden. Lange Zeit hat man im Orient die →Cannabis-Droge Haschisch gegessen. Auch →Opium wurde oral genommen. Erst als sich das Tabakrauchen international durchsetzte, wurde die Resorption durch die (sehr reich durchbluteten) Lungenbläschen systematisch verwendet. Sie gestattet dem Raucher, bei Eintritt der gewünschten Wirkung sofort aufzuhören, stellt also einen wirksamen Schutz vor Überdosierung dar. Schließlich werden Rauschdrogen noch geschnupft (→Kokain) und gekaut (→Coca). Man kann diese Formen der Resorption zwischen die Inhalation und das Einreiben in die Körperhaut stellen. In beiden Fällen werden die Drogen in engen Kontakt mit der reich durchbluteten und besonders resorptionsfreudigen Schleimhaut der Nasen- beziehungsweise Mundhöhle gebracht.

Medizinisch gesehen, hat jede Methode, Fremdstoffe dem Körper zuzuführen, ihre Vor- und Nachteile. Der orale Weg ist einfach, doch ist die Resorption nicht immer sicher (sie kann durch gleichzeitig gegessene Speisen verändert und verlangsamt werden). Eine Einreibung wird nur bei Stoffen Erfolg haben, welche die Haut und das darunterliegende Fettgewebe leicht passieren. Die Inhalation läßt sich gut steuern, kann aber das empfindliche Gewebe reizen und schädigen, welches die Bronchien und Lungenbläschen auskleidet. Schnupfen kann die Nasenschleimhaut irritieren; bekannt ist das hartnäckige Nasenbluten der Kokainisten und die durch dauernde Vergiftung vielfach durchlöcherte Nasenscheidewand. Kauen schädigt möglicherweise Mundschleimhaut und Zähne.

Injektionen sind ein recht sicherer Weg, solange man sie mit sorgfältig sterilisierten Nadeln und Spritzen gibt. Sie werden aber lebensgefährlich, sobald der Süchtige aus Unwissenheit oder Gleichgültigkeit diese Vorsichtsmaßregeln vernachlässigt. Von den einigen hundert Kranken, die in New York in den letzten Jahren an Wundstarrkrampf gestorben sind, waren mehr als zwei Drittel Heroinsüchtige, die sich mit schmutzigen Nadeln infiziert hatten. Hartnäckige Furunkolosen, Blutvergiftung und Hepatitis (Leberentzündung) sind einige andere Folgen unsteriler Injektionen. (›Hippitis‹ ist in Los Angeles schon zum Kurznamen für die Hippie-Hepatitis geworden.)

Transport. Ist eine körperfremde Substanz einmal in den Kreislauf gelangt, so reagiert sie in der Regel chemisch mit verschiedenen Bestandteilen des Blutes. Pharmakologisch bedeutsam ist, ob der Fremdstoff unverändert wirkt oder ob erst seine Transportform, etwa nach einer Bindung an das Blutserum, die erwünschten Effekte entfaltet. Wird eine Substanz enteral (durch den Magen-Darm-Trakt) resorbiert, dann passiert sie den Pfortader-Kreislauf und damit die Leber, in der sie bereits verändert werden kann. Wird ein Mittel hingegen perlingual (durch die Mundschleimhaut) oder rektal, durch die Schleimhaut des Enddarms, etwa bei einem Einlauf oder einem Zäpfchen, gegeben, dann passiert es nach der Resorption nicht sofort die Leber.

Falls nun dieser Stoff in der Leber schnell abgebaut wird, kann es erhebliche Unterschiede in der Wirkung geben, je nachdem, ob man den Stoff im Mund zergehen läßt, schnupft oder schluckt.

Verteilung. Wie sich das Pharmakon im Körper verteilt, hängt ebenfalls von vielen Faktoren ab. Der erste von ihnen ist die unterschiedliche Durchblutung einzelner Organe (wobei das Gehirn zu den sehr gut durchbluteten Organen gerechnet werden darf; es verbraucht, gemessen an seinem relativ geringen Gewicht, viel mehr Sauerstoff als andere Organe). Weiter spielt eine wichtige Rolle die Löslichkeit, vor allem das Verhältnis von Wasser- und Fettlöslichkeit. Manche Stoffe werden selektiv in bestimmten Organen gespeichert. Hier ergibt sich in der Psychopharmakologie die wichtige Möglichkeit, die Verteilung einer Rauschdroge im Gehirn zu ermitteln und sie mit dem Wissen über die Funktion einzelner Zentren des Gehirns zu verbinden.

Endlich hängt die Verteilung einer Substanz im Körper noch davon ab, wie gut

sie fähig ist, die Membranen zwischen den Zellen, Zellsystemen und Organen zu durchdringen. Eine Substanz wie die Riesenmoleküle mancher Blutersatzmittel (Dextran) kann den Kreislauf überhaupt nicht verlassen. Andere Mittel können sich im Extrazellulär-Raum ausbreiten, ja das gesamte Körperwasser durchdringen, wie es etwa Alkohol tut.
Psychoaktiv können nur Stoffe werden, welche fähig sind, die Blut-Hirn-Schranke zu durchdringen.
Elimination. Der Körper verfügt über zwei Hauptwege, Fremdstoffe wieder auszuscheiden: über den Darm und die Nieren. In den Kot gelangen die Fremdstoffe entweder über die Leber (welche Galle in den Darm absondert) oder über die Darmschleimhaut (wenn man von der Menge einer Substanz absieht, die im Kot ausgeschieden wird, weil sie nicht resorbiert wurde). Weniger wichtig ist die Ausscheidung über den Schweiß, die Muttermilch, den Speichel oder durch Erbrechen. Schließlich werden manche Stoffe – vor allem Narkotika – durch den Gasaustausch in der Lunge eliminiert.
Hier einige Prozesse, durch die Fremdstoffe in der chemischen Fabrik des Körpers abgebaut werden können:
1. durch Aufspaltung und Verbrennung zu Wasser und Kohlendioxyd (so das Psychopharmakon Nr. 1, der →Alkohol);
2. indem spezielle Fermente, die Dekarboxylasen, die Kohlendioxydgruppe organischer Säuren abspalten und sie damit unwirksam machen (Dekarboxylierung);
3. durch Verbindung mit Sauerstoff (Oxydierung) oder Entzug von Sauerstoff (Reduzierung), wodurch etwa die Schlafmittel vom Typ der Barbiturate (→Schlafmittel), die Barbitursäure-Verbindungen, unwirksam gemacht werden;
4. durch die Lösung in Wasser, entweder spontan oder nach dem Abbau durch Fermente (Lokalanästhetika);
5. durch Koppelung an Säuren, die meist in der Leber abläuft. Morphin, das wichtigste Opium-Alkaloid, wird beispielsweise durch Paarung mit Glucoronsäure abgebaut.
Kumulation. Ein Fremdstoff häuft sich immer dann im Körper an, wenn mehr von ihm zugeführt als ausgeschieden wird. So kann im Prinzip jede Substanz im Organismus kumulieren, wenn sie ihm nur in genügend kurzen Abständen zugeführt wird. Jeder Barbesucher, der sich einen Schwips antrinkt, ist ein Beweis dafür. Von Kumulation aber spricht der Pharmakologe in der Regel nur dann, wenn ein Stoff nicht binnen 24 Stunden nach einer therapeutischen Gabe wieder ausgeschieden ist. Nach neuesten Forschungen trifft das in hohem Maß für →Cannabis zu.
Addition und Potenzierung. Treffen zwei verschiedene Stoffe im Organismus zusammen, dann können sich ihre Effekte gegenseitig abschwächen, sie können gleich bleiben und sie können sich addieren beziehungsweise potenzieren. Von Addition spricht man, wenn die Wirkung der Stoffe A plus B jene von A in doppelter Dosis beziehungsweise jene von B in doppelter Dosis erreicht (wobei die Mischung aber z. B. besser verträglich sein kann). Von Potenzierung ist die Rede, wenn die gemeinsame Wirkung stärker ist, als es eine Addition der Einzelwirkungen ergäbe.
Man muß hierbei aber bedenken, daß die Dosis-Wirkungs-Kurve selten linear verläuft. Sehr oft hat man, wenn etwa ein Milligramm bei 15 Prozent der Versuchstiere den erwünschten Erfolg erzielt, mit zwei Milligramm nicht nur bei

30 Prozent, sondern bei 60 Prozent einen Erfolg. Gibt man in diesem Fall nun zu dem einen Milligramm der Substanz A ein Milligramm der Substanz B und erzielt eine Erfolgsquote von 60 Prozent, dann handelt es sich nicht um Potenzierung, sondern um einfache Addition, obschon – vor allem in den Prospekten pharmazeutischer Firmen – hier gern von Potenzierung gesprochen wird.
Gefährlich werden die Folgen von Addition und Potenzierung vor allem im Straßenverkehr, da viele gebräuchliche Psychopharmaka (Schlafmittel, Tranquilizer, aber auch ›Kopfschmerztabletten‹) bei gleichzeitigem Alkoholgenuß ihre jeweiligen Effekte addieren. Der Betroffene ist schon nach einem Glas Bier oder Wein ›betrunken‹ mit allen nachteiligen Folgen für Urteilsfähigkeit und Reaktionsgeschwindigkeit.
Placebo heißt ›ich werde gefallen‹. Gemeint ist damit ein Medikament, das keine wirksamen Stoffe enthält (physiologische Kochsalzlösung zur Injektion; Tabletten aus Mehl, leere Gelatinekapseln). Ein großer Teil aller vor der wissenschaftlichen Ära der Medizin verwendeten Mittel und auch noch ein guter Teil der heute konsumierten Pharmaka (viele homöopathische Medikamente, aber auch zahlreiche andere Mittel, die keine experimentell reproduzierbaren Wirkungen haben), wirken wohl als Placebos, das heißt über eine von starken Gefühlen getragene Erwartungshaltung des Patienten an das Medikament. Je ›auffälliger‹ das Placebo und je suggestiver die Verordnung, desto besser wird es wirken, glaubt der Patient. Daher auch die mittelalterliche Apotheke mit ihren kuriosen Ingredienzien: dem aus 100 verschiedenen Kräutern zubereiteten Allheilmittel Theriak, dem Moos vom Schädel eines Gehenkten, dem Nashorn-Pulver, den zerstoßenen Kröten, Geierschnäbeln und Edelsteinen.
Günter Clauser hat in einem Versuch gefunden, daß Schlaflosigkeit in 49 Prozent der Fälle durch neutral aussehende Tabletten, 69 Prozent durch einen bitteren roten ›Schlaftrunk‹ und 81 Prozent durch farbenprächtige Gelatinekapseln behoben werden kann. Alle ›Medikamente‹ waren Placebos (Clauser 1967).

c) Doppelter Blindversuch

Da die große Erfolgsquote, die sich in vielen Fällen durch Placebos erzielen läßt, ein sicheres Urteil über die Wirksamkeit von Medikamenten erschwert, hat man zunächst manchen Patienten das Pharmakon, anderen ein Placebo gegeben, ohne ihnen mitzuteilen, was jeweils verordnet war (einfacher Blindversuch). Doch auch hier sind noch Verfälschungen der Resultate durch den suggestiven Einfluß der Persönlichkeit des Arztes denkbar (und auch nachgewiesen worden). So werden heute vor allem psychoaktive* Medikamente durchweg im ›doppelten Blindversuch‹ geprüft, wobei weder die Ärzte und ihr Hilfspersonal noch die Patienten wissen, wer das Pharmakon und wer das Placebo erhält. Erst nach Abschluß der Versuche wertet man die Resultate nach einem Schlüssel aus, den ein Forscher entwarf, der mit der Durchführung nichts zu tun hatte.

Biochemie psychoaktiver Drogen

Man kann zwar allgemein feststellen, daß die bewußtseinsverändernde, euphorisierende oder halluzinogene Wirkung der Rauschdrogen auf chemischen Ver-

* ›Psychoaktiv‹ nennt man alle Substanzen, die das Seelenleben beeinflussen, in besonders hohem Maße zählen auch die Rauschdrogen dazu.

änderungen im menschlichen Gehirn beruht. Wie diese Veränderungen aber aussehen, darüber weiß man noch sehr wenig.
Sieht man von dem früher in Österreich (vor allem in Tirol) und im Süden der Vereinigten Staaten konsumierten →Arsenik ab, so handelt es sich bei allen Rauschdrogen um organische (d. h. Kohlenstoff-)Verbindungen.
Ihre Strukturformeln weisen zwar gelegentlich Verwandtschaften (etwa der Indolring in vielen Halluzinogenen →LSD, Meskalin, Psilocybin) auf, doch lassen sich daraus keine verbindlichen Schlüsse ableiten, da ganz anders aufgebaute Stoffe ähnliche Effekte entfalten können. Chemisch gesehen, findet man unter den Rauschdrogen so verschiedene Substanzen wie Alkohole, Säuren, Basen, Ester, Chlor-, Stickstoff- und Phosphorverbindungen. Man muß annehmen, daß der Gehirnstoffwechsel zahlreiche chemische, physikalisch-chemische und fermentative Angriffsmöglichkeiten bietet.
Dazu kommt, daß – wie bei allen Fremdstoffen – auch bei den Rauschdrogen ungeheure Unterschiede in der individuellen Ansprechbarkeit bestehen. Wir wissen, daß es unter den Menschen verschiedene Charaktere gibt. Daß jeder von uns aber auch eine durchaus individuelle ›biochemische Persönlichkeit‹ ist, hat man erst in jüngster Zeit erkannt. Ein einfaches Beispiel bietet die Alkoholwirkung. Manche Menschen sind schon nach zwei Gläsern Wein stark angeheitert, während andere eine ganze Flasche leeren können, ohne daß man ihnen die Wirkung anmerkt. Diese Unterschiede in der Ansprechbarkeit können von vielen Faktoren bedingt werden: durch ererbte (genetische) Variationen der Enzym- und Ferment-Aktivität, durch erworbene Toleranz gegenüber den Alkoholwirkungen, durch unterschiedliche Resorption (Trinken auf nüchternen Magen).
Bei anderen Rauschdrogen sind die Unterschiede noch viel stärker ausgeprägt. Hohe Meskalindosen können ein ganz anderes Wirkungsbild zeigen als geringe, wenn die gesteigerte Wahrnehmungstätigkeit und die Bereitschaft zu Halluzinationen nicht mehr vom Ich kontrolliert werden. Manche Menschen reagieren auf Morphin mit Euphorie; andere werden durch dieselbe Dosis unruhig und nervös. Hier können natürlich auch Placebo-Effekte wirksamer Stoffe eine Rolle spielen – emotionale Erwartungshaltungen, die sich selbst erfüllen. Wer glaubt, daß ihn die Morphininjektion euphorisch macht, wird eher so reagieren wie der, der sich vor dem ›gefährlichen‹ Mittel fürchtet.
Solche autosuggestiven Faktoren können in ihrer Bedeutung gerade bei den Rauschdrogen kaum unterschätzt werden. In vielen älteren Lehrbüchern findet sich etwa die Behauptung, daß Haschisch (Marihuana) aggressiv mache und von Gangstern und Gewaltverbrechern geraucht werde. Heute behaupten viele Haschischfreunde, daß die Cannabis-Droge friedlich mache. Man kann daraus schließen, daß durch die Beeinträchtigung der Realitätsorientierung, welche ja durch alle Rauschdrogen erfolgt, die Autosuggestibilität enorm gesteigert wird. Der Konsument findet in der Droge, was er in ihr sucht. Man muß sich hüten, solche Wirkungen dann der Droge zuzuschreiben.

a) Rezeptoren

Die pharmakologische Rezeptortheorie geht davon aus, daß eine Substanz nur dann auf den Körper wirken kann, wenn sie einen biochemischen Reaktionspartner findet. Dieser Partner, der Rezeptor, muß ganz spezifische Eigenschaften haben, damit sich eine bestimmte Substanz oder Substanzgruppe an ihn binden kann. Dadurch werden dann die biochemischen Reaktionen am ›Empfangsort‹ verändert. Man kann Rezeptoren, die ja wie das Schloß zum ›Schlüssel‹ des Pharmakons passen müssen, durch die Eigenschaften der Substanzen charakterisieren, die mit ihnen reagieren. Oft sind solche Rezeptoren Enzyme, Substanzen, welche chemische Reaktionen im Körper katalysieren, das heißt beschleunigen oder überhaupt erst ermöglichen. Wenn nun ein Medikament oder eine Rauschdroge ein solches Enzym als Rezeptor benutzt, dann wird möglicherweise dessen katalysierende Tätigkeit blockiert und dadurch sekundär eine übermäßig große Menge eines aktiven, im Körper selbst produzierten Stoffes freigesetzt, der nicht mehr von dem Enzym abgebaut werden kann. Wir sehen hier, wie kompliziert vielfach die Vorgänge sind, welche sich nach der Zufuhr einer Rauschdroge im Körper abspielen können.

b) Agonisten und Antagonisten

Agonisten (›Täter‹) sind Stoffe, die sich mit dem Rezeptor verbinden und damit die zellulären Verhältnisse ändern. Antagonisten (›Gegentäter‹) verbinden sich mit denselben Rezeptoren, entfalten aber keine Eigeneffekte und ändern das Zellmilieu nicht. Sie können trotzdem einschneidende pharmakologische Wirkungen haben, da sie den Rezeptor blockieren, so daß der Agonist ›ausgesperrt‹ bleibt und nicht mehr angreifen kann.
Ein Beispiel: Atropin, das wichtigste Alkaloid der Tollkirsche, ist ein Antagonist des Azetylcholin, das motorische und vor allem parasympathische (cholinerge) Nervenimpulse weiterleitet. Atropin ›konkurriert‹ mit dem Azetylcholin an dessen Rezeptor, zu dem es eine hohe Affinität besitzt (also gut zu ihm ›paßt‹), ohne jedoch selbst eine eigene Wirkung zu entfalten. Das Azetylcholin findet gewissermaßen eine verschlossene Tür; die entsprechenden Impulse im vegetativen Nervensystem können nicht mehr übertragen werden. Bestimmte automatisch ablaufende Prozesse des Organismus werden mehr oder weniger gelähmt, andere beschleunigt, da das sympathische (adrenerge) Nervensystem, der Gegenspieler des parasympathischen, jetzt die Oberhand gewinnt.
Durch diesen komplizierten Mechanismus lassen sich manche Effekte der →Hexensalben erklären, in denen Bilsenkraut und Stechapfel eine wichtige Rolle spielten. Atropin erweitert die Pupille und führt durch Lähmung der Muskeln, die das Auge akkommodieren, zu Doppeltsehen und verschwommener Wahrnehmung. Die Sekretion der Speicheldrüsen wird gehemmt, das Herz schlägt rascher (weil der dämpfende Einfluß des Parasympathikus fortfällt). Bei schweren Vergiftungen kommt es dann zu Verwirrtheitszuständen und Sinnestäuschungen (→Nachtschatten-Drogen). Diese ganzen Symptome sind, biochemisch gesehen, kein Zeichen der Eigenwirkung *(intrinsic activity)* des Atropins, sondern resultieren daraus, daß es als Antagonist mit einem körpereigenen Überträger von Nervenerregungen konkurriert.
Im Verhältnis Azetylcholin-Atropin haben wir einen psychopharmakologisch bedeutsamen, kompetitiven oder spezifischen Antagonismus vor uns. Es gibt aber auch noch unspezifische, nichtkompetitive Antagonismen. In solchen Fällen hemmt der Antagonist eine bestimmte Organfunktion so stark, daß kein Agonist mehr wirken kann, obschon die verschiedenen möglichen Agonisten auch verschiedene Rezeptoren haben. So ist es etwa mit hohen Dosen eines Barbiturats (Betäubungs- oder Schlafmittel auf Barbitursäure-Basis) möglich, das Zentralnervensystem so global und unspezifisch zu hemmen, daß kein er-

regendes Mittel mehr wirksam werden kann – seien es nun Weckamine, Strychnin, Koffein oder Lobelin. Es ist nicht möglich, der Barbituratwirkung auf das Gehirn (und damit der Bewußtlosigkeit nach einer Schlafmittelvergiftung) mit einem der bisher entwickelten Pharmaka zu begegnen.

Struktur-Wirkungs-Beziehungen

Ein weiteres Prinzip der molekularen Erklärung von psychopharmakologischen Wirkungen befaßt sich mit der Beziehung zwischen der chemischen Struktur eines Stoffes und seinem Effekt. Es gibt zwei verschiedene ›Schriften‹, um die chemische Beschaffenheit einer Substanz auszudrücken: die Brutto- oder Summenformel sowie die Strukturformel.
Die Strukturformel ist wichtiger als die Summenformel, da sie jedem einigermaßen geübten Betrachter einen raschen Überblick über die Natur eines Stoffes vermittelt. Außerdem gibt es vielfach Substanzen, die sich zwar in der Summenformel gleichen, aber pharmakologisch ganz verschieden wirken, weil sich ihre Strukturformeln unterscheiden. Auch für den Laien kann die Betrachtung von Strukturformeln sehr aufschlußreich sein. Wir wollen hier ihre Bedeutung an der Chemie einer neuen, heute die Diskussion um Rauschdrogen beherrschenden Gruppe von Substanzen aufzeigen. Es handelt sich um die Halluzinogene – Substanzen, die unsere Wahrnehmungen eingreifend verändern und zu Trugbildern (Halluzinationen) führen können. Die meisten (aber nicht alle!) Halluzinogene enthalten einen Indolring:

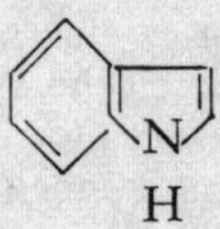

Indolring

Nun sind beileibe nicht alle Indole – Stoffe, welche diesen Indolring enthalten – auch Rauschdrogen. Einer von ihnen, die Aminosäure Tryptophan, gehört zu den unentbehrlichen Bestandteilen unserer Nahrung. Von Tryptophan kann man Serotonin ableiten, das wie Azetylcholin ein wichtiger ›Neurotransmitter‹, also ein Überträger von Nervenimpulsen an den Synapsen, den Treffpunkten zweier Nervenenden ist.
Es ist nun aber sehr interessant, daß viele Halluzinogene Strukturen haben, die der von Serotonin nicht unähnlich sind. Wenn man noch bedenkt, daß Schwankungen in der Serotonin-Konzentration in bestimmten Gehirngebieten offensichtlich mit dem Traumerleben zu tun haben (William C. Dement) und möglicherweise auch bei halluzinierenden Geisteskranken Serotonin-Stoffwechselstörungen auftreten, gelangt man zu höchst faszinierenden Gesichtspunkten (→LSD):

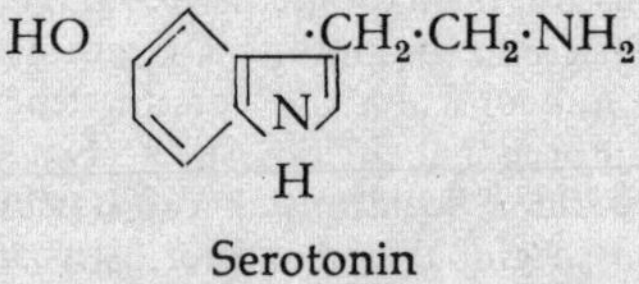

Serotonin

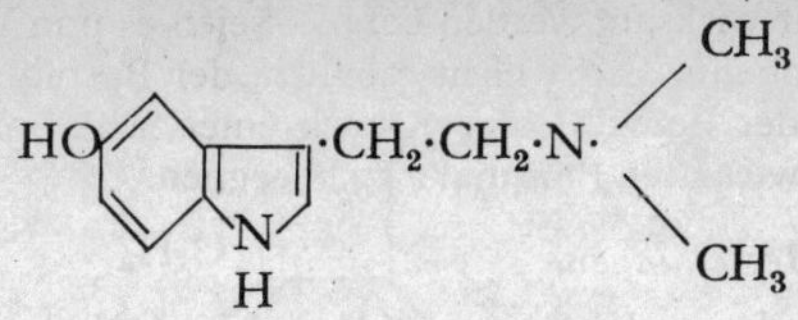

Bufotenin

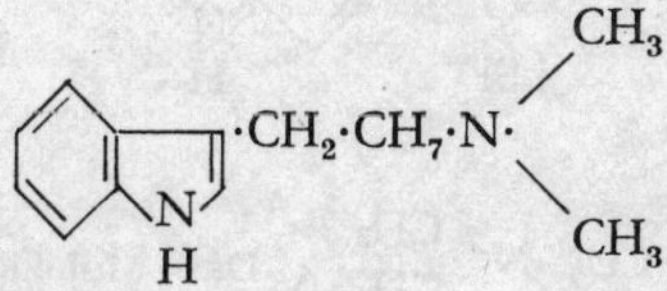

DMT

Wir sehen, daß man nur eine andere Seitenkette an Serotonin anhängen muß, um das Halluzinogen Bufotenin zu erhalten; nimmt man dem Bufotenin eine HO-Gruppe am Indolring weg, dann erhält man das Halluzinogen Dimethyltryptamin (DMT), das in manchen Schnupfpulvern amerikanischer Indianer nachgewiesen wurde. Man hat nun vermutet, daß die Halluzinogene, ähnlich wie Atropin (aber mit Eigenaktivität!) mit dem Serotonin an den Synapsen der Gehirn-Nervenzellen konkurrieren. Falls das Halluzinogen genügend Synapsen ›besetzen‹ könnte, müßten dann bestimmte Denkstörungen resultieren.

Doch so einfach liegen die Dinge sicher nicht. Es gibt nämlich viele Indol-ähnliche Stoffe mit sehr starker Anti-Serotonin-Aktivität, die keineswegs Halluzinationen auslösen können, während es andererseits auch Halluzinogene gibt, die nicht mit Serotonin ›wetteifern‹ beziehungsweise es hemmen.

Auch die aktiven Bestandteile des schon von den Azteken sakramental genossenen Pilzes *Psilocybe mexicana* (→Psilocybin und Psilocin) erinnern in ihrer Struktur an Serotonin. Sie enthalten den Indolring und haben auch ähnliche Seitenketten. Vor allem Psilocin ist mit Bufotenin eng verwandt.

Das d-Lysergsäure-Diäthylamid-tartrat, welches unter dem Kurznamen LSD bekanntgeworden ist, enthält ebenfalls den Indolring, wenn auch etwas versteckt. Es hat auch dieselbe Seitenkette wie Psilocin, DMT und

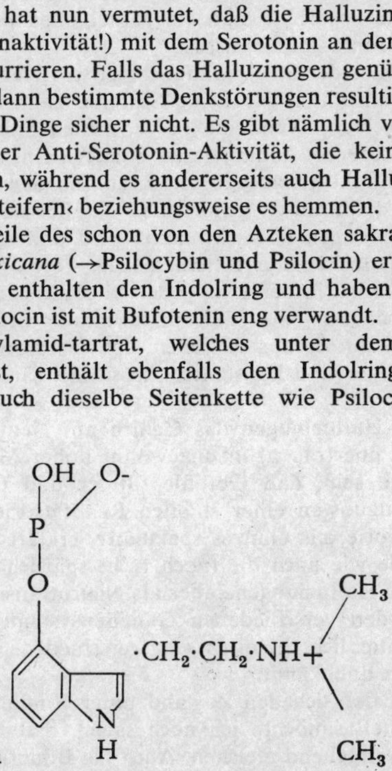

Psilocybin

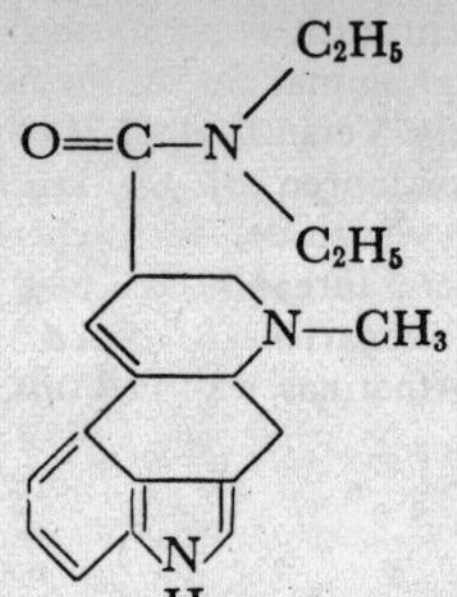

LSD 25

Bufotenin: $CH_2 \cdot CH_2 \cdot N\genfrac{}{}{0pt}{}{CH_3}{CH_3}$. Das Molekül des LSD eignet sich besonders gut, um Struktur-Wirkungs-Zusammenhänge zu betrachten. Baut man das Molekül spiegelbildlich mit genau denselben Atomen auf, dann verliert es seine bewußtseinsverändernden Eigenschaften völlig. LSD lenkt einen Strahl polarisierten Lichts nach links ab; die spiegelbildlich aufgebaute Substanz nach rechts. Baut man andrerseits in das LSD-Molekül ein einzelnes Brom-Atom ein, so erhält man ein Mittel ohne psychische Effekte, das aber ein starker Serotonin-Antagonist ist.

Kann man nun aus der Strukturähnlichkeit so vieler wichtiger Rauschdrogen zu einem Neurotransmitter gar keine Schlüsse ziehen? Vielleicht hieße das die Vorsicht übertreiben. Wenn die besprochenen Substanzen nämlich nicht mit Serotonin am Rezeptor konkurrieren, sondern einfach neben ihm wirken, dann ließe sich ihr Effekt genausogut erklären. Zu den typischsten Erlebnissen im LSD- oder Meskalinrausch gehört, daß das Bewußtsein von ungeheuer intensiven Wahrnehmungen überschwemmt wird und alle Sinne viel reichere und reichlichere Botschaften übermitteln, als das – biologisch gesehen – zweckmäßig ist. Tatsächlich wird ja der LSD- oder Meskalinberauschte biologisch weniger leistungsfähig, da ihn eine Fülle ungewohnter Erfahrungen beeindruckt und mitreißt. Man kann daraus schließen, daß uns normalerweise nur ein kleiner, aber zweckmäßiger und konstanter Ausschnitt sämtlicher Sinneseindrücke bewußt wird.

Wenn nun ein Halluzinogen das Gehirn mit Neurotransmittern (Stoffen, die Nervenimpulse übertragen) in ungewohnt hoher Menge überschwemmt, dann kann die Folge sein, daß Gefühle, Bilder und Gedanken bewußt werden, welche sonst zugunsten einer stabilen Realitätsorientierung unterdrückt werden. Diese Theorie, als Ganzes spekulativ, erklärt doch sowohl die psychologischen Befunde wie auch die (noch recht spärlichen) biochemischen Feststellungen. Wie die Halluzinogene aber als Neurotransmitter wirken, welches Verhältnis sie zu den verschiedenen Gangliensystemen des Gehirns einnehmen und warum schließlich chemisch sehr verschiedene Stoffe ähnlich wirken können, ist bis heute unbekannt.

Für den Leser, der sich den Zustand unter Einfluß eines Halluzinogens sehr aufregend vorstellt, möchte ich noch sagen, daß Fieberträume ihm in ihrer Symptomatik weitgehend gleichen. Auch die Bilderlebnisse im Halbschlaf kön-

nen dem Halluzinogenrausch recht ähnlich sein, obschon hier wohl nur der die Analogien sieht, der einmal ein Halluzinogen erprobt hat.
Wenn wir nach diesem Versuch einer theoretischen Interpretation der halluzinogenen Wirkung fortfahren, die Struktur von solchen Rauschdrogen zu untersuchen, so kommen wir zu den schwächeren Verwandten des LSD – Lysergsäureamid und Isolysergsäureamid, die beide in den Samen der *morning glory* enthalten sind –, Windenarten (*Rivea corymbosa* und *Ipomea violacea*), die wild in den Tropen Amerikas wachsen, aber auch in Europa gedeihen. Diese Stoffe sind erheblich schwächer als LSD. Auch das aktive Alkaloid der im Kongo für ›Gottesgerichte‹ verwendeten Pflanze *Iboga tabernanthe* (Ibogain) und das eng mit Ibogain verwandte Harmin (das die von Indianern rituell genommene Liane →Banisteriopsis und die Steppenraute *Peganum harmala* enthalten) zeigen den Indolring.

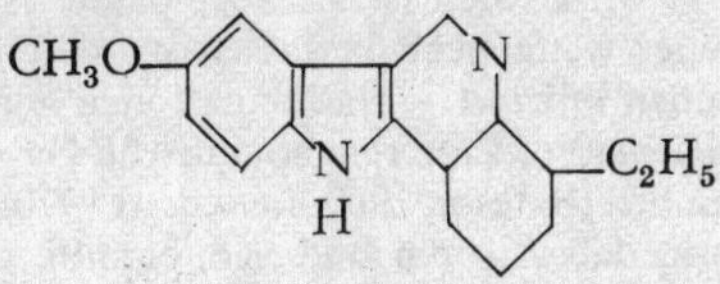

Ibogain

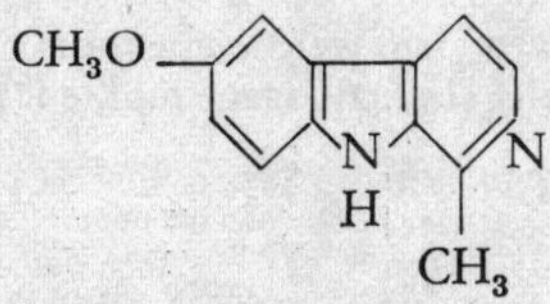

Harmin

Meskalin, das aktivste aller Alkaloide des Peyote-Kaktus, ist kein Indol, man hat es aber ein potentielles Indol genannt (wenn die Seitenkette zu einem Ring geschlossen ist). Doch da Meskalin auch in einer Nicht-Indol-Form ausgeschieden wird, ist es unwahrscheinlich, daß es im Körper in ein Indol verwandelt wird. Interessant ist hingegen, daß Meskalin chemisch mit einem zweiten wichtigen Neurotransmitter, Adrenalin, eng verwandt ist.

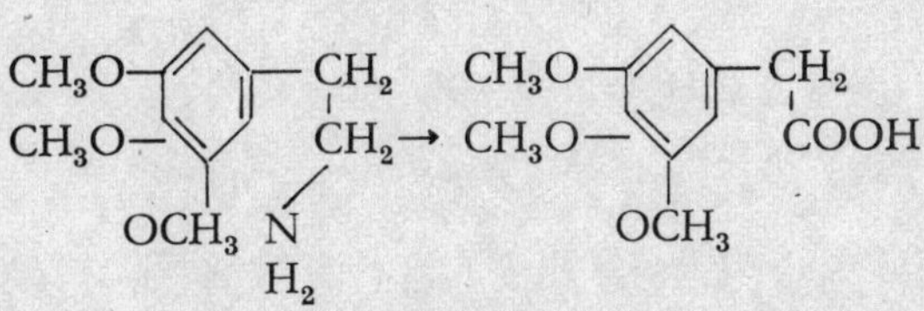

Meskalin Ausscheidungsprodukte

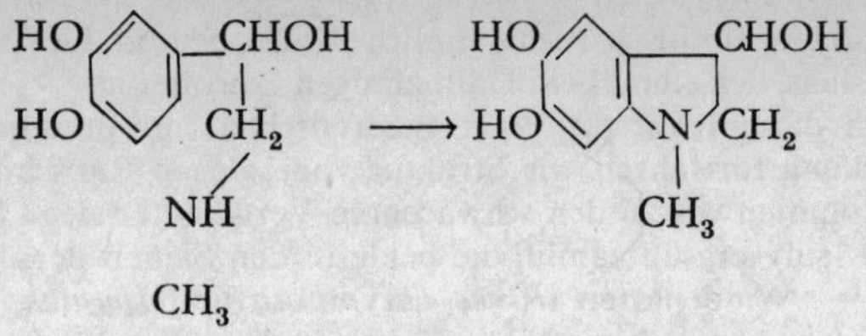

Adrenalin Adrenolutin

Wie Meskalin ›künstliche Geisteskrankheit‹ hervorrufen kann (denn unter Halluzinationen leiden sonst vor allem Schizophrene), so hat man auch ein Derivat des Adrenalin, Adrenolutin, für bestimmte schizophrene Symptome verantwortlich gemacht. Inzwischen ist die sogenannte Adrenolutin-Hypothese der Schizophrenie wieder weitgehend verlassen worden. Man konnte die Substanz, welche – Gesunden injiziert – Halluzinationen auslöst, nicht regelmäßig bei Geisteskranken nachweisen. Eine rein somatische Genese der Schizophrenie ist zudem unwahrscheinlich (Bateson 1969, Benedetti 1970, Jackson 1960).
Wenn wir uns erinnern, daß Atropin und Scopolamin, die Grundstoffe vieler Nachtschatten-Rauschdrogen, den dritten wichtigen Neurotransmitter nach Serotonin und Adrenalin, das Azetylcholin, kompetitiv hemmen, dann können wir ein Grundprinzip dieser Gruppe psychoaktiver Substanzen festhalten: Sie beeinflussen offensichtlich das biochemische Geschehen an den Synapsen, den Schaltstellen des Nervensystems.
Schließlich noch zwei Stoffgruppen, welche ebenfalls halluzinogen wirken, aber die Hypothese entkräften, alle Halluzinogene müßten (potentielle) Indole sein:

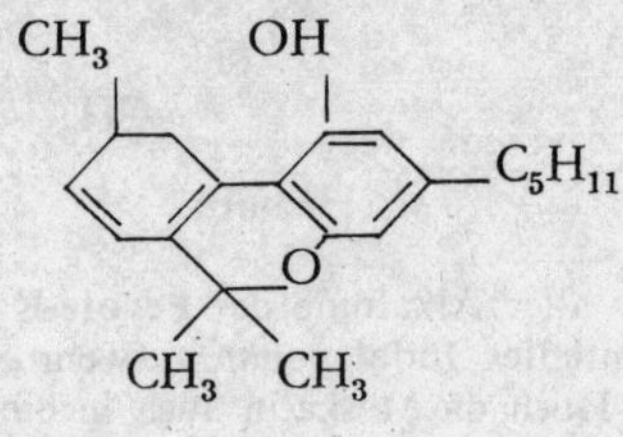

Tetrahydrocannabinol

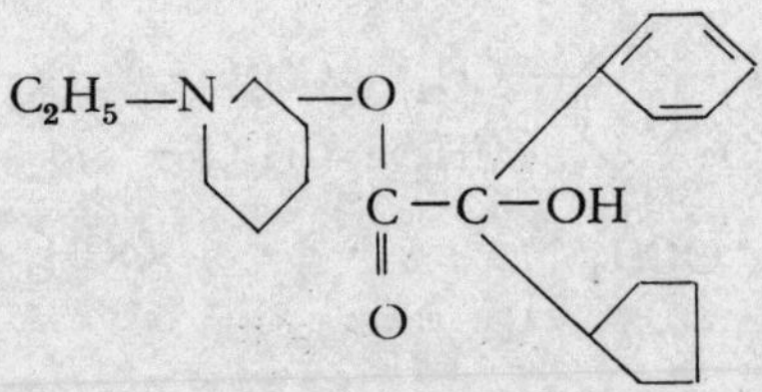

Ditran

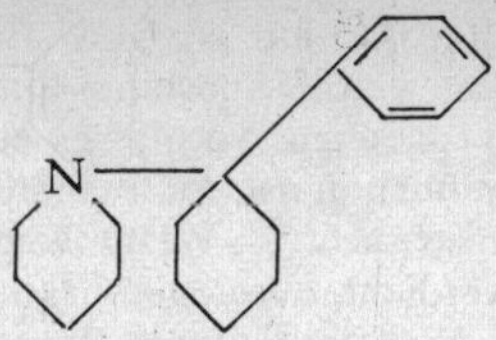

Sernyl

Tetrahydrocannabinol ist das wirksamste der Alkaloide des Hanfs (→Cannabis), aus dem Haschisch und Marihuana gewonnen werden. Strukturell gleicht es keinem anderen Halluzinogen; dennoch wirkt es ähnlich. Offensichtlich hat unser Gehirn nur eine begrenzte Reihe von Antworten auf die neuroaktiven Substanzen bereit, mit denen es die Menschen bombardieren – Neugierige, Visionäre und Süchtige.
Ditran und Sernyl hingegen sind eher dem Atropin verwandt; sie wirken deutlich halluzinogen. (Bei Atropin sind nach einer Dosis, die Halluzinationen erzeugen könnte, die körperlichen Begleiterscheinungen durch die peripheren Effekte auf das vegetative Nervensystem so unangenehm, daß man mit ihm nicht systematisch experimentieren kann.) Sidney Cohen, der in Los Angeles viel mit Halluzinogenen experimentiert und ihre Effekte erforscht hat, glaubt, daß Sernyl und Ditran den Azetylcholinstoffwechsel im Gehirn (weniger in den übrigen Körperorganen) beeinflussen. Er erklärt ihre halluzinogenen Effekte durch eine Blockade afferenter, von den Sinnesorganen kommender Reize, wonach – ähnlich wie in den Experimenten mit völliger Isolierung *(sensory deprivation)* – Visionen ausgelöst werden können.
In den Experimenten über die Beraubung von Sinneseindrücken werden die Probanden in dunklen Räumen mit schallschluckender Auskleidung allein gelassen. Schon nach recht kurzer Zeit produziert das Nervensystem selbst die Reize, welche ihm diese Außenwelt versagt. Halluzinationen treten auf – Gesichtstäuschungen, Trugwahrnehmungen, Stimmen, die den Betreffenden beschimpfen, Angstzustände und Depersonalisation (Verlust des Gefühls, ›in sich selbst zu sein‹).
Ein ›natürliches Experiment‹ mit *sensory deprivation* fand statt, als eine Gruppe von Bergleuten in Lengede verschüttet wurde und erst nach einigen Tagen wieder gerettet werden konnte. Die meisten Eingeschlossenen hatten Halluzinationen. Einer erzählte etwa, er hätte einen Retter getroffen, der ihm auch eine neue Batterie für seine Lampe gegeben habe. Tatsächlich konnte dieser Bergmann eine neue Batterie vorweisen, die er freilich in seiner Tasche getragen hatte.

Gebrauch und Mißbrauch

Viele Menschen verbinden das Wort Rauschgift spontan mit ›Sucht‹. Diese Assoziation verursacht wohl die heftigen Emotionen, welche die öffentliche Diskussion um solche Mittel begleiten. In der Regel wird sie mit der offen geäußerten oder unterschwelligen Überzeugung verbunden, Rauschgifte würden zu sexueller Enthemmung führen. Nicht nur Laien mißachten vielfach das ziemlich differenzierte Stufenschema, welches die Sachverständigen der Weltgesundheitsorganisation (WHO) entworfen haben. Darüber hinaus muß man

ausdrücklich festhalten, daß es Unsinn ist, von ›Rauschgiftsucht‹ schlechthin zu sprechen. Man muß sagen, welche Substanz konsumiert wurde, wie oft es geschah und wie die Folgen aussahen. So gibt es eine Heroin- und Morphinsucht, eine Kokain- und Amphetaminsucht; man findet aber nur sehr selten (wenn überhaupt) eine Haschischsucht. (→WHO-Definition S. 180 f.)
Eine weitere Frage, die es verdient, ausgiebig diskutiert zu werden, ist die, ob es eine nicht-mißbräuchliche Verwendung von Rauschdrogen gibt. Wir wissen, daß der Gesetzgeber in den meisten zivilisierten Ländern überzeugt ist, es sei illegal, wenn ein Mensch danach strebe, sein Bewußtsein zu verändern. Die bestehenden Gesetze lassen nur wenige Ausnahmen zu. In Europa betreffen sie fast durchweg alkoholische Getränke. Alkohol stellt denn auch in den zivilisierten Ländern mehr als zehnmal so viele Süchtige wie sämtliche anderen Rauschdrogen zusammen (rund 1,5 Millionen allein in Deutschland).
Vom rein psychopharmakologischen Standpunkt aus ist es unsinnig, Alkohol als ›Genußmittel‹, Marihuana oder LSD aber als ›Rauschgift‹ einzustufen. Beide sind Rauschdrogen; nur können wir dank der intensiven Forschung über Alkohol bei ihm erheblich besser die Grenze zwischen sozial ›erträglichem‹ Gebrauch und sozial ›unerträglichem‹ Mißbrauch ziehen. Und außerdem können wir Alkohol als traditionelles Genußmittel unserer Gesellschaft (und dank der starken Lobby des Gärungsgewerbes) frei kaufen, während ein Student, der sich ein Kilo Haschisch von einer Orientreise mitbringt, als ›gefährlicher Rauschgifthändler‹ hinter Schloß und Riegel kommt.
Wir haben die Wurzeln der heutigen Rauschgiftgesetzgebung in der auf rationale Organisation der Produktion bedachten Ideologie des Bürgertums bereits untersucht (→RA I). Allgemein muß gesagt werden, daß die totale ›Prohibition‹ gescheitert ist.
Die Tendenz der Gesetzgebung geht heute dahin, Alkohol zu tolerieren, aber durch hohe Steuern den Konsum einzuschränken. Sämtliche anderen Rauschdrogen werden aber abgelehnt und dadurch in die Illegalität gezwungen (wodurch auch ihr psychopharmakologisches Wirkungsbild verändert wird).
Wie eine vergleichende historische Betrachtung der Haltungen gegenüber einzelnen Rauschdrogen in verschiedenen Kulturen zeigt, gibt es keine von gesellschaftlichen und kulturellen Faktoren unabhängige Definition des Mißbrauchs einer Droge (→RA I). Ganz allgemein kann man vielleicht sagen: Mißbrauch einer Rauschdroge liegt vor, wenn sie dem Konsumenten seelisch, körperlich oder sozial mehr schadet als nützt.

Gewohnheitsbildung (drug habituation; s. auch S. 180)

Die von der WHO definierte *drug habituation* muß streng von der ›pharmakologischen Gewöhnung‹ unterschieden werden. Gewohnheitsbildung ist durch folgende vier Punkte charakterisiert:
1. Ein Verlangen (aber kein Zwang), ständig ein bestimmtes Mittel einzunehmen, um das Gefühl eines gesteigerten Wohlbefindens zu genießen, welches es verschafft.
2. Geringe oder fehlende Neigung, die Dosis zu steigern.
3. Ein bestimmter (aber vielfach sehr schwer bestimmbarer) Grad seelischer Abhängigkeit vom Effekt des Mittels, aber Fehlen körperlicher Abhängigkeit *(physical dependence),* Fehlen eines Entzugssyndroms.
4. Schädliche Folgen, wenn überhaupt, vorwiegend für den einzelnen.

Unter pharmakologischer Gewöhnung versteht man einen ganz anderen Vorgang, der aber ebenfalls im Zusammenhang mit dem Suchtproblem eine wichtige Rolle spielt. Der menschliche Organismus ist ein dynamisches, nach ständigem Ausgleich (Homöostase) strebendes System. Wird dieses Gleichgewicht längere Zeit nach einer bestimmten Seite verschoben, so setzt eine Gegenregulation ein, welche es wieder herzustellen sucht. So gewinnt durch den dauernden Konsum mancher Rauschdrogen der Organismus die Fähigkeit, immer größere Dosen anscheinend reaktionslos zu vertragen.
Beim Alkoholiker werden die Zellen widerstandsfähiger, da er nach gleichen Konzentrationen im Blut weniger schwere Vergiftungserscheinungen zeigt als der Nichtgewöhnte. Morphinisten oder Heroinsüchtige vertragen Dosen, die für Nichtgewöhnte unbedingt tödlich sind. Es gibt eine ganze Reihe von Faktoren, welche diese pharmakologische Gewöhnung verursachen können. Neben verminderter Resorption (›Arsenfestigkeit‹ des Magen-Darm-Kanals bei Arsenik-Essern) sind vor allem die für den Abbau vieler körperfremder Stoffe verantwortlichen Xenoenzyme (mikrosomale Enzyme) in der Leber verantwortlich für sie.
Diese Enzyme sind bei allen ausgewachsenen, landlebenden Tieren in den Membranen der glatten Kanäle des endoplasmatischen Reticulums der Leberzellen enthalten. Sie machen vor allem wenig wasserlösliche Moleküle der verschiedensten Art besser wasserlöslich, indem sie ihnen OH-Gruppen anhängen oder sie – wie Morphin – mit Glucuronsäure paaren. (Wasserlebende Tiere brauchen solche Enzyme nicht, weil an ihren stark durchbluteten Kiemen dauernd so große Wassermengen vorbeistreichen, daß auch schlecht wasserlösliche Stoffe schließlich abtransportiert werden.)
Diese Xenoenzyme können durch dauernde Gabe verschiedener, potentiell suchterzeugender Stoffe vermehrt werden (tierexperimentell und elektronenmikroskopisch ist das vor allem für Barbiturate nachgewiesen). Je mehr Xenoenzyme vorhanden sind, desto schneller wird ein bestimmter Stoff abgebaut, desto rascher klingt die Wirkung ab und desto höher ist die Dosis, welche benötigt wird, um einen gleichstarken Effekt zu erzielen. Daneben spielen aber wohl noch andere, zelluläre Faktoren bei der pharmakologischen Gewöhnung mit. Sie sind weitgehend ungeklärt.

Sucht
(Toxikomanie; addiction; die veränderte WHO-Definition von 1964 →S. 180)

Die Weltgesundheitsorganisation hat folgende Kriterien der Sucht umrissen:
1. Ein überwältigendes Verlangen oder echtes Bedürfnis (Zwang), das Mittel fortgesetzt zu nehmen und es auf jede Weise in die Hände zu bekommen (auch durch kriminelle Mittel: sekundäre Kriminalisierung des Süchtigen).
2. Eine Tendenz, die Dosen zu steigern (pharmakologische Gewöhnung).
3. Seelische und meist auch körperliche Abhängigkeit von der Wirkung des Mittels, die nach unterbrochenem Konsum zu Abstinenzsymptomen führt.
4. Schädliche Folgen für den einzelnen und die Gesellschaft.
Besonders wichtig für die Definition des Süchtigen ist ein Merkmal, das eine recht klare Grenze zwischen gelegentlichem Rauschgiftkonsum und Sucht zu ziehen erlaubt. Der Süchtige nimmt seine Droge nicht, um sich besser oder anders als normal zu fühlen, sondern um einen unerträglichen Spannungszustand zu beseitigen. Die rauschgiftfreien Perioden quälen ihn. Nur eine neue

Dosis kann diese Qualen dämpfen, auch wenn sie keine Euphorie mehr bringt. Der ›Normalzustand‹ hat sich gewissermaßen auf der Drogenebene neu konstituiert. Wird sie verlassen, dann ist das, was der Nichtsüchtige als gewöhnlichen Zustand erlebt, für den Süchtigen eine Qual. Bereits de Quincey hat in seinen »Bekenntnissen eines englischen Opiumessers« diesen Zustand beschrieben:
»Das Opium hatte schon lange aufgehört, seine Herrschaft auf den Zauber der Freude zu bauen, und allein durch die Qualen, die jeden Versuch, ihm zu widerstehen, begleiteten, behielt es seine Gewalt.«

Entziehungssymptome

Die Abstinenzsymptome sind offensichtlich ein Resultat der pharmakologischen Gewöhnung. Der Organismus hat seine körpereigenen ›Regler‹ – vor allem das vegetative Nervensystem – auf die ständige Gegenwart eines erregenden oder narkotischen Giftes ›eingestellt‹. Fällt jetzt dieses Gift plötzlich fort, so rächt sich diese Umstellung. Besonders bedrohlich sind die Folgen einer Entziehung von Morphin oder Heroin: Verwirrtheitszustände, entsetzliche Übelkeit, Herzrasen, Ohnmachten zeigen die »Rache des Vegetativums«, den schweren Reizzustand des Körpers, der sich auf das psychophysische Gleichgewicht durch das →Opiat eingestellt hatte.
Dennoch wird man die Entziehungssymptome zu den psychosomatischen Beschwerden rechnen müssen. Sie sind nicht rein körperlich bedingt, sondern seelische und körperliche Faktoren wirken zusammen, können sich ergänzen, aber auch gegenseitig abschwächen. Nur so kann man es erklären, daß Jugendliche, die wegen einer Heroinsucht in eine Klinik kommen und eine Entziehungskur durchmachen, so selten schwere Entziehungssymptome zeigen; vielfach fehlen auch die üblichen leichten Zeichen wie Schweißausbrüche, Schlaflosigkeit, Herzrasen und so weiter. Außerdem versuchen die Jugendlichen viel seltener, Narkotika einzuschmuggeln.
Die Schwere der Abstinenzsymptome ist sehr verschieden, je nachdem, welche Form der Sucht vorlag (siehe jeweils unter den Stichworten). Allgemein kann man sagen, daß Opiate sehr schwere, Alkohol und Weckamine sowie Kokain relativ leichte Abstinenzsymptome verursachen können, bei Halluzinogenen und Hanf-Drogen fehlen sie in der Regel völlig, so daß man bei diesen Drogen eigentlich nicht von Sucht sprechen darf.

Ursachen der Sucht

Man könnte den toxikologischen Grundsatz von Paracelsus auf das Gebiet der Rauschdrogen transponieren: Es gibt kein (Psycho-)Pharmakon, das kein Suchtmittel wäre; die Persönlichkeit des Konsumenten macht's, ob es Suchtmittel ist oder nicht. Von den vielen Menschen, die einmal in ihrem Leben bestimmte Rauschdrogen kennenlernen, bleibt nur eine sehr geringe Zahl an diesen ›hängen‹. Selbst bei den schwersten Suchtgiften wie Heroin oder Morphium ist es nicht die Droge, welche den Betroffenen süchtig macht, sondern der Betroffene benützt die Droge, um (unbewußte) psychische Konflikte zu mildern, Depressionen zu dämpfen, einer belastenden inneren oder äußeren Situation zu entfliehen; erst dadurch wird er süchtig. Genauere psychologische Untersuchungen von Süchtigen haben immer erwiesen, daß es sich um neurotische oder an Charakter- und Verhaltensstörungen (Psychopathien) leidende

Menschen handelt. Nur sehr wenige psychisch Gesunde geraten unter den Einfluß eines Suchtgifts, etwa während der Behandlung chronischer, schmerzhafter Leiden. Das ist vor allem heute, da die Ärzte in der Regel die Suchtgefahren genau kennen, höchst selten. Nach dem amerikanischen Bürgerkrieg oder auch noch nach dem Ersten Weltkrieg, als Opiate unbedenklich zur Schmerzstillung über längere Zeit angewandt wurden, sind solche Fälle häufiger gewesen. Das gefährliche Heroin, das als Arzneimittel schon lange nicht mehr benutzt wird, ist nach seiner Herstellung (1898) sogar verwendet worden, um Morphin bei Süchtigen zu ›ersetzen‹ – auf ärztliches Rezept.

Die seelischen Konflikte und inneren Spannungen, welche eine Sucht veranlassen (→RA II), treten später allerdings völlig hinter den überwältigenden ›Hunger‹ nach dem Rauschgift zurück. Der Süchtige mag sich noch lange in der Illusion wiegen, »eigentlich *könnte* ich aufhören, doch ich *will* nicht«. Aber längst ist er Sklave geworden, dem es ohne fremde Hilfe und die Entziehung in einer geschlossenen klinischen Abteilung unmöglich ist, aufzuhören. Vielfach erkennt der Süchtige deutlich das Mißverhältnis zwischen dem anfänglichen Unbehagen, dem er zu entfliehen suchte, und den Qualen, die ihm seine Sucht jetzt bereitet. Aber man kann ihn durch gutes Zureden nicht mehr kurieren. Jean Cocteau, der selbst opiumsüchtig war, hat das mit einer Aufforderung an Tristan verglichen, Isolde zu erschlagen, damit er sich später besser fühle.

Das unerfreuliche Bild des ›Süchtigen‹, welches Kriminalromane und psychiatrische Lehrbücher zeichnen, die sekundäre Kriminalisierung, welche ihn als Rauschgifthändler, Einbrecher, Dieb und so weiter mit dem Gesetz in Konflikt bringt, seine ›moralische Verelendung‹ – sie alle kann man nicht als notwendige Folge der psychophysischen Reaktionskette ansehen, welche die Sucht darstellt. Sie resultieren vielmehr aus dem Zusammentreffen dieser Reaktionskette mit den sozialen Normen. Der Süchtige wird, wenn man ihm die legalen Möglichkeiten abschneidet, sich mit seinem ›Stoff‹ zu versorgen, wegen seiner starken Abhängigkeit versuchen, illegale Quellen zu erschließen. Oft gerät er dadurch, vor allem in den USA, in Kontakt mit dem organisierten Verbrechen.

Körperliche Folgen der Sucht

Pharmakologische Gewöhnung bewirkt vielfach eine Änderung physiologischer Abläufe, die den Organismus dauernd schädigen kann. So bleibt etwa auch nach einer überstandenen Schlafmittelsucht der Kreislauf labil. Weitere körperliche Folgen chronischen Konsums der verschiedenen Rauschgifte werden in den speziellen Artikeln erläutert. Allgemein muß noch gesagt werden, daß die körperlichen Schäden in der Regel übertrieben und vor allem höchst undifferenziert dargestellt werden. Genau erforscht sind sie nur beim Alkohol, dessen lebertoxische Effekte auch bei chronischem Konsum ohne jedes Stigma der Sucht verhängnisvoll werden können, oder beim Tabak, der wohl die beliebteste krebserzeugende Substanz unserer Zeit ist und eine lange Reihe anderer Schäden (mit)verursacht (Durchblutungsstörungen, Arteriosklerose, Herzinfarkt).

Wenn Heroinsüchtige oder Haschischraucher in schlechtem körperlichem Zustand in einer psychiatrischen Klinik aufgenommen werden, wird nur ein sehr kritikloser Betrachter diesen schlechten Zustand sogleich der jeweiligen Rauschdroge anlasten. Erst eine genaue Studie kann klären, ob nicht Infek-

tionen durch unsterile Spritzen, Ernährungsmängel, hygienische Mängel durch die allgemeine Wurstigkeit des Süchtigen und ähnliches für die körperlichen Schäden verantwortlich sind.
Es gibt Beispiele relativ stabiler Süchtiger (vor allem unter Ärzten und Krankenschwestern, die eine berufliche ›Risikogruppe‹ sind und einen sehr hohen Prozentsatz der Opiatsüchtigen stellen), die trotz dauernden Konsums hoher Dosen von Opiaten leistungsfähig und bis ins hohe Alter gesund bleiben. Solche Fälle werden naturgemäß nicht in Nervenkliniken aufgenommen, welche nur den Typus des ›depravierten‹ Süchtigen kennen. Wenn ein Heroinsüchtiger in den Slums von New York eine ›Überlebenszeit‹ von rund zwei Jahren hat, nach denen er entweder zwangsweise in eine psychiatrische Klinik eingeliefert wird oder stirbt – dann kann das *auch* an den Lebensbedingungen im Slum liegen. (Zu den seelischen Folgen der Sucht →RA II.)

Gefahr des ›Umsteigens‹

Viele Konsumenten von ›harten‹, körperliche Abhängigkeit erzeugenden Drogen wie Morphin oder Heroin haben vorher öfter ›weiche‹ Drogen *(soft drugs)* wie Marihuana versucht. Der Schluß, daß Marihuana das ›Umsteigen‹ auf die gefährlicheren Suchtgifte induziert, ist aber bisher nicht wissenschaftlich bewiesen. Dazu genügt es nämlich nicht, im nachhinein – um das geläufigste Beispiel zu zitieren – Heroinsüchtige zu befragen, ob sie früher auch Marihuana genommen haben, sondern man muß vorwegnehmend an einer möglichst auslesefreien Stichprobe feststellen, wie viele Marihuanaraucher später zu Heroin greifen, und ob es nicht andere Merkmale gibt, welche die ›Umsteiger‹ von dem Rest der Gruppe unterscheiden. So ist es möglich, daß ein Jugendlicher seine Konflikte zuerst durch Marihuana lösen möchte und – mit dessen Effekt unzufrieden – später auf Heroin übergeht. Begleitende Faktoren können weiter eine Rolle spielen. Wer einmal die gefährliche Gewohnheit erworben hat, Probleme durch Drogen zuzudecken, wird eher dazu neigen, verschiedene Mittel auszuprobieren, als der total Drogenabstinente.
Da man damit rechnen muß, daß es viele potentiell Süchtige – also Menschen mit psychischen Konflikten, die ihre innere Spannung leidvoll erhöhen – gibt, wird vielfach nur der Mangel an Gelegenheit ein Schutz vor der Sucht sein. Unkenntnis der realen Gefahren, Verführung durch eine ausgesprochen drogenfreundliche Subkultur, ›Werbung‹ illegaler Händler (»Was, du Schwächling willst Hasch? Ich habe hier was viel Stärkeres, Besseres!«), die an (süchtigen) Stammkunden mehr verdienen als an neugierigen Laufkunden* – diese und viele andere Faktoren wirken zusammen und machen das Problem des ›Umsteigens‹ so schwer lösbar.
Man darf es beim gegenwärtigen Stand des Wissens weder als kriminalpolitische Zwecklüge vom Tisch wischen noch die bisherigen Beweise überschätzen. Vielleicht haben gerade oft völlig unkritische Berichte in den Massenmedien die Unterschiede zwischen den einzelnen Rauschdrogen verwischt, so daß unkritische Jugendliche das ›Umsteigen‹ nicht mehr als solches erkannten – bis der Zug dann schon abgefahren war.

* William Burroughs: »Der Opiathändler verkauft nicht seine Ware an einen Konsumenten, sondern einen Konsumenten an seine Ware.«

Typische Suchtgifte (Opiate, Kokain, Weckamine) lassen sich im Urin oder Blut gut nachweisen; Halluzinogene (Cannabis-Drogen, LSD) kaum oder gar nicht. Morphin- und Heroinsüchtige erkennt man unschwer an den zahllosen, oft infizierten Einstichen der Injektionsnadel und den bald nach einer Aufnahme in die Klinik mit fehlender Zufuhr der Opiate auftretenden Entzugssymptomen.

Während der Entziehungskur, die eigentlich nur in einer geschlossenen Abteilung eines psychiatrischen Krankenhauses sinnvoll durchgeführt werden kann (›Freizügigkeit‹ schadet in der ersten Phase nur dem Kranken), wird das Abstinenzsyndrom durch beruhigende Psychopharmaka (vor allem durch Diazepam – Handelsname Valium) und medizinische Überwachung kontrolliert. Nur im äußersten Notfall, wenn die Entziehungssymptome lebensbedrohlich werden, pflegt man dem Kranken wieder etwas von dem Suchtgift zu injizieren.

In den Vereinigten Staaten, wo die Heroinsucht vor besondere Probleme stellt (in Europa gibt es – noch – kaum Heroinsüchtige, sondern vorwiegend Morphinsüchtige), ersetzt man das Rauschgift vielfach zuerst durch Methadon, das dann langsam entzogen wird. Nach höchstens zwei Wochen sind in der Regel die schwersten Abstinenzsymptome abgeklungen. Der Süchtige kann wieder auf sein Gift verzichten. Ob er es tatsächlich tut, hängt von der Behandlung des Grundleidens ab – also jener psychischen oder sozialen Belastungen, welche ihn den Ausweg in die Sucht suchen lassen. Wenn der Süchtige nach der Entziehungskur einfach wieder entlassen wird, muß man in der Regel nicht lange auf einen Rückfall warten. Als therapeutisch besonders nützlich hat sich neben der (sehr teuren) individuellen Psychotherapie die Gruppenpsychotherapie erwiesen. Gruppenpsychotherapeutische Methoden speziell für Süchtige haben die ›Anonymen Alkoholiker‹ und die ›Synanon-Gruppen‹ (→RA II) in den USA entwickelt. W. S.

Literatur: Bateson, G., u. a., *Schizophrenie und Familie,* Frankfurt a. M. 1969. – Benedetti, G., »Schizophrenie«, in: *Dynamische Psychiatrie* 3, 1970, S. 38. – Bradley, P. B. (Hrsg.), u. a., *Neuro-Psychopharmacology,* Amsterdam-London-New York 1963 ff. – Brodie, B. B. (Hrsg.), *Drugs and Enzymes,* Oxford 1964. – Cerletti, A., »Über Vorkommen und Bedeutung der Indolstruktur in der Medizin und Biologie«, in: *Fortschritte der Arzneimittelforschung* 2, 1960, S. 227. – Clauser, G., *Psychotherapie-Fibel,* Stuttgart 1967. – Cohen, S., *The Beyond Within,* New York 1968. – Hesse, E., *Rausch-, Schlaf- und Genußgifte,* Stuttgart 1966. – Hoch, P. H., und J. Zubin (Hrsg.), *Problems of Addiction and Habituation,* New York-London 1958. – Holland, W. C., u. a., *Introduction to Molecular Pharmacology,* New York 1964. – Kuschinsky, G., und H. Lüllmann, *Kurzes Lehrbuch der Pharmakologie,* Stuttgart 1966. – Møller, K. O., *Rauschgifte und Genußmittel,* Basel 1951.

Namenregister

(Namen, die nur in den einzelnen Literaturverzeichnissen stehen, wurden nicht aufgenommen)

Agurell, S. 37, 48
Alarcón, H. R. de 94
Alexander, F. 58
Algren, N. 196
Alpert, R. 86
Alter vom Berge 34
Angst, J. 44
Apuleius 62
Aristoteles 192

Balint, M. 174, 176
Barron, S. 78, 90
Barth, L. 125
Bättig, K. 204
Baudelaire, Ch. 34, 41 f., 87, 116, 153, 173
Beatles 160, 164
Becher, J. R. 153
Bell, H. 124
Benavente, F. T. de 128 f.
Benn, G. 153 f.
Benz, E. 147
Berger, H. 161
Bergier, J. 60
Beringer, K. 97 f., 159, 173
Bier, A. 71
Bloomquist, E. R. 40
Bochnik, H. J. 46 f., 155, 160, 182, 185
Bodin, J. 59
Boissard, F. 153
Borhéguy, S. de 129
Boss, M. 174
Bowen, H. L. 188
Brau, J. L. 116
Brod, M. 69
Bromberg, W. 46
Bschor, F. 46, 185
Burgeaud (Marschall) 30
Burroughs, W. 173, 196, 220
Busse, H. 33
Bychowski, G. 198

Cailleux, R. 131
Caird, W. K. 141 f.
Cardanus, H. 60
Carstairs, G. M. 32
Castaneda, C. 173
Chapple, P. A. L. 47 f.
Charen, S. 46
Chein, I. 186
Chopra 46
Clark, L. 41 f.
Clausen, G. 207
Cocteau, J. 69, 116, 173, 219
Cohen, S. 78, 80, 85 f., 112, 215
Coleridge, S. T. 116
Cook, J. 63
Coultre, R. le 174
Crashing Thunder (Indianer) 101
Cullen, W. 104

Dechêne, U. 17
Degkwitz, R. 106
Delgado, J. 20
Dennemark, N. 46
Descartes, R. 202
Dionysos 15, 57 f., 87, 148, 163, 202
Doyle, C. 69
Dührssen, A. 190
Duran, D. 129 f.

Edeleanu 139
Edwards, A. 80
Eliade, M. 33, 147
Erikson, E. H. 186
Eugster, K. 54

Fallada, H. 116, 121
Ferckel, S. 61
Freud, A. 176, 190
Freud, S. 67 f., 72, 173 f., 177, 190
Führer, H. 61

Gajdusek, C. Ch. 64

Gantzer, J. 66, 68 f.
Gaoni, Y. 37
Gassendi, P. 59
Gautier, Th. 34, 153 f.
Geber, W. F. 48
Gelpke, R. 33 f., 160 ff., 173, 178
Gide, P. 113
Ginsberg, A. 103
Glover, E. 191
Graves, R. 57
Grimm (Brüder) 92
Guaita, S. de 60 f.
Gutiérrez-Noriega, C. 70

Haenel, Th. A. 32
Hammer, J. von 159
Hansen, P. F. 142 f.
Hartmann, R. 75 f.
Hastings, D. W. 158
Hayter, A. 116
Heffter, A. 97
Heim, R. 110, 130
Helpern, M. 126
Herha, J. 46
Hernandez, F. 110
Herodot 33
Hesse, E. 44, 107, 118
Hildegard von Bingen 34
Hippius, H. 197
Hofmann, A. 77 f., 110, 131, 159
Hofstätter, P. R. 193
Holmes, L. D. 64
Holmes, Sherlock 69
Holmstedt, B. 53
Homer 15, 33, 62, 114, 150
Huxley, A. 86 f., 98 f., 103, 154, 159, 173
Huxley, F. 173

Jacobsen, E. 152
Jellinek, E. M. 21
Joël, E. 29
Johanna von Orleans 92
Jones, E. 67
Jung, C. G. 84, 173, 177 f., 192
Jünger, E. 153

Kalant, O. J. 36, 40
Kasischke, H. 68
Keeler, M. H. 42
Keup, W. 186
Kew, M. C. 48
Kielholz, P. 46, 184
Kirchgässer, P. 42
Klein, M. 176, 191
Koch-Grünberg, Th. 30
Koestler, A. 86
Kohut, H. 7, 175, 178, 192
Koller, K. 67
Kooyman, J. 167
Kretschmer, E. 19
Kryspin-Exner, K. 118
Kuiper, P. C. 192

LaBarre, W. 95 f., 100, 102
La Guardia, F. H. 39 f.
Leary, T. 35, 77, 86 ff., 100, 148, 154, 159, 161, 173
Lemberger, L. 48
Lennertz, E. 53 f.
Leonhardt, R. W. 40
Leuner, H. 173
Lewin, K. 179
Lewin, L. 28, 54, 64
Lidz, Th. 87
Liebig, J. von 134
Liebreich, O. 134
Liepmann, H. 121
Limentani, A. 49, 179
Lingemann, R. R. 67
Lippert, H. 71 f.
Livius, T. 150
Lommel, A. 145
Losno, R. 68

Mader, R. 45, 188 f.
Maier, H. W. 72
Malcolm X 104
Manson, Ch. 163
Mantegazza 69, 177
Mao Tse-tung 115, 165
Marco Polo 34
Marcovitz, E. 46
Maupassant, G. de 28
Maximilian von Mexiko 110
McGlothlin, W. H. 44
Mechoulam, R. 37
Mering, J. von 135

Messmer, H. 48, 156
Metzner, R. 173
Meyer, J. 64
Micheaux, H. 103
Mitscherlich, A. 127, 192, 195
Mohammed 35, 114
Molière, J. B. 204
Montezuma 129
Moreno, J. 125
Mörschel, H. 165
Motolina →F. T. de Benavente
Munch, J. C. 47
Murray, M. 58
Myers, H. J. 46

Nahas, G. N. 48
Nakashima, E. 42
Napoleon 34
Nelsen, J. E. 41
Nepos, C. 114
Nepote, J. 120, 156
Nero 114
Nerval, G. de 34
Neumann, F. 173
Niemann 66
Nordenskjöld, E. 70
Novalis 116

Olivier, F. 116

Pan 58
Pancho Villa 46
Paracelsus 58, 114, 120, 218
Parker, Charlie ›Bird‹ 104
Paulus 15
Pavlovna, V. 130
Pawlow, I. 84
Perelman, L. 46
Persaud, T. V. N. 48
Peuckert, W. E. 61
Picasso, P. 116, 153
Pillard, R. C. 43, 48
Pizarro, F. 66
Plinius 92 f.
Poe, E. A. 116
Porta, G. B. 59, 61
Pravaz 120

Quincey, Th. de 119 ff., 173, 218

Rabelais, F. 34
Raffalt, R. 149
Rave (Indianer) 101
Reavis, E. 173
Reclus, E. 33
Reko, V. A. 108, 111, 134, 146
Ricks, D. 99
Rimbaud, A. 34
Rodgers, T. C. 46
Römpp, H. 70, 72
Ropp, R. S. de 123
Rosenfeld, H. 191, 198
Rothenberg, A. 87

Sabina, M. 130
Sacy, S. de 151
Sahagún, B. de 94, 110, 128
Saint-Exupéry, A. de 23
Scheidt, J. vom 49, 67, 117, 127, 165, 168 f., 187, 192, 199
Scheuch, E. K. 154
Schmidbauer, W. 53, 57, 81, 93, 148
Schneider, K. 141
Schulte, W. 198
Schultes, R. E. 130
Schultz, M. G. 69
Scott, J. M. 114 f.
Seitz, G. 53
Serna, J. de la 129
Sertürner, W. 120
Shakespeare, W. 93
Sheldon, W. H. 19 f.
Shen-Nung (chines. Kaiser) 32
Shulgin, A. T. 105
Slotkin, J. 95, 98, 100
Sluga, W. 45, 188 f.
Solier, R. de 130
Soueif, M. 44
Spitz, R. 176
Starr, F. 92
Sternberg, B. 142
Stevenson, R. L. 69
Stringaris, M. G. 40
Strobel, K. 48
Storm, Th. 141
Süllwold, L. 12, 185

Tate, Sh. 163
Taylor, B. 35, 171

Teilhard de Chardin 98
Tezozomoc 129
Theophrast von Eresos 114
Tours, M. de 34, 38, 153
Tschudi, J. J. 73
Tsung Cheng (chines. Kaiser) 115

Ungerleider, J. T. 188

Valiant, G. E. 184
Vandermeer, W. 127
Vergil 114
Villavicendo 30

Wagner, H. 31, 65, 113, 115, 119 f.
Waldmann, H. 186
Waller, C. W. 31
Wanke, K. 185
Waser, P. G. 54
Washington, G. 35
Wasson, G. R. 53, 56 f., 130 ff., 147
Watts, A. 103
Way, E. L. 46 f.
Weber, M. 152
Weil, A. 41 f., 104 f.
West, L. J. 44
Weyer, J. 58
Willstädter, R. 70
Wissmann, H. von 35
Wittmaack, L. 33
Wolfe, B. 162
Wormser, R. 48

Yazdi, A. 114

Zaehner, R. C. 87
Ziegler, B. 185
Zinberg, N. E. 41
Ziolko, H. U. 192

Sachregister

(Die Hauptstichworte des Lexikonteils sind nicht aufgeführt)

Abbau des Kontakts 193
– von Drogen im Körper 206
Abendmahl 15
Abkehr von der Außenwelt 179
Ablösung von den Eltern 184
Abstinenzbewegung 25
-syndrome 45, 182
-schmerzen 122, 124
Abwehrmechanismen, psychische 81, 184
Acapulco Gold (Marihuana) 31
Acid (LSD) 78
Ackerbauern 59
Adalin 135
Addition 206 f.
Adrenalin 213 f.
Adrenolutin-Hypothese der Schizophrenie 214
Aggression 178
Aggressionsbeherrschung 177
-verarbeitung 191
Aggressivität 47, 176 f., 191
–, verdrängte 191
Agonisten und Antagonisten 209
Aktivität 179, 181
Alamut (Festung) 34
Aldehyde 135
Alkoholismus 20 ff.
–, Behandlung des 23 ff.
Alkoholtoleranz 24
-halluzinose 24
Altersmedizin 64
Alter vom Berge 34
Amanita muscaria (Fliegenpilz) 51
– phalloides (Knollenblätterpilz) 54
Amine, biogene 37, 105
amotivational syndrome 44
Amphetamin 138 f., 180
anale Phase 175
Analgesie 75
Analytische Psychologie 192
Angst 47, 83, 121, 139, 148, 179
-bewältigung 181
– vor der Entziehung 124
-zustände 191
– durch Kokain 71
angstmildernde Kraft des Marihuana 179
Anonyme Alkoholiker 198, 221
Anspruchsniveau 179
Antagonisten →Agonisten
Antonius-Feuer 76
Apathie 44, 179, 181
APO (Außerparlamentarische Opposition) 164, 195
Apothekeneinbrüche 122
Arbeit 182
Dehumanisierung der 193
Arbeitsstörungen 179
archaische Gesellschaften 145, 153
archaisches Wissen 145
Archetypen 84, 177
archetypische Visionen 176
Arier 56, 151
Arkanum 114
Asklepiadeen 57
Assyrer 33
Assassinen 34, 47, 151
Asthmazigaretten 110
Astrologie 177
Atemübungen 147
Äthanol 16
Atropa belladonna (Tollkirsche) 107
Atropin 54, 70 f., 106 ff., 209
Aufklärung (über Drogen) 188
Aufklärungsquote 157
Aufputschmittel 139 ff.
Aufspaltung des Ich →Ichspaltung
Außenwelt 179, 193
Außenwelt-Innenwelt-Verhältnis, Störung des 184
Auto-Aggression 177
Autogenes Training 199
Autosuggestion 61
Autoritätsabbau 185
Avicol 141

Ayahuasca 29 f.
Azteken 35, 96, 110, 129

Bacchanalien 151
Bador 110
bad trip 42, 82, 86, 88 ff., 101, 132, 139
–, medikamentöse Behandlung des 89
Barbiturate 135 f.
Basidiomyceten 130
Beatmusik 177
Befragungen von Drogenkonsumenten →Experimente
Belladonna 107
Benzedrin 139 f.
Benzin 74 f.
Benzodiazepine 135
Benzylisochinolin-Alkaloide 118
Berserker 55 f.
Betel 205
-nuß 60
Bewußtseinserweiterung 36, 122, 159, 172 f.
Bhang (Marihuana) 31, 49
Bier 16
Biosedon 135
Black Muslim 104
Black Panthers 164, 195
›böse Brust‹ 176
Brahmanen 32
broken home 43
Brom-LSD 78
Bromural 135
Bufotenin 51 f., 54, 131, 211 f.
Buschmänner 145, 148

Caapi 29 f.
Candomblé 149
Cannabinole 31, 36 f.
(→auch Tetrahydrocannabinol)
Cannabis-Kommission, englische 39, 45
Cannabis-Psychose →Haschisch-Psychose
Captagon 141, 180
Catha edulis 63
Cathidin 63
Cathin 63
Cathinin 63
Charas (Haschisch) 31, 49
Chichimeken 128
Chloralhydrat 135
Chloroform 75 f.
Chlorpromazin 139
Chromosomenbrüche →Erbschäden
Claviceps purpurea (Mutterkorn) 76 f.
Club des Haschischins 34, 152 f.
Coca →Kokain
Coca Cola 69
Cola-Nuß 69
cold turkey 123
Coleus (Buntnessel) 134
Colorines 133
coqueros (Kokainisten) 72
coral beans 133
curandera, curandero 130
Cytisin 133 f.

Datura (Stechapfel) 106
– sanguinea 109
– tatula 108 f.
dealer 154, 158, 194
Delirium tremens 23 f., 138
Delta-1-Tetrahydrocannabinol, Delta-9-Tetrahydrocannabinol →Tetrahydrocannabinol
Delysid 77
Depersonalisation 101
Depressionen 80, 177, 184, 218
depressive Zustände 179
DET →Diäthyltriptamin
Deutsche Hauptstelle für Suchtgefahren, Hamm/Westf. 166
Dextrometorphan (Romilar) 117
Diacetylmorphin (Heroin) 144
Diäthyltriptamin 52
Dipropyltriptamin 52
Diebstähle 161, 189
dionysische Kulte 203
(→auch Namenregister: Dionysos)
dippers 26
Dipsomanie 21
d-Isolysergsäureamid 111
Ditran 215
d-Lysergsäureamid 111

DMT 211
DOM 138
doping 140
Doppelblindversuch, doppelter Blindversuch 87, 207
Doriden 135
Dosierungsproblem beim Haschisch 39
Dosis-Wirkungs-Kurve 203
DPT →Dipropyltriptamin
Drogenabhängigkeit (Definition) 180
–, neue Formen 180 f., 188 f.
Drogenberatungsstellen 13, 168, 185
–, Telefonnummern der 168
Drogengewöhnung (Definition) 179
Drogenkarriere 186
Drogenwelle 169, 185
drop-outs 162
dropping-out 179, 195 f.
Dross (Opiumabfälle) 113
drug addiction →Drogenabhängigkeit
drug habituation →Drogengewöhnung
Duboisia 106
Dudaim (Mandragora) 92
›Dunkelbrauner Pakistani‹ (Haschisch) 31
Dunkelziffer 157, 188

East India Company 115
Ehescheidungen 168
Einengung der Erlebnissphäre 45
Eisenhut 61
Ekgonin 70
Ekstase 129, 172
–, schamanische 33
Elaston 139
Elimination 206
Entgiftung 123
Entrückungszustände 192
Entstaltung 81
Entwicklung, Störungen der 46
Entziehung 123 f.
Entzugsschmerzen →Abstinenzschmerzen
Enzephalitis lethargica 136, 140
Epileptiker 20
Epilepsie, psychomotorische 20
Erbschäden durch Haschisch 48
LSD 89
Opiate 122
Ergotamin 77
Ergotismus 76
Erlösung 148
Erpressungen 122
Erregungsstadium 17, 75 f.
Erythroxylon coca (Coca-Strauch) 65
Es 174 f., 177
Es-Inhalte 178
Esoterik 194
Euphorie 122, 134, 171 f.
Euphorika 172
euphorische Zustände 125
Eventin 138
Evipan 136
experimentelle Psychose 77, 87
Experimente mit
– Amphetamin 142 f.
– Banisteriopsis 29 f.
– Benzedrin 142
– Fliegenpilz 54 ff.
– Harmin 30
– Haschisch 37, 41, 45 f., 48
– Hexensalben 61 f.
– Kokain 66, 71
– LSD 77, 80 ff., 90
– Meskalin 96 f., 101
– Muskatnuß 104 f.
– Nachtschattendrogen 106
– Ololiuqui 112
– Opiate 120 f., 123 f.
– Pervitin 141
– Placebo 207
– Psilocybin 96, 129, 131
– Romilar 117 f.
– Toloache 108 f.
– Trance 149

Familie 192
Fasten 147
Federal Bureau of Narcotics and Dangerous Drugs 47
Feldbeobachtungen →Experimente
›Filter‹ 81 f., 85
Filter-Hypothese 98

flash 122
flash-back 42, 89, 112, 178, 192
Freigabe von Haschisch →Legalisierung
Freudianer 84
Frijolillo 133
Fruchtbarkeitskult 33, 58 f.
frühkindliche Schädigungen 191
frühödipaler Kernkonflikt 191
Frustrationen 44
–, orale 182
Fürsorge 197
Fünffingerkraut 60

Gammler 189
Ganja (Marihuana) 31
Gärung 15
Gebet 199
Gedächtnis 121
 -störungen 44, 122
Gefährlichkeit d.
– Alkohol 21 ff.
– Barbiturate 137 f.
– Cannabis 29
– Fliegenpilz 54 f.
– Haschisch 47
– LSD 88 ff.
– Marihuana 45
– Ololiuqui 111 f.
– Psilocybin 132
– Weckamine 142
Geisteskranke 43 f.
Geisteskrankheiten →Psychosen
Gegenkultur 184
Generationenkonflikt 159, 188, 195
Genista canariensis 134
genitale Phase 175
Gewalttätigkeit →Aggressivität
Gewerkschaften 152
Gewinnung von Cannabis 32
– LSD 77
– Opium 113
Gewissen 174
Gewohnheitsbildung 216
Gleichheits-Grundsatz 156
Glückspillen 135
glue sniffing 74
good trip 42, 176
Gottesgericht 213
Gottesidee 147
green rebellion 151
Größen-Selbst 178
Größenwahnideen 180
›grüne Revolution‹ →green rebellion
›Grüner Türke‹ (Haschisch) 31
›gute Brust‹ 176

Halbschlaf 212
Halluzinationen 80 f., 172, 181
Halluzinogene 79, 180, 212
Handel mit Rauschdrogen 189
Hanfpflanze 30
–, Potenz der 31
Harmalin 29
Harman 29
Harmin 29 f., 213
Haschischinen →Assassinen
Haschisch-Psychose 39, 44
Hedonismus 66
hedonistische Verwendung von Drogen 149, 153
Heiliger Geist 149
Hellsehen 177
Hepatitis →Leberentzündung
Heranwachsende 185
Herointote →Todesopfer durch Heroin
Hexen 58 f., 148
 -kult 59 f.
 -sabbat 148
high-Gefühl 41
Hippie-Bewegung 102, 162
Hippies 45, 90, 151, 158, 181
Hippitis →Leberentzündung
Hoffmannstropfen 28
Homosexualität 191
horror, horror trip 42, 161, 174, 196
–, (Schilderung) 171
Hottentotten 62
Hustenmittel, -säfte 117, 189
Hypnose 177
Hypochondrie 181

Ibogain 213
Ibotensäure 54
Ich 147 f., 177
 -spaltung 174, 177
 -stärke 181 f., 191

Identitätskrise 186
Ideologie 179
Ignis sacer 76
Indische Hanfkommission 39
Indol 51
-ring 29, 52, 208, 210
Industrialisierung 152
Industriegesellschaft 193
Infektionen der Herzklappen 127
Inhalation 205
Injektionsspritze 204
Inka-Reich 66, 153
Innenwelt 174, 181, 193
Inquisition 59
instant Yoga, instant Zen 190
Intellektuelle 153
Intelligenzhöhe 182
-mangel 189
Introspektion 181
Introversion 44
Ipomea violacea 110 f., 213
Irrationalismus 161, 192
Isolierung 147

Jäger und Sammler 146, 151
Jargon 188
Jazz-Musiker 35
Jetrium 163, 180
joint 32
Judo-Training 199
Jugendliche 11, 36, 43, 117 f., 123, 126, 157, 159, 162, 167 f., 174, 184 ff., 189, 197, 218
Jugendschutz 155
junkie 186

›Kaninchen-Augen‹ der Haschischraucher 38
Kanthariden 60
Kapitalismus 152
Karfreitags-Gottesdienst mit Psilocybin 87
Karriere 45
Kastrationsangst 181
Kavain 64
›Kenia-Gras‹ (Marihuana) 31
kick 164
kicking the habit 124
Kindheit 90
Kindheitserinnerungen 172, 179, 181
Kinder (als Drogenkonsumenten) 72, 126 f., 190
Klatschmohn 113
klinische Beobachtungen →Experimente
Kodein 117
›koksen‹ →Kokain
Kollaps (durch Heroin) 126
Kollektives Unbewußtes 177
Kommunen 86, 193 ff.
Kommunikation 177, 194
›Kongo-Gras‹ (Marihuana) 31
Konstanzprozesse 81
Kontemplation 181
Konzentrationsunfähigkeit 44
Körperschema 82
Korsakowsche Krankheit 24
Kosten des Drogenmißbrauchs →statistische Angaben
Krampfwirkung (von Opiaten) 118
Krankheit 173
Kreuztoleranz 78
Kriminalisierung 122, 196
–, künstliche 40
Kriminalität durch Haschisch 46
– durch Alkohol 25
– (Behandlung mit Rauschdrogen) 86, →auch Apothekeneinbrüche, Diebstähle, Erpressungen
Kriminelle 46, 122, 155, 159, 186
Kritikfähigkeit 38, 179
Kuba 36
Künstler 153
künstliche Paradiese 148
Kumulation 206
– von Haschisch 47

Lachgas 75
La Guardia Report 39 f.
Langeweile 191
Latenzzeit 176
Lattich 60
Laudanosin 118
Laudanum 114, 120
LD_{50} 203
League of Spiritual Discovery 87
›lebende Leichname‹ 109
Lebensstandard 179

Leberentzündung 127, 197, 205
Leberschäden durch Haschisch 48
Legalisierung des Haschisch 48
Leib-Seele-Problem 203
Leistungsfähigkeit, Verlust der 44
Leistungsgesellschaft 195
Leistungsprinzip 193
›Liane der Geister‹ (Ayahuasca) 29
Librium 135, 166
Liebesmähler der frühen Christen 148
Limbisches System 20
Living Theatre 162
Lokalanästhesie 67, 71
Lophophora Williamsii 93 f.
Lumbalanästhesie 71
Luminal 106
Lysergol 111
Lysergsäure (LSD) 76, 111, 212

Macumba 149
Mafia 154
Magie 177, 191 f.
magisches Weltbild 148
magisch-religiöses Denken 45
Makropsie 53
Mänaden 148
Mangelerscheinungen 45
Mamillaria 93
Manie 172, 191
manisch-depressive Zustände 191
Männlichkeit 127
Märchen 192
Marihuana Tax Act 35
Massenmedien 163, 189, 220
Materialisten 203
Medikament (Drogen als) 36, 159, 198
Meditation 181, 199
Medizinmänner 148
Medonin 136
Menschenopfer 129
Menstruation 168
Meprobamat 136
mescal bean 96
mescal button 96
Mesembryanthemum 62
Meskalbohnen 133 f.
Methadon 125, 180, 221
Methamphetamin 140 f.
Methylalkohol 16
Minderjährige →Jugendliche
Milieu 127
Miltaun 135
Mißbildungen →Erbschäden
Mißbrauch, chronischer, von Haschisch 44
Mogadan 135
Mohn 60
›Molekulare Revolution‹ 161
morning glory 110 ff.
Morphin 117 f., 204
Morphinismus 117
Morphinist 218 f.
Müdigkeit 173
Muscazon 54
Muscimol 54
Musik 178
Muskarin 54 f.
›Mutter‹ (Gruppe als) 193
Mutterkorn 76 f.
-vergiftung 76 f., 203
Myristica fragrans 105
Mysterien 150
Mysterienkulte 203
–, ägyptische 114
–, griechische 57
Mystik 87
–, persische 33
– und LSD 86 f.
mystische Erlebnisse 173
Mythologie 148

nachgehende Fürsorge →Fürsorge
Nachtschatten 105 ff.
Nanacatl (Psilocybin) 128 f.
Narkotin 118
Narkein 118
Narkose 28
Narzißmus 191
National Institute of Mental Health 47 f.
National Society for Medical Research 46
Native American Church 95, 152 ff.
Nembutal 136
Neodorm 136
Nepenthes 114, 150

Neugeborenes, Abstinenzsymptome 122
Neuropsychopharmakologie 203
Neurose 173
Neurotransmitter 212
Niopo (Cohoba) 51 f.
Nirwana-Gefühl 121
Niveauverlust 195
Noludar 135
Noscapin 118
Numal 136

Objektbeziehungen 176
ödipale Phase 176
Ödipus-Komplex 84
Offenbarungen 129
Ombudsman →Vertrauensperson
Operation Intercept 157
Opium-Gesetz 117, 122, 156
Opium-Krieg 115, 152
Oppositionshaltung 195
orale Phase 175
Oralität, gesteigerte 191
O-Tinktur 117 f.

Papaverin 118
Papaver somniferum (Schlafmohn) 60
paradoxer Effekt 137
Paralyse (Narkosestadium) 76
Parapsychologie 177, 192
Pariéa (Cohoba) 51 f.
Passivität 44, 181
pathologischer Rausch 19 f.
peak experience →visionäre Erfahrung
Peganum harmala 29
peiotl 128
pep-pills 140
Pernocton 136
Persien (neues Rauschgift-Gesetz) 158
Persönlichkeitsmodell der Psychoanalyse 174
Persönlichkeitsstruktur der Drogenabhängigen 182
Persönlichkeitsveränderungen 197
-zerfall 172
-zerstörung 121
Pervitin 139 f., 180
Peyote 93 ff.
Peyote-Kult 95
phallische Phase 175
Phanodorm 136
Phoenix House 126, 198
Pilze, heilige 130, 148
Pilz-Gott 129
Piper metysticum (Kawa-Kawa) 63
Piptadenia peregrina 51
Piule 110
Placebo 207
Polynesien 63
Polytoxikomanie 143 f., 182, 189, 196
Portulak 60
Potenzierung 206
Prärie-Indianer 95
prä-verbale Erlebnisse 176
Preludin 139 f.
primäre Liebe 174, 176
Primär-Vorgang, -Prozeß 177 f., 192
Prohibition 25, 155, 216
Promille-Rechnung 16 f.
prophetische Reisen ins Geisterreich 148
Protest 36, 159
Psilocin 131, 211
Psilocybe-Arten 131
psychedelische Kunst 177, 192
– Malerei 162
Psychedelismus 87
›psychische Inflation‹ 178
psychische Reifung 182
Psychoanalyse 84, 174, 176
Psychoanalytiker 173 f., 179, 186, 190 f.
Psychodrama 125
Psychometrie 43
Psychopathien 218
psychopathische Persönlichkeit 46
psychosomatische Leiden 32
Psychose 59, 139, 173, 177
Psychose durch Alkohol 23
– Haschisch 39, 45 f.
– LSD 84
– Opiate 121
Psychotherapie 83 f., 125, 131, 162, 172, 197, 221

– mit Halluzinogenen 83
– mit LSD 84 f.
psychotische Zustände 189
Pubertät 43, 176, 182, 184
Pulque 134
Pünktlichkeit →Zeitgefühl
puritanische Ethik 152
purple hearts 144
Purpurwinde 110 ff.
pusher 154

Quahtlananacatl (Psilocybin) 128
Quartalsäufer 21

Rauschbeere 55
Rausch ohne Drogen 199
Rauschpfeffer (Kawa-Kawa) 63
Reaktionsbildungen 81
Realitätsprüfung 181
Reflexe, bedingte 84
Regression 45, 82, 173 f., 192, 210
Regression im LSD-Rausch 82
Reich Gottes 147
Religion 51, 56, 146 ff., 177
– und LSD 86
Resorption 204
Revonal 135
Rezeptoren 208 f.
Riamba-Kultus 35
Ritalin 141
Ritterorden 151
ritueller Drogengebrauch 153
Rivea corymbosa 111
Rom (altes) 114, 150
Romilar 117 f.
Rotchinesen 115
›Roter Libanese‹ (Haschisch) 31
Rückfall (Alkohol) 23
– (Opiate) 125
Rückfallquote 125, 197
Rum 16

Sakrament 154
Salbe 204
Salvia divinorum 134
Sammler →Jäger und Sammler
Satan →Teufel
Satori 86
Schamane 51, 109
schamanistisch 53
schamanistische Riten 148
– Seelenreise 132
Schierling 60
›schießen‹ (sich Drogen spritzen) 124
schizophrener Schub 184
– Wahn 177
Schlaflosigkeit, Ursachen der 136
Schlafmohn 112 f.
Schmerzen →Abstinenzschmerzen
Schmerzunempfindlichkeit (durch Opiate) 118
›Schnee‹ (Kokain) 67
Schnupfpulver, halluzinogenes 51, 53, 70
schöpferischer Rausch 199
Schuldgefühle 155
Schüler 36, 159 f., 167, 187
Schubpsychologen, Fehlen von 167
Schwächung des Ichs im Rausch 177
Schwarze Messe 59, 177
›Schwarzer Afghan‹ (Haschisch) 31
Schwarzhandel 162
Science Fiction 161, 177, 192
sensory deprivation 147, 215
Selbst 175
Selbsterforschung 159, 164
Selbsterkenntnis 174
Selbstmord 71, 85
–, verschleierter 191
Selbstmordversuche mit LSD 85, 89
Selbstvertrauen 46
Selbstzerstörung 192
Sensibilität 181
Sernyl 215
Serotonin 37 f., 79, 210
setting 196
Sexualität 59, 71, 84, 176, 178, 182, 190
sexuelle Frustrationen 119
– Wünsche 82
Single Conventions Treaty 36
Sinnlosigkeit 191
Skopolamin 107
Skythen 33
Solanazeen-Drogen 105 f.
Solanum (Nachtschatten) 106
Soldaten 46

Soma 33, 56 f., 154
-Kult 151
Sophora secundiflora 133
Sophorin 133
Soziotherapie 199
Spanische Fliegen 60
Sparta 150
speed ball 67
Sphärenmusik 176
Spiritismus brasilianischer Prägung 149
Spritzen-Hepatitis →Leberentzündung
statistische Angaben über
– Alkoholfolgen 25 f.
– Ausgaben für Drogen 161
– behandlungsbedürftige Jugendliche 197
– Beschlagnahmungen in der BRD 156
– Festnahmen in der BRD 157
– Haschisch-Untersuchungen 36
– Haschischraucher 32
– Opiatsüchtige 125 f.
– Opiumpreise 120
– Opiumproduktion 115 f.
– Tabletten- und Drogenkonsum bei Schweizer Studenten 167
– Todesopfer durch Heroin 126, 197
– ›Umsteiger‹ 47
– Ursachen des Drogenkonsums 184
– Unkosten des Drogen-Mißbrauchs in den USA 161
Stechapfel 59 f.
Steppenraute 29
Stickoxydul →Lachgas
›Stoff‹ (Droge) 219
stoned (schwer berauscht) 164
Strukturformeln wichtiger Rauschdrogen 210 ff.
Studenten 36, 42, 80, 167
Subjekt-Objekt-Spaltung 174
Subkultur 86, 193
Sucht 215, 217 ff.
Suggestibilität 87
Sulfonal 135
Sumerer 114
Symbiose (von Mutter und Kind) 176
symbolische Bedeutung des Rauschgifts 191
Synanon-Bewegung 125, 198
-Gruppen 221
Synhexyl (synthetisches Tetrahydrocannabinol) 41

Tablettenmißbrauch 166
Tagträumereien 181
Taumellolch 60
Telepathie 177
Temperenzler 25
Teo-Nanacatl (Psilocybin) 128
Tetrachlorkohlenstoff 75
Tetrahydrocannabinol (THC) 37 ff., 41, 48, 180, 215
Teufel 59
Thebain 118
THC →Tetrahydrocannabinol
therapeutische Breite 126, 204
– der Muskatnuß 104 f.
Therapie der Drogenabhängigkeit 196, 221
Theriak 114
thinner sniffing 74
Todesopfer durch Heroin 126, 197
Toleranzstadium (Narkose) 76
Tollkirsche 106 f.
Tollkraut 106
Toloache-Rausch 108
Toluol 75
Tonga 109
Trance 33, 51, 148 f.
Trance-Tanz der Buschmänner 148
Tranquilizer 135, 166, 181
transzendente Erfahrung (Suche nach) 146
Traumbilder 118
Träume 38, 84, 87, 167, 177, 199
Traumen (psychische) 179
Traumleben (Veränderungen des) 192
Traumwelt 194
Trennungsängste, frühkindliche 181
Tri →Trichloräthylen 75
Trichlormethan →Chloroform
Triebverdrängung 59
Triptamin 53

turning on without drugs
→Rausch ohne Drogen

Überflußgesellschaft 269
Über-Ich 18, 24, 84, 174 f.
Umsteige-Effekt, Umsteigen 41, 47, 90 f., 164, 182
Unbewußtes 121, 167, 174, 190, 198
–, tiefe Schichten des 177
underground 86, 155, 162, 177, 186, 193
Unproduktivität 44
Untersuchungen (wissenschaftliche) →Experimente
Ursachen der Sucht, des Drogenmißbrauchs 180 ff., 189, 221
utopische Literatur →Science Fiction

Valium 135, 166
Vater, Fehlen des 127
›vaterlose Gesellschaft‹ 127
Verbot des
– Alkohol 25
– Haschisch 32, 49, 156
– LSD 78
– Marihuana 35
– Meskalin 100, 102
– Opium 115
Verbrecher →Kriminelle
Verfassungsbeschwerde (Haschisch) 156
Verfolgungsängste 155
-wahn 182
Verführung (zum Kokainismus) 71
Vergessen 121
Verhaltenstherapie 84, 126
Veronal 135
Verteilung der Rauschdrogen im Körper 204
Vertrauensperson (Ombudsman) 188
Verwirrtheitszustände 190
Verwöhnung 182
Virola callaphylloidea 53
Vishnu-Fest 32
visionäre Erfahrung 147
Visionen 129
Vitriolöl 27 f.
Voodoo 149
-kult 173
Vorpubertät 176

Wach-Schlaf-Rhythmus 187
Wahnideen 181
Waika-Indianer 53
Weidenröschen 55
Weltgesundheitsorganisation (WHO) 33, 36, 137, 171, 180, 216 f.
Willensschwäche 44
Wortfindungsstörungen 44
Wundstarrkrampf 127

Xanthalin 118
Xenon 75

Yage, Yaje 29
Yoga 199
Yogi 147

Zeitgefühl 193
Zen-Buddhismus 86
Zen-Übungen 199
Zwangsneurotiker 184

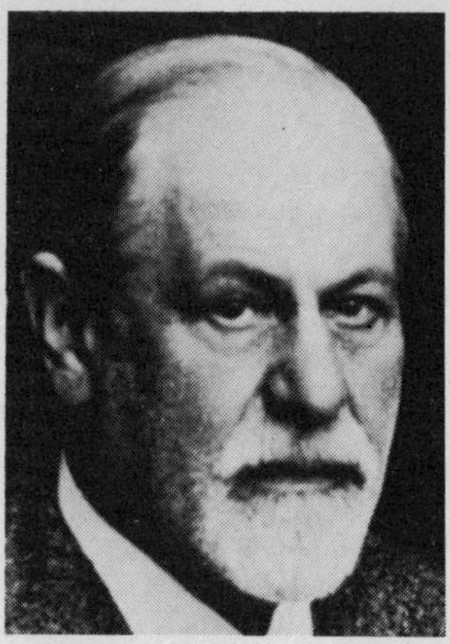